차 은 영 의 **F u n** 줄 넘 기

△ △ △ △ F u n △ △ △

초판 1쇄 | 2004년 02월 20일
초판 4쇄 | 2016년 05월 20일

지은이 | 차은영
그   림 | 김행용
펴낸이 | 채주희
펴낸곳 | 해피앤북스
출판등록 | 제 10-1562호(1985.10.29)
주소 | 서울특별시 마포구 합정동 433-62
전화 | 02-323-4060, 02-322-4477
팩스 | 02-323-6416, 080-088-7004

ISBN 89-5515-303-1 03510

*책 값은 뒷표지에 있습니다.

차은영의 Fun 줄넘기

차은영 지음 | 김행용 그림

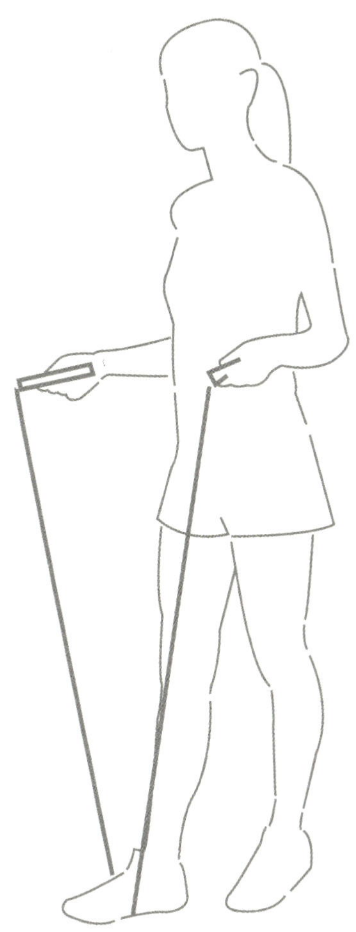

해피&북스

머리말

　진정한 스트레스 해소는 웃음에 땀이 더해졌을 때 가능합니다. 십수 년을 레크리에이션 강사로 활동하면서 수많은 행사와 강의를 통해 정말 많은 사람들을 만났습니다. 그리고 현대인에게 있어 무엇이 부족하고 어떤 것이 절실하게 필요한지도 알게 되었습니다. 바로 '운동'과 '땀'입니다. 운동부족으로 인해 체력의 상징인 심장과 다리의 힘은 점차 약화되고, 운동을 통해서 흘려야 할 땀방울에 너무도 인색한 나머지 많은 현대인들이 스트레스와 비만과 각종 질병에 시달리고 있습니다.

　어떤 사람은 '숨쉬기'도 운동이라고 합니다. 이 또한 틀린 말은 아니지만 정확하게 말하자면 운동이란 체력을 단련하거나 건강을 증진시키기 위해 '신체를 움직이는 것'을 말합니다. 쉽고, 가볍게 할 수 있는 운동이 필요한 시대입니다. 인간의 가장 기본적인 움직임인 걷기, 달리기는 교통수단의 발달과 편리함을 찾는 생활습관으로 인해 우리 생활에서 점점 멀어지고 있습니다. 이제 남은 것은 뛰기 운동이며 뛰기의 대표적 운동이 바로 줄넘기 운동입니다.

　뛴다는 것은 신체활동 중 제일 간단하고 기본적인 동작입니다. 우리가 지면에서 발을 떼어 점프하는 순간 머리에서 발끝에 이르기까지 상상도 못했던 변화가 시작됩니다. 혈류속도가 상승해 혈액순환이 개선되면서 몸 속 지방이 분해되고 충분한 산소공급으로 두뇌활동이 활발해지게 됩니다. 또한 신진대사가 원활해져 면역체계를 강화시킴으로써 감기나 전염병에 걸릴 확률을 감소시킵니다. 더불어 심장질환, 뇌졸중, 당뇨, 고혈압 등 각종 질환을 예방·치료해 주는 놀라운 현상이 일어납니다.

　줄넘기는 남녀노소 누구나 쉽게 배울 수 있고 언제 어디서나 할 수 있는 평생생활체육운동입니다. 연구에 의하면 줄넘기는 운동량에 비해 심장이나 관절에 주는 부담이 적다고 합니다. 그렇지만 짧은 운동시간에 비해 칼로리 소모량이 많아 매우 효율적이고 경제적인 유산소 운동이라 하겠습니다. 줄넘기는 심폐기능을 강화시켜 주고, 다리의 힘을 강하게 해 줍니다. 또한 비만 방지와 다이어트에도 효과적입니다. 여성들에겐 날씬하고 아름다운 몸매를, 성장기 청소년에겐 키크기 운동이 됩니다. 두 사람 이상이 함께 하는 단체줄넘기는 나보다는 상대방을 먼저 배려해야 줄을 잘 넘을 수 있으므로 협동심과 공동체 의식 함양에 더없이 좋은 운동이기도 합니다.

처음 줄넘기를 접한 이후 다양한 줄넘기 동작과 운동기법을 익히며 줄넘기가 아주 매력적인 운동임을 알게 되었습니다. 그 동안 초·중·고 및 대학교와 회사, 문화센터, 교회, 체육관 등 각종 기관과 단체에서 줄넘기를 지도하면서 일반인들도 쉽고 간단하게 배울 수 있는 줄넘기 운동방법을 찾는 작업을 계속해 왔습니다. 그저 단순히 두 발을 모으고 줄을 돌려 뛰기만 하는 동작에서 좀 더 다양한 형태로, 재미있게 할 수 있는 방법들이 구체적으로 명시된 지침서의 필요성을 느끼게 된 것입니다. 기존의 다양한 줄넘기 관련 자료를 수집·분류하고 현장에서 줄넘기를 직접 지도하며 꼭 필요한 부분들을 종합하여 정리해 보았습니다.

이 책은 다이어트나 건강관리, 체력증진을 위해 줄넘기를 선택하신 분들과 줄넘기를 가르쳐야 하는 분들에게 도움이 되는 방향으로 구성되어 있습니다.

어떤 일이든 꾸준히 하는 것이 중요합니다. 아무리 좋은 운동이라도 지속적으로 하지 않는다면 만족할 만한 운동효과를 보기 어려울 것입니다. 단시간 내에 운동 효과가 나타나지 않는다고 쉽게 포기하지 말고 한 우물을 파는 마음가짐으로 줄넘기 운동을 계속해 나가야 합니다. 그러다 보면 어느 날 문득 건강하고 아름다운 몸으로 변화해 가는 자신의 모습에 즐거워하게 될 것입니다. 스스로에게 동기를 부여하는 것 또한 줄넘기 운동을 지속적으로 할 수 있는 효과적인 방법입니다. 줄넘기를 통해 무엇을 얻을 수 있는지 생각해 보는 것입니다. 날씬하고 건강해진 자신의 모습을 그려보고 기대한다면 더욱 적극적으로 운동에 임할 수 있을 것입니다.

아무쪼록 줄넘기가 전 국민의 생활체육운동으로 정착되기를 바라며, 이 책을 통해 많은 분들이 육체적으로 더욱 건강해지고 더불어 정신적으로, 영적으로 풍성한 삶을 살아가기를 간절히 바랍니다.

2005년 3월

차 은 영

차례

PART 1 운동과 체력의 증진

PART 2 줄넘기 운동의 기본

PART 3 혼자서 하는 줄넘기 운동

PART 4 함께 하는 줄넘기 운동

PART 5 줄넘기 운동의 응용

PART 6 줄넘기 가르치기

PART 7 줄넘기와 더불어

운동과 체력의 증진

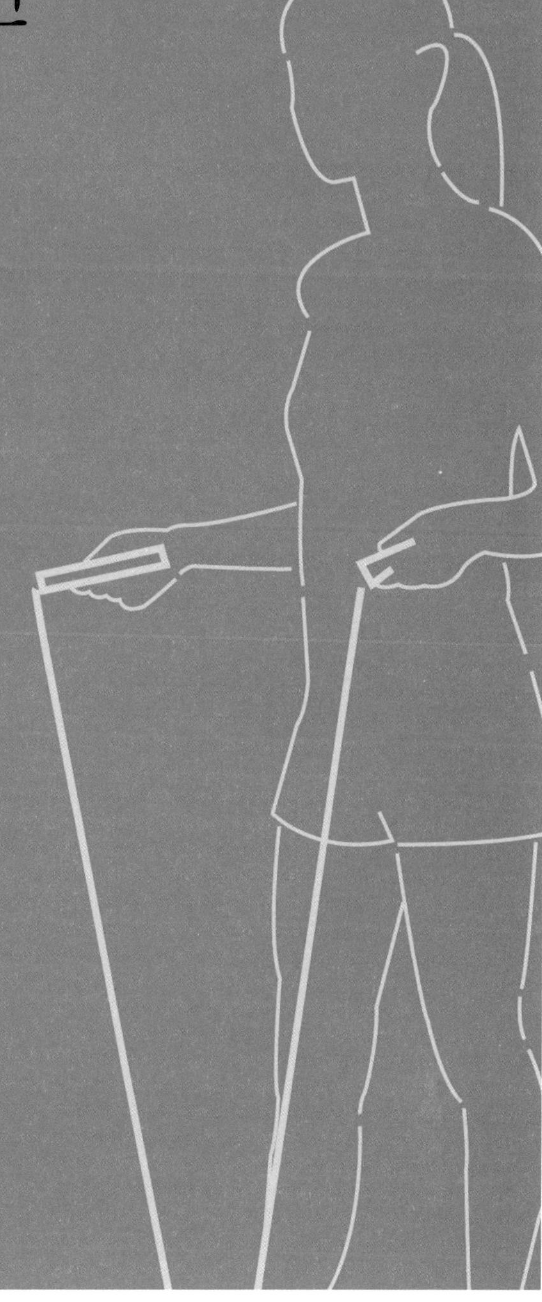

운동의 필요성

현대사회는 기계문명이 발달하면서 생활이 편리해진 반면 산업화 및 도시화로 인한 활동공간의 감소로 신체활동의 부족현상이 나타나고 있다. 또한 복잡한 사회생활에 따른 육체적, 정신적 스트레스는 체력의 저하와 여러 가지 질병을 유발시켜 건강의 위험요인이 되고 있다.

따라서 현대인에게 있어 체력의 유지, 증진은 매우 중요하게 되었고, 합리적이고 규칙적인 운동이 절대적으로 필요하게 되었다.

건강과 체력

1. 건강이란?

우리는 흔히 "건강한 편이다"또는 "건강이 좋지 않다"라는 말을 자주 사용한다. 이는 건강을 질병과 연관시켜 말하는 것으로 질병에 걸리지 않는 것을 건강한 상태로 보는 것이다. 질병은 경미한 것에서부터 생명을 위태롭게 하는 것과 육체적인 것 외에 정신적인 부분도 포함한다. 그러나 질병에 걸리지 않았다고 해서 건강하다고 말할 수는 없다. 건강의 개념을 일상생활에서 식욕이 좋고, 활기가 넘치며, 잠을 잘 자는 것 등으로까지 확대한다면 이는 건강을 단순히 질병의 측면에서만 바라보는 것은 아닐 것이다.

우리의 신체는 어느 기계와도 비할 수 없는 복잡하고 정교한 기관을 갖고 있다. 건강이란 이러한 모든 신체기관이 최대의 능률을 발휘하여 움직이는 상태라고 할 수 있다. 즉, 건강이란 신체를 구성하고 있는 모든 기관이 서로 밀접한 관계를 유지하면서 최상으로 움직이고 있는 상태인 것이다. 물론 이러한 움직임을 위해서는 주위의 환경요인도 중요하다. 왜냐하면 공기, 기온, 습도, 영양, 생활에서 오는 스트레스 등의 주위환경에 잘 적응해 나갈 때 비로소 최대의 능률을 발휘할 수 있기 때문이다.

세계보건기구(WHO)는 "건강이란 신체적으로나 정신적 또는 사회적으로 온전한 상태를 의미하며, 다만 질병이나 허약한 상태에 있지 않다는 것만을 의미하지는 않는다"고 정의하고 있다.

2. 건강과 체력의 관계

건강과 체력이 매우 밀접한 관계를 가지므로 종종 같은 의미로 쓰이고 있지만 엄밀히 말하면 이 두 가지는 약간 상이한 개념이다.

체력이란 인간이 활동하기 위한 신체적 능력이자 건강의 바탕으로서 직접 측정 가능하고 힘이 중요한 구성요소가 된다. 그러나 건강은 측정이 불가능하고 보다 복합적인 인체의 상태를 나타내는 것으로 힘을 구성요소로 하고 있지 않다.

체력은 빨리 뛴다든지 무거운 물건을 드는 것과 같은 물리적인 힘뿐만 아니라 정신적 스트레스에 대항하는 화학적인 힘, 그리고 질병에 대한 면역성과 같은 생리적인 힘 등의 요소가 종합된 것이다.

따라서 체력은 우리가 생활해 가는 데 필수적인 조건이며, 이것이 없이는 건강한 생활이란 생각할 수 없다. 왜냐하면 인간이 행복한 삶을 누리기 위한 기본요건으로서의 건강은 결국 강인한 체력의 바탕에 의해서만 유지, 증진될 수 있기 때문이다.

　물론 이러한 건강을 최고수준으로 유지하기 위해서는 운동과 영양 섭취 및 휴식이 조화를 이루어야 한다. 신체활동이 크게 억제되고 있는 현대생활에서 규칙적인 운동을 통한 체력 향상이 건강 증진에 무엇보다도 중요함을 인식해야 할 것이다.

현대생활과 건강의 위기

문명의 발달이 우리에게 많은 혜택을 가져온 것은 사실이지만 운동부족과 식생활의 불균형, 과도한 스트레스 등의 부작용도 많아졌다. 이것은 개인의 체력을 저하시키고 성인병을 발생시킴으로써 건강을 크게 위협하는 3대 요인으로 대두되고 있다.

1. 운동부족

과거에 비해 대부분의 현대인들은 자동차 보급의 증가 및 대중교통의 발달로 인해 움직이면서 생활할 수 있는 시간이 많이 줄어 들었다.

　하루일과 중 규칙적인 운동요소를 찾기가 힘들어진 것이다. 이러한 생활이 계속될 경우 건강에 문제가 생기는 것이 당연한지도 모른다. 하루 일과가 바쁘고 피곤하기 때문에 충분한 휴식만이 필요하다고 여겨지는 경우도 있다. 그러나 운동부족이 일상화되면 폐의 환기율이 떨어지고, 심장의 펌프작용이 저하되며, 혈관의 탄력성도 떨어진다. 이렇게 되면 우리 신체는 대문이 허술한 집처럼 여러 가지 질병에 쉽게 노출이 되는 것이다.

2. 식생활의 불균형

문명이 개인에게 주는 폐해 중 가장 큰 것이 운동부족이라면 다음으로 지적할 수 있는 것이 식생활의 불균형이다.

현대인의 바쁜 생활양식은 인스턴트 식품과 같이 편리하고 기호에 맞는 것만을 선택하게 하므로 적절한 영양의 섭취가 어렵다. 또한 식생활이 점차 육식 위주로 변화되면서 체격은 좋아진 반면 질병의 모습은 서구화되어 가고 있다.

특히, 운동부족과 식생활의 불균형은 비만이나 동맥경화와 같은 성인병을 유발한다. 고혈압, 뇌졸중, 심장병, 당뇨병 등과 같은 성인병은 자신도 모르는 사이에 진행되는 것이 특징이므로 매일의 생활을 어떻게 하느냐가 건강상태를 결정하는 중요한 열쇠가 된다. 자신의 건강은 스스로 지켜야 한다. 스스로 실천하지 않는 삶은 스스로가 포기한 삶이다.

3. 과도한 스트레스

시간적으로나 경제적으로 과중한 부담을 안고 살아가는 현대인에게 체력과 건강을 저하시키는 것 중의 하나가 문명사회가 만든 스트레스이다.

스트레스는 정신적인 에너지 감소나 만성적인 피로를 가져오고 모든 일에 의욕을 잃게 만든다. 심한 경우에는 급성심장마비를 일으키기도 하는데, 이에 의한 사망률은 연령이 높아짐에 따라 증가하고 있는 실정이다. 또한 우울증, 고혈압, 심장병, 뇌졸중, 당뇨병 등의 문명병이 스트레스와 직접 관계가 있음은 잘 알려진 사실이다.

혼자서 살 수 없고 현대생활의 큰 테두리 안에서 살아가야 하는 것이 우리 현대인의 숙명이라면 거기에서 발생되는 운동부족과 식생활의 불균형 및 스트레스가 체력저하와 성인병 등의 질병을 유발시키는 3대 요인임을 바로 인식하고, 체력향상과 건강증진을 통해 활기 있는 삶을 유지하기 위해 노력해야 할 것이다.

운동에 대한 올바른 인식

1. 운동의 과학화

운동을 하면 무조건 건강해진다는 막연한 생각으로 무계획적인 운동습관을 가지면 절대 소기의 성과를 얻을 수 없으며, 자칫 위험하기까지 하다.

운동은 첫째, 계획성 있게 해야 한다. 운동효과를 높이려면 단계적으로 목표를 설정하고 계획표에 따라 꾸준히 실시하여야 한다. 목표를 설정하는 것은 운동의 성과를 확인할 수 있기 때문에 의욕과 흥미를 높여준다.

둘째, 과학적인 지식에 근거해야 한다. 체력향상을 위한 계획적인 운동은 운동 유형 및 종목의 특성, 실시방법, 관련된 체력요소 등 과학적인 지식의 토대 위에서 이루어져야 한다.

셋째, 개인별 특성을 고려하는 것이다. 각 개인의 신체조건과 체력수준, 생활여건에 알맞는 운동을 선택하는 것이 중요하다.

2. 운동의 생활화

운동을 통한 체력 및 건강의 증진은 적어도 수개월 이상 필요한 지속적인 과정이므로 운동을 규칙적으로 실천하기 위해서는 생활태도의 개선이 필요하다. 강한 자신감과 긍정적인 인생관을 갖고 스스로의 삶을 열어나가고자 하는 진취적인 노력이 있을 때에만 운동의 생활화가 가능하다.

체력의 증진

우리는 몸이 자주 피곤하고 나른할 때 "체력이 떨어졌다"라고 하며, 힘이 센 사람을 보고 "체력이 강하다"라고 말한다. 또한, 반듯한 자세로 꾸준하게 공부하는 사람이나 축구, 배구, 농구 등 각종 스포츠 활동을 잘 하는 사람에게도 "체력이 좋다"라는 표현을 쓴다. 이와 같이 체력은 많은 사람들에게 여러 가지 의미로 사용되고 있기 때문에 한 마디로 "무엇이다"라고 말하기란 쉽지 않다.

최근에는 체력의 개념을 변화하는 환경에 잘 적응할 수 있는 능력, 큰 피로감 없이 직업 활동에 종사할 수 있는 능력뿐만 아니라 취미생활이나 레크리에이션 활동에 참여하고, 불의의 사태에 대처할 수 있는 능력까지 포함하게 되었다.

이러한 점에서 체력이란 인간이 처해 있는 환경에 대하여 적극적으로 대처해 가는 능력과 환경의 변화에 대하여 자신의 건강을 유지하기 위해 정신적, 생물적, 물리적 스트레스에 견디는 능력의 총체로서 직업의 수행 및 여가활동의 기반이 되는 신체적 능력으로 정의할 수 있다.

체력은 일반적으로 건강체력요소와 운동기능체력요소로 구성된다. 건강체력요소는 각종 질환의 발병율을 감소시키고 학업이나 일상 업무의 효율성을 향상시킴으로써 건강한 상태를 유지하는 데 기여한다. 운동기능체력요소는 스포츠 활동이나 운동경기를 보다 잘 수행하는 데 요구되는 체력요소이다.

건강체력요소

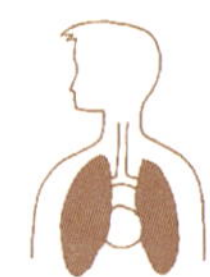

심폐지구력 근육, 내장기관 등 각 신체기관에 영양분과 산소를 공급하는 심폐계 및 순환계의 능력을 말하며, 심폐지구력이 강한 사람은 피로하지 않고 장시간 맡은 업무를 성공적으로 수행할 수 있다.

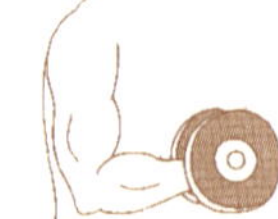

근력 물건을 들어올리거나 외부 물체에 대해 근육이 힘을 발휘할 수 있는 능력으로, 일반적으로 힘이 센 사람을 보고 근력이 강하다고 말한다.

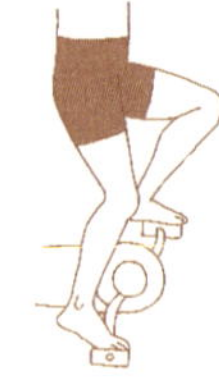

근지구력 근육이 힘을 지속적으로 낼 수 있는 능력을 말한다. 근지구력이 강한 사람은 피로하지 않고 오랫동안 근육활동을 할 수 있다.

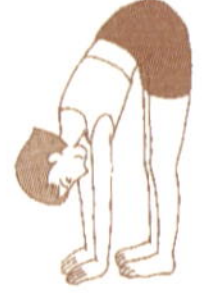

유연성 뼈와 뼈를 연결해 주는 관절이 움직이는 범위를 의미하며, 유연성이 좋은 사람은 신체활동이 원활하고 움직임의 효율성이 좋다.

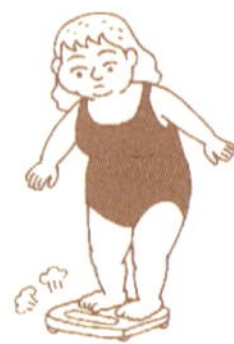

체지방량 신체 각 조직에 분포된 지방의 양으로, 비만도를 나타내 준다. 체지방량이 많은 사람은 비만한 사람이다.

운동기능체력요소

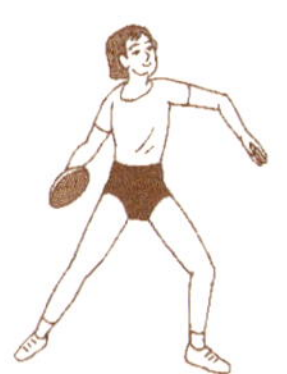

순발력 단시간에 힘을 폭발적으로 내는 능력을 말한다.

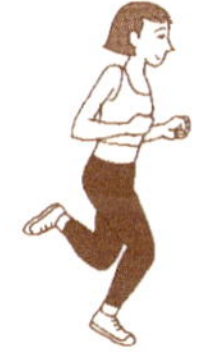

스피트 운동을 얼마나 짧은 시간에 해내느냐를 의미한다.

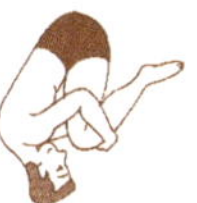

민첩성 정해진 공간에서 몸의 방향을 재빨리 정확하게 전환하는 능력을 일컫는다.

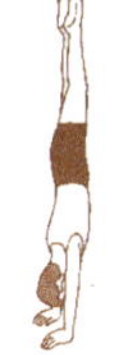

평형성 움직이는 상태에서 균형을 유지하는 능력이다.

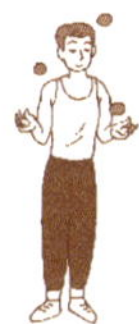

협응성 신체의 움직임을 얼마나 매끄럽고 정확하게 하는가에 대한 신체 각 분절의 조화를 말한다.

체력의 중요성

1. 건강과 체력

체력은 인간이 살아가는 데 필요한 생활력이며, 그 사람의 건강상태를 알기 위한 척도가 된다.

체력이 약화되면 건강하지 못하기 때문에 자신이 하고 싶은 일을 하지 못할 뿐만 아니라 자신에게 주어지는 일도 해낼 수 없게 된다. 이러한 경우 모든 일에 대한 자신감이 없어지고 소극적으로 되며 계속적인 불안 속에서 살아가게 된다. 사회적으로도 자신의 내재된 잠재력을 발휘할 수 없기 때문에 주위의 인정을 받지 못하게 되고 남과 잘 어울리지도 못하게 되는 것이다.

2. 현대사회에서의 체력

현대 산업사회는 농업 생산을 중심으로 한 전통사회보다 생활양식이 매우 다양하고 복잡하기 때문에 현대인들은 과거와는 비교할 수 없을 정도의 급격한 환경의 변화를 경험하고 있다. 사회적 관계의 다원화로 사회속의 지위와 역할이 다양해지고 합리주의, 개인주의와 함께 능력위주의 가치가 강조됨으로써 살아남기 위한 치열한 경쟁이 가속화되고 있다.

이와 같이 급변하는 환경에 잘 적응하고 경쟁에서 우월한 위치를 차지하기 위해서는 피로하지 않고 장시간 동안 자신의 업무를 효율적으로 수행할 수 있는 강인한 체력이 필수적이다.

운동의 효과

최근 스포츠 의학자들은 건강을 위협하는 성인병을 운동부족이라 칭하고, 이것은 운동을 함으로써 예방할 수 있을 뿐만 아니라 치료도 가능하다고 주장한다. 우리가 규칙적으로 꾸준히 운동을 하는 것은 운동기술의 획득보다는 체력증진, 질병의 예방, 스트레스 해소와 기분전환에 그 중요한 목적이 있다.

복잡다양한 현대생활에서 규칙적인 운동을 생활화함으로써 체력의 증진을 통한 성인병이나 질병의 예방은 물론 균형잡힌 몸매와 스트레스 해소를 통해 정신건강도 추구할 수 있다.

체력의 증진

인간의 신체는 적당히 사용하면 그 기능이 향상되지만 사용하지 않거나 지나치게 사용하면 기능이 저하된다. 즉, 인간의 생리기능은 항상 적당한 자극을 받지 않으면 그 기능의 향상은 물로 현상유지조차도 어렵게 된다. 따라서 적절한 운동을 규칙적으로 하게 되면 근육, 뇌, 신경, 호흡, 심장, 순환계 등에 자극을 주어 그 기능을 향상시키고 동시에 신진대사를 원활하게 한다.

한편, 체력은 신체 각 기관의 생리적 기능을 바탕으로 하여 성립되기 때문에 규칙적인 운동에 의한 생리적 기능의 향상은 결국 체력의 향상을 의미한다. 이러한 체력의 향상은 현대인에게 큰 위협이 되고 있는 심장장애, 뇌순환장애, 동맥경화, 당뇨병 등 이른바 성인병을 예방함으로써 건강을 지키는 데 가장 효과적인 방법으로 제시되고 있다.

1. 호흡, 순환기 기능 향상과 성인병 예방

운동부족이 일상화되면 폐의 기능이 저하되어 환기율이 나빠지고 심장의 펌프작용 또한 약해지며, 혈관은 탄력성을 잃어 산소 및 영양소의 운반통로로서의 충분한 역할을 다하지 못한다. 그러다 보면 결국 몸 전체의 기관에 이상을 일으켜 중, 장년층에서는 성인병에 걸리게 되어 생명에 위협을 받게 되는 것이다.

대부분의 성인병은 운동을 통하여 신체 각 기관의 기능이 저하되는 것을 방지하고 특히 신체활동의 능력을 좌우하는 가장 중요한 요인인 산소섭취능력 및 공급능력을 유지, 향상시킴으로서 예방할 수 있다.

폐기능의 향상 규칙적인 운동을 통하여 폐활량(공기를 최대로 들이마신 후 다시 최대의 힘으로 내뿜는 공기의 양)이 증가되면 환기율의 향상과 매 호흡시 산소섭취량의 증가 등 폐기능의 향상을 갖게 된다. 이러한 폐기능의 향상은 안정시 일반성인의 1분간 호흡수(13~18회)를 감소시키고 똑같은 운동자극의 경우 규칙적인 운동을 하지 않은 사람보다 적은 호흡수로도 그 운동을 행할 수 있는 능력을 갖게 해준다.

심장기능 향상 심장은 폐를 거쳐온 혈액을 혈관을 통하여 온몸에 가도록 하며 탄산가스를 운반해 온 혈액을 폐로 보내기 위해 열심히 펌프질한다.

규칙적으로 운동을 한 사람은 심장용적이 커지고 한 번의 펌프작용으로 많은 혈액을 내보내며 펌프작용 횟수(심박수)가 감소한다. 따라서 펌프질을 많이 하지 않으면서도 온몸에 혈액을 즉, 산소를 충분히 공급할 수 있는 능력을 갖게 되는 것이다.

혈액의 양 증가 폐에서 아무리 많은 산소를 분류해 놓더라도 그것을 배달할 적혈구가 많지 않으면 소용이 없게 된다. 분류된 산소는 적혈구 속의 헤모글로빈과 결합하여 혈류를 따라 몸의 각 조직과 기관에 운반되기 때문이다.

운동을 통한 혈액량의 증가는 적혈구의 양 즉, 헤모글로빈의 양의 증가를 가져옴으로써 산소를 운반하는 능력과 각 조직에서 에너지를 생산하면서 만들어진 탄산가스와 같은 노폐물을 제거하는 능력을 향상시키게 된다.

혈관의 탄력성 향상 및 혈관수 증가 혈액의 운반통로가 되는 혈관의 발달은 운동효과 중 가장 뛰어난 것이다. 운동을 통해서 건강이 좋아진 사람은 혈관의 탄력성이 좋아 혈액이 흐를 때 저항이 감소되어 원활한 혈액 공급이 가능하다. 이는 고혈합을 예방하는 데 큰 역할을 하게 된다.

또한 모세혈관의 수가 증가하는데, 이것은 이제까지 미치지 못한 신체조직에 새로운 길을 열어줌으로써 몸의 구석구석까지 산소를 운반하여 신체활동을 더욱 활발하게 해주는 역할을 한다.

2. 비만의 해소

운동부족과 식생활의 불균형으로 인해 발생되는 비만은 우리 몸에 필요 이상의 지방이 축적된 상태를 말하며, 일반적으로 건강한 사람에 있어서 남자의 경우 지방량이 체중의 15%, 여자의 경우 20%를 넘는 경우를 말한다. 비만은 우리가 아름다운 몸매를 가질 수 있는 기회를 빼앗을 뿐만 아니라 질병에 대한 저항력도 감소시킨다.

물론 적당한 지방은 몸의 열량 저장고로서 체온을 유지하고 신체 내부의 조직과 기관을 보호하며 필요시 신체활동의 에너지원이 되지만 과다한 지방 축적은 심장병, 고혈압, 신장염, 당뇨병 등의 원인이 된다.

운동을 하면 대사작용에 소비되지 않는 지방이 신체 각 조직에 축적되는 것을 막아줌으로써 비만이 해소된다. 즉, 규칙적인 운동은 비만해소와 아름다운 몸매를 가질 수 있는 적극적인 방법이라 할 수 있다.

신체의 발육발달

일반적으로 우리의 신체는 쓰면 쓸수록 마모가 되고 그 기능이 저하되는 기계와는 달리 사용하지 않으면 그 기능이 저하된다. 특히, 성장이 활발하게 이루어지는 청소년기는 신체 각 부분에 지속적인 운동 자극을 주어야 이상적인 발육발달을 도모할 수 있다.

규칙적인 운동을 계속하면 근육, 뇌, 신경, 폐, 심장, 순환계 등의 기능을 향상시키고 신진대사를 원활히 하며, 뼈와 근육에 적당한 자극을 줌으로써 키, 몸무게, 가슴둘레 등의 성장 발달에 큰 도움이 된다.

생활의 활력소

피로하고 업무의 능률이 저하되면 적당한 운동에 참여하여 기분좋게 땀을 흘리고 상쾌한 기분을 맛볼 수 있는 기회를 갖도록 하는 것이 바람직하다. 이는 새로운 활력소를 불러일으켜 각자에게 닥친 문제를 낙관적이고 적극적으로 대처할 수 있게 하기 때문이다.

또한 점차 증대하고 있는 여가의 취미활동으로서 운동에 참여하여 운동기술을 획득하는 즐거움이나 기쁨을 만끽하고, 이웃이나 직장 동료와 넓고 깊은 인간관계를 성립시키는 기회를 가질 수도 있다.

　이상과 같은 운동의 효과는 규칙적인 운동을 통한 체력증진에 의해서만 얻을 수 있는 것이다. 운동의 규칙적인 실천이 비록 수명의 연장과 직결된다고 할 수 없을 지라도 살아가는 동안 충분한 건강을 누리는 데 가장 큰 요인이 된다는 것을 명심해야 할 것이다.

운동시 유의사항

신체의 컨디션을 점검한다. 발열, 감기증상, 설사, 피로, 신체의 부상시에는 되도록 운동을 하지 않는 것이 좋으며, 하더라도 가벼운 체조 정도로 그친다.

운동 전의 유의사항

1. 준비운동

준비운동의 목적은 운동 전에 미리 체온을 높여 호흡순환계, 근육계, 관절 등을 안정상태로부터 운동하기 적당한 상태로 서서히 유도함으로써 각종 상해를 예방하고 안전하게 운동을 할 수 있도록 하는 것이다. 준비운동은 약 10분간 실시하는 것이 적당하며, 먼저 전신의 주요관절을 고르게 움직인 후 앞으로 실시할 운동종목에 특히 필요한 근육과 관절을 중점적으로 풀어주는 순서로 실시한다.

2. 추울 때

영하의 기온에서 운동을 할 때 호흡기관의 손상과 동상 등이 발생할 수 있는데, 피부에 대한 동상은 영하의 날씨에서 주로 발생하지만 호흡기관의 손상은 영하 12 이상에서는 거의 발생하지 않는다. 추운날 운동할 경우에는 준비운동을 평소보다 오래 하도록 하며, 옷을 되도록 여러겹 두텁게 입고 운동에 의해 체온이

상승함에 따라서 하나씩 벗어나가도록 한다.

3. 더울 때

매우 더울 때는 격한 운동을 피하는 것이 좋다. 운동 중에는 많은 열을 발생하기 때문에 체온이 상승하기 쉽고, 체온이 40 혹은 그 이상이 되면 소위 열사병이 생길 수 있다. 하루 중 가장 더울 때는 옥외에서의 운동을 피하며, 가능한 한 기온이 떨어지는 이른 아침이나 저녁에 하도록 한다.

4. 식후 경과시간

식후에는 소화, 흡수기능이 왕성해지기 때문에 위, 간장, 장 등의 소화기관의 활동을 위한 많은 혈액이 필요하다. 그러나 운동을 하게 되면 활동근의 산소 수요가 높아지므로 소화기관에 대한 혈류를 적게 하고 활동근에 보다 많은 혈액을 배분하는 반응이 일어난다. 따라서 식사 후에는 소화에 충분한 시간을 제공할 수 있도록 운동을 피하는 것이 바람직하다. 가벼운 운동의 경우 최소한 식후 1시간, 강한 운동의 경우 최소한 식후 2시간이 지난 후 운동을 시작하는 것이 좋다.

5. 복장

의복은 가볍고 습기를 잘 흡수하고 공기가 잘 통하는 것이 좋으며 화학섬유 제품보다는 면 제품이 좋다. 소매와 바지의 길이는 운동 중 심한 더위와 추위를 느끼지 않는 것이 좋기 때문에 일기와 운동의 강도에 따라 긴소매, 반소매, 반바지 등을 적절하게 선택한다.

　신발은 가볍고 굽이 낮은 것일수록 좋다. 특히 직사광선이 강할 때는 피부를 많이 노출시키지 않는 복장을 갖춰 입도록 한다.

운동 중의 유의사항

1. 운동 초기에 고통이 올 때

운동을 자주하지 않던 사람이 갑자기 운동을 시작하면 5분 이내에 고통스러워 더 이상 운동을 할 수 없는 경우가 발생한다. 이러한 현상은 갑자기 높아지 산소 요구량에 비해 심폐계에서 의하여 운반되는 산소의 공급량이 너무 적거나 근육의 피로를 유발하는 젖산이 과도하게 축적되기 때문이다. 이때는 일단 운동을 중지하고 휴식을 취한 다음 보다 가벼운 운동을 시작하는 것이 좋다.

2. 운동 중 앞가슴에 통증이 느껴질 때

운동 중 가슴부위에 중압감이나 통증을 느끼는 일이 있다. 이는 찬 공기가 기관지를 자극하여 일어나는 기관지통과 심장 근육의 산소부족에 의한 협심통이 대부분이다. 기관지통의 경우에는 운동을 마친 뒤에 헛기침이 나는 경우가 많으나 크게 우려할 필요는 없으며, 이 경우에는 마스크를 하고 운동하는 것이 좋다.

3. 운동 중 복통이 생기는 경우

달리는 중에 잘 일어나는 옆구리의 통증은 장내 가스의 축적에 의한 것으로 알려져 있다. 장내 가스는 음식물의 발효와 탄산음료 등에 의한 것이다. 복통이 일어났을 경우에는 운동을 중지하고 보행을 하면 자연적으로 나아지며, 나아진 후 운동을 다시 시작해도 지장이 없다.

4. 운동 중 근육통이 생길 때

평소 운동을 하지 않다가 운동을 행한 경우나 심한 운동 후에 혹은 이제까지 행해왔던 운동강도를 변경했을 경우 근육의 통증이 일어난다. 근육통은 근의 염증성 변화에 의한 것으로 알려져 있으나 하루나 이틀 정도면 통증이 없어지기 때문에 특히 걱정할 필요는 없다. 가벼운 통증의 경우에는 운동을 중지하지 않고 계속하는 편이 좋으며, 심한 경우에는 1~2일 정도 운동을 중단하는 것이 바람직하다.

5. 운동 중 상해가 발생하였을 때

운동 중에 주로 발생하는 상해는 염좌(삐는 것), 근육의 부분단열, 골절 등이다. 이와 같은 경우에는 안정을 기본원칙으로 한다. 처치를 잘못하면 후유증의 위험이 있으므로 의사의 진료를 받는 것이 좋다.

운동 후의 유의사항

1. 정리운동

심한 운동을 갑자기 중지하고 안정상태를 취하면 현기증 같은 여러 가지 부적응 증상이 나타날 수 있다. 이것은 운동에 의해 활성화되어 있던 생리기능이 갑작스런 운동정지로 상호간의 기능조화를 잃어버리기 때문이다. 그러므로 운동 후 최소한 1~2분간이라도 가벼운 조깅이나 보행 또는 체조로 정리운동을 하는 것이 좋다.

2. 샤워나 목욕

샤워나 목욕은 피부를 청결하게 하고 혈액순환을 왕성하게 하며, 체내 노폐물의 배설을 촉진한다. 또한 땀구멍을 씻어내어 체온조절 작용 및 피부호흡이 원활하게 된다. 따라서 운동 후에는 심박수가 안정시의 상태로 되돌아와 땀의 발생이 정지하는 것을 기다렸다가 약간 미지근한 물로 샤워를 하는 것이 좋다.

맥박

건강한 성인의 경우 편안한 상태의 심장 박동수는 분당 60-100회 정도이다. 안정된 상태의 심박수가 분당 60회 이하일 경우를 서맥이라고 하는데, 이것은 심장이 커져 혈액량이 많아지기 때문에 가능하다.
운동을 하게 되면 움직이는 근육에 산소와 영양분을 공급할 수 있도록 심박수가 증가하는데 대략 220에서 자신의 나이를 뺀 숫자를 최대심박수라고 한다. 운동을 할 때는 자신의 최대심박수의 50-80% 범위에서 하는 것이 좋다.

3. 운동 후의 식사

운동 직후에는 운동 중과 마찬가지로 소화기관으로의 혈류가 적어지기 때문에 위장의 활동은 충분히 발휘되지 않는다. 이때 다량의 음식을 섭취하면 위장에 부담을 주게 되므로 충분한 휴식을 취한 뒤 식사를 하는 것이 좋은데, 운동의 강도에 따라서 다르지만 보통 10~20분 정도 경과한 뒤 식사를 하도록 한다.

4. 운동 후의 수면

수면은 피로회복에 가장 좋은 방법이다. 운동을 한 날 수면이 부족하면 피로의 회복이 늦어지고 각종 신체조절 능력이 저하되어 다음날의 일상생활에 지장이 초래된다. 따라서 운동을 한 날에는 충분한 수면을 취하는 습관을 갖는 것이 좋다.

줄넘기 운동의 기본

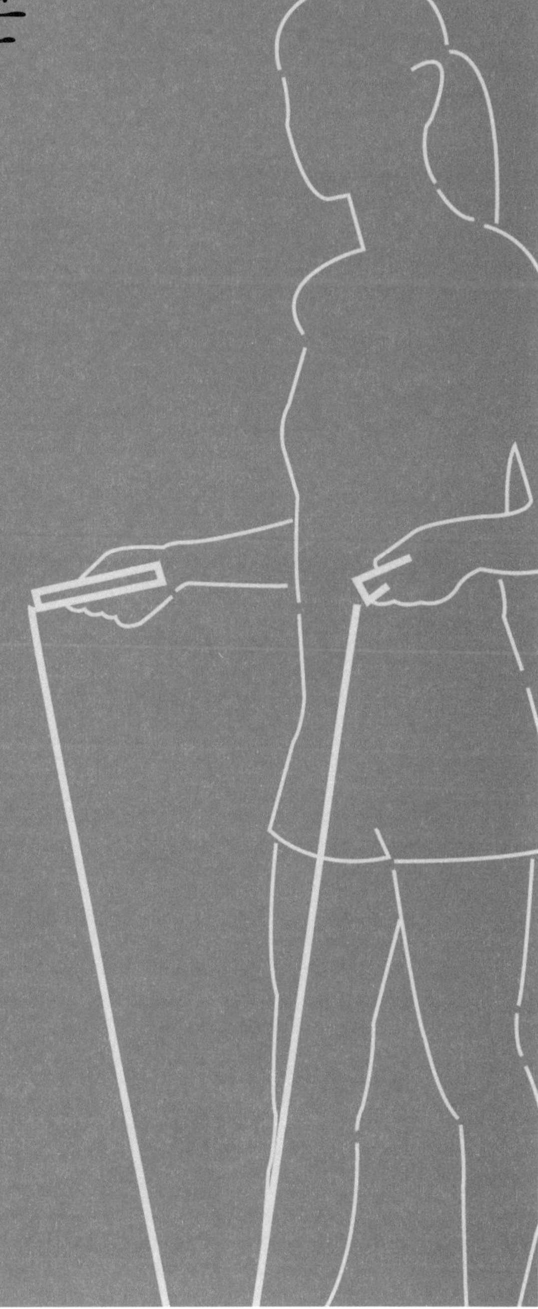

줄넘기의
기원 및 발전

도약은 인간의 본능이라고 한다. 줄넘기는 줄이라는 생활도구와 인간의 도약 본능이 어우러져 자연적으로 만들어진 놀이로서 그 기원이 언제부터였는지는 잘 알려져 있지 않다.

아주 오랜 옛날 줄이나 끈이 인류의 생활도구로 사용되면서 아이들이 이 줄을 이용하여 다양한 놀이를 하였을 것으로 보는 것이 일반적인 견해이다.

유럽의 영국이나 스위스, 독일의 경우 이미 17~18세기부터 줄을 사용해서 놀이를 했다고 하는 기록이 많이 발견되고 있다. 또 일본에서는 예로부터 '큰 파도 작은 파도, 아가씨 들어오세요'같은 줄넘기 노래를 부르며 여자아이들이 줄넘기 놀이를 많이 하였다고 전해진다.

우리나라는 조선 말엽에 최영연이 '해동죽지'중편에 여러 가지 민속놀이를 소개한 데서 줄넘기의 기원을 찾을 수 있는데 요즈음의 개인줄넘기 모습이 정확하게 묘사되어 있다. 제목은 '도색회'이며 내용은 다음과 같다. '아이들이 새끼줄의 양쪽 끝을 잡아 넘고 또 뛰어 천여 번에 이른다. 임진왜란 때 의병장인 조중봉 선생이 아이들을 시켜서 이 놀이를 만들었다는 일설이 있다. 즉 새끼줄 하나로 천 번 뛰고 만 번 뛰어 나중에는 양발이 가볍기가 마치 새와 같아 튼튼한 성을 날아 올라가도 힘들지 않다.'이렇듯 우리나라에서도 줄넘기는 옛날부터 내려오는 민속놀이의 하나였다.

줄넘기는 동서양을 막론하고 아이들의 놀이로 전승되어 오다가 독일에서 육상선수들의 트레이닝 운동과 체조선수들의 줄 운동이 줄넘기로 발전하게 되었다.

독일에서 선행한 줄넘기운동은 독일체조의 보급과 함께 유럽전역에 전파되어 1900년대 중반에 이르러서는 육상선수나 타경기 종목선수들의 트레이닝용과 여자 체조 선수들에게 애용되면서 줄운동으로 크게 발전하였다. 또한 보건 또는 체력 단련용으로 널리 보급되고 사회주의 국가에서는 공장에서 생산성을 높이는 수단으로 집단적으로 시행하기도 하였다.

유럽에서 성행한 줄넘기는 미국에 전파되어 많이 발달했다. 처음에는 어린아이들이 'I love coffee, I love tea!'라고 노래하며 줄을 넘는 놀이로 유행하였다. 그러다가 여러 대학과 연구기관이 줄넘기운동의 우수성을 운동학적으로 여러 실험사례를 통하여 입증하면서 교육계는 물론 권투선수나 기타 운동선수들의 트레이닝용으로 또는 직장에서 레크리에이션용이나 직원 건강증진용으로 많이 보급되어 있다.

최근에는 제조기술의 발달로 줄넘기 용품이 좋아지면서 다회선 뛰기를 비롯한 다이어트 음악줄넘기, 더블더치, 그룹 줄넘기의 기법이 다양하게 개발되고 있다. 또 세계 줄넘기 경기연맹이 결성되고 규칙이 제정되어 대회도 열리고 있는데 특히 미국 심장학회는 줄넘기가 심장병에 효과적인 운동이라는 점을 중시하여 줄넘기를 보급시키는데 큰 역할을 하였다.

미국과 캐나다에서는 매년 세계줄넘기협회, 미국 아마추어줄넘기협회, 아메리카 더블더치 리그, 캐나다 줄넘기협회 등이 주관하여 세계선수권 줄넘기대회를 개최하고 있다.

일본에서는 70여년 전부터 대학교수들이 독일에서 전해온 줄넘기에 관심을 갖고 지속적인 연구 및 저술과 강습회를 통해 줄넘기 보급에 앞장서 오고 있다.

후생성도 라디오 줄넘기 시간이나 TV줄넘기 교실을 운영하는 등 지원을 아끼지 않았다. 이러한 노력의 결과 줄넘기 기술개발은 물론 여성들의 미용운동으로 또는 레크리에이션으로 가정이나 직장에까지 널리 행해지고 있다.

그에 반해 우리나라는 아직 줄넘기에 대한 인식이 초보적인 수준이지만 최근 TV등의 대중매체 홍보와 줄넘기 운동의 우수성이 알려지면서 많이 활성화되고 있는 추세이다.

줄넘기 효과
연구사례

미국은 줄넘기에 대한 대중의 관심도나 실시도가 상당히 높다. 생리학 연구소장인 카레 로다홀 박사는 줄넘기는 "최소한의 시간에 가장 적절하게 실시할 수 있는 운동"이라 말했고, 시애틀 학교지역 건강체육장인 폴 스미스는 줄넘기를 "가장 완벽한 만능운동으로 운동특성은 남녀노소나 신체조건을 가리지 않는다" 라고 하였다.

일리노이스 대학 연구 사례

줄넘기 운동의 효과에 대한 최초의 연구는1957년 일리노이스 대학에서 실시되었다. 이 연구의 대상자는 9살에서 11살까지의 소년들로 일정기간 동안 매일 조금씩 줄넘기 운동만 실시하게 하였다. 측정 결과 대상자들은 운동기간이 길어짐에 따라 심장 발달은 물론 지구력이 늘었을 뿐만 아니라 폐활량이 커졌으며, 지방질이 감소되고 근력이 증강됐다.

　또한 자세가 좋아졌고 더욱 유연해졌으며, 운동을 하기 전보다 약 10cm정도 높이 뛸 수 있었다.

로다홀 박사 연구 사례

성인들에게 줄넘기는 과연 무엇이 좋은가? 라는 질문은 1961년 당시 필라델피아의 란케너병원 연구소장인 로다홀 박사의 연구에 의해 비로소 그 의혹이 풀렸다. 그는 동료직원들의 오후 피로를 풀어줄 방법으로 19세에서 21세까지의 여성 근로자, 서기와 연구 기술진에게 줄넘기 교실을 마련했다. 그들은 일주일에 5일간 점심시간을 이용 하루 5분씩 줄넘기를 하였다. 한달 후 그들의 근로능력은 평균 25%가 증가되었다.

템플 대학 연구 사례

제3실험실 사례는 템플 대학에서 실시되었는데, 연구진은 19세에서 43세까지의 성인그룹이 2개월 동안 일주일에 5일, 하루 10분씩 줄넘기를 하는 훈련계획을 가졌다. 그 결과 심장활동이 활발해져 숨을 들이마신 후 작업에 이용되는 능력이 평균 23% 증가했으며, 일부는 31%까지의 높은 호전을 보이기도 했다. 심장 박동수가 크게 증가하지 않고도 힘들고 무거운 작업이나 짐을 쉽게 다룰 수 있었고, 손의 악력이 상당히 발달하였다.

줄넘기 운동의 특징

현대인의 신체적 문제는 건강의 상징인 심폐기능과 다리의 힘이 점점 약화되는 것이고, 정신적으로는 과도한 스트레스에 시달리는데 있다. 줄넘기 운동은 현대인의 요구에도 알맞고 체육의 목적에도 적합한 "완벽한 만능운동"이라 할 수 있다.

줄넘기 운동은 강도 높은 유산소 운동이다.

1분만 뛰어도 심장박동수가 1분간에 180회 이상으로 오른다. "줄넘기 운동은 심장과 폐로 뛴다"는 말이 있다. 따라서 심장과 폐를 튼튼하게 만들어 지구력, 곧 스테미너가 붙는다.

줄넘기 운동은 주로 발바닥 앞부분으로 뛰는 특수한 상하동운동이다.

이 특수한 운동이 발목, 장단지, 무릎, 골반, 허리에 강한 자극을 주어 다리와 허리의 힘을 강하게 해줌으로써 노화를 방지한다.

발바닥 앞부분으로 뛰므로 발목의 지방이 제거되어 줄넘기 운동을 생활화하면 아름다운 각선미를 얻을 수 있다.

키크기 운동이며, 뼈를 강하게 만들어준다.

도약시마다 성장판을 자극하여 청소년들의 경우 키가 더 커지고 균형잡힌 몸매가 형성된다. 또한 평생체육으로서 성인들이 줄넘기 운동을 생활화하면 골다골증을 예방할 수 있다.

다양한 손발의 협응운동이다.

줄넘기 운동을 생활화하고 다양하게 배우는 과정에서 순발력과 유연성, 민첩성, 점프력, 타이밍 감각등 운동신경이 발달함은 물로 운동능력도 강화된다.

줄넘기 운동은 레크리에이션의 요건을 갖추고 있다.

도약의 기쁨과 장애물을 뛰어 넘었을 때의 즐거움은 본능적인 것이다. 따라서 줄넘기를 레크리에이션으로 활용하면 스트레스 해소에 매우 효과적이다. 줄넘기 운동에 대한 연구가 활발한 미국의 경우 로다홀 박사팀에 따르면 직장에서의 하루 5분간의 줄넘기 운동은 25%의 근로능력 향상을 가져온다고 한다.

남녀노소 누구나 할 수 있는 평생체육운동이다.

달리기를 할 수 있는 다섯 살 때 한번 배워 놓으면 평생 무리 없이 계속할 수 있고, 온 가족이 함께 할 수 있는 이상적인 평생체육이자 가정 스포츠이다.

줄넘기 운동은 줄이라는 장애물을 뛰어 넘어야 하는 운동이다.

줄넘기 운동은 독특한 뛰기방법이므로 맨처음 배울 때 약간 어려운 운동구조를 가지고 있다. 장애물을 뛰어 넘었을 때의 도약의 기쁨이 있는 반면 뛰어넘기까지는 도전과 반복연습을 해야 하므로 심약한 현대 어린이에게 요구되는 도전의 지력과 인내심이 길러진다.

줄넘기 운동은 5분만 뛰어도 땀이 나고 신진대사가 왕성해지는 효율적인 운동이다.

땀이 날 정도의 운동을 하므로 혈액순환이 원활하게 되어 몸의 신진대사가 좋아진다. 따라서, 당뇨, 고혈압, 위장장애 등에 매우 효과적이며 다이어트 및 비만방지에 탁월한 운동이다.

단체 줄넘기 운동은 최상의 협력을 필요로 한다.

두사람 뛰기, 세사람 뛰기나 긴줄넘기 등 단체줄넘기는 뛰는 사람이나 돌려주는 사람의 호흡이 서로 잘 맞아야 계속 할 수 있으므로 공동체의식과 협 동심이 저절로 길러진다.

줄넘기 운동은 배우기 쉽고 언제 어디서나 혼자서 또는 어울려서 손쉽게 할 수 있는 전천후 운동이다.

이와 같이 실시상의 용이성과 5분만 뛰어도 충분한 운동량을 얻을 수 있으므로 시간에 쫓기는 현대인에게 알맞는 이상적인 생활체육이다.

줄넘기 운동의
장소와 복장

줄넘기는 장소에 구애받지 않는 운동이다. 따라서 체육관이나 공원, 운동장 등 실내외 어디서나 가능하다. 그러나 시멘트 바닥이나 아스팔트처럼 딱딱한 장소는 피하는 것이 좋다.

부득이한 경우 대신 그 위에 줄넘기 매트를 깔고 하면 효과적이다. 실내에서 고무매트를 사용하면 소리도 안나고 충격도 완화시킬 수 있다.

운동복은 가볍고 땀을 잘 흡수하고 공기가 잘 통하는 것이 좋으며, 화학섬유 제품보다는 부드러운 면 소재의 제품이 좋다. 줄넘기 운동을 할때 가장 많이 움직이고 힘을 받는 부분이 발이다. 따라서 양말은 발 보호차원에서 발에 물집이 생기거나 다치지 않도록 꼭 신도록 한다. 신발은 쿠션이 있고 굽이 낮은 운동화가 좋다. 초보자의 경우 발목을 보호해 줄 수 있는 신발을 신도록 한다.

줄넘기를 하다보면 이마에서 흐르는 땀이 눈에 들어가는 경우가 있다. 이를 방지하기 위해 헤어밴드를 준비한다.

또한 땀을 닦을 수 있는 수건과 손목아대도 필요하다. 머리가 긴 경우 줄넘기에 방해가 될 수 있으므로 헤어핀이나 고무밴드로 묶어 고정하면 좋다.

줄넘기 선택과 사용법

줄넘기는 손과 발이 서로 조화를 이뤄야 하는 타이밍 운동이다. 따라서 자신에게 가장 적합한 줄넘기를 선택함은 물론 그 사용법도 알아두어야 한다.

손잡이 손잡이 길이는 15cm이상 되는 것이 좋다. 손목의 힘이 잘 전달되어야 줄을 쉽게 돌릴 수 있기 때문이다. 유아는 손잡이가 길어야 쉽게 배운다. 긴 줄넘기의 경우도 손잡이가 길면 돌리기가 수월하다.

　손잡이 굵기는 지름 18~20mm정도로 가늘어야 좋고 무게는 30g 정도가 적당하다. 손잡이를 꽉 잡으면 손목까지 굳어져 돌리기 힘들게 된다. 따라서 가볍게 잡아도 미끄러져 벗어나지 않는 손잡이가 좋다.

줄의 길이 줄의 길이는 줄넘기 숙달수준과 줄넘기 종목에 따라 다르게 해야 하므로 상황에 맞게 줄의 길이를 조절해야 한다. 줄넘기 수준에 따른 줄길이는 먼저 줄의 가운데에 발을 딛고 서서 손잡이 부분을 잡아 쭉 끌어당겨 겨드랑이 부분까지 오게 한다.

　초보자는 겨드랑이 정도, 중급자는 겨드랑이와 허리사이, 숙달자는 허리나 배꼽, 복수줄넘기는 어깨에 맞추면 적당하다.

종목에 따른 줄의 길이

① 허리의 위치	시간뛰기, 음악줄넘기 외에 2중뛰기, 3중뛰기, 4중뛰기 등 다회선뛰기
② 허리와 겨드랑이 사이	엇걸었다 풀어뛰기, 엇걸어뛰기, 옆떨쳐뛰기, 되돌려뛰기 외에 뒤돌리기뛰기
③ 겨드랑이부터 어깨까지	댄스적인 뛰기, 2인뛰기, 3인뛰기 등의 복수줄넘기, 템포가 느린 1회선 2도약의 음악줄넘기는 줄이 긴 편이 좋다.

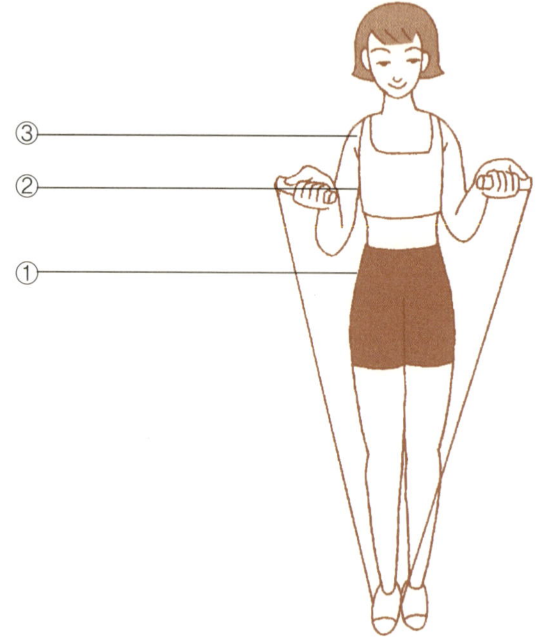

줄의 구분 어떤 종류의 줄이든 사용할 수 있지만 줄의 특성에 따라 구분해서 사용하면 더 효과적으로 운동할 수 있다.

PVC 재질의 가는 줄은 '쌩쌩이'라 부르는 2중뛰기나 3중뛰기와 같은 다회선

뛰기에 적합하다. 다이어트를 위해서는 '구슬줄넘기'를 사용하는 것이 좋다. 구슬줄넘기란 가는 줄에 원통형의 플라스틱 구슬이 이어져 있는 것을 말한다. 색상도 다양하고 줄넘기 자체에 무게가 있어서 다이어트에 효과적이다. 또한 잘 걸리지 않으므로 줄넘기 운동을 즐겁게 할 수 있다. 옷감의 실을 재료로 만든 '연심로프'도 있는데 이것은 느낌이 부드럽고 줄이 몸에 닿아도 아프지 않다.

손잡이 잡는 법과 돌리는 방법 줄은 손잡이와 줄로 구성되어 있다. 일단 손잡이의 앞쪽을 남기고 뒤쪽을 가볍게 잡고 엄지를 펴서 누른다. 줄을 돌릴 때 시선은 정면을 바라보면서 어깨와 허리의 힘을 빼고 가슴을 편다. 겨드랑이부터 팔꿈치 위의 팔은 몸에 붙이고 손목의 스냅으로 돌린다. 손목 돌리기는 매우 중요하므로 줄 없이 연습하여 숙달되도록 한다.

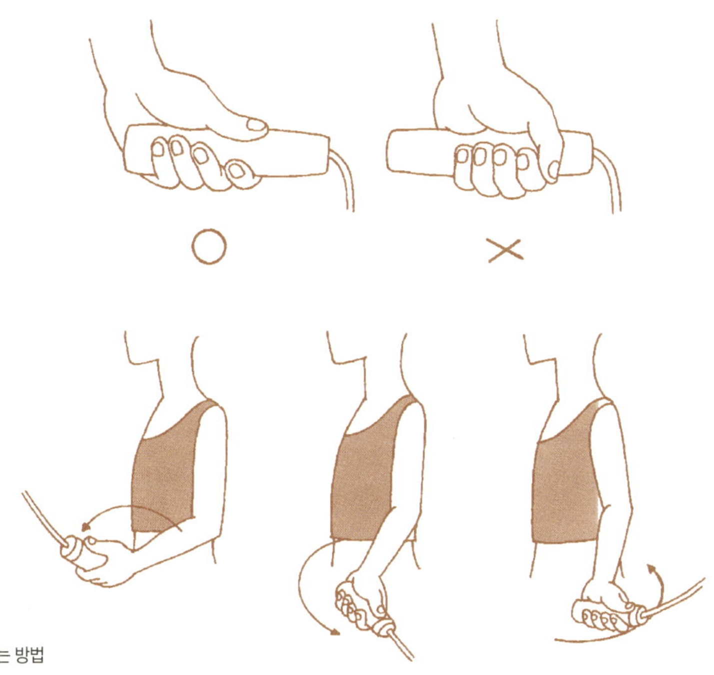

손잡이 잡는 법과 돌리는 방법

뛰기의 방법 줄넘기 운동의 기본적인 뛰기는 양발모아뛰기와 번갈아뛰기이다. 양발모아뛰기의 경우 도약시 전신의 힘을 뺀 상태에서 발뒤꿈치를 들고 무릎을 반굽혀 뛰었다가 가볍게 발끝으로 착지를 하는데 이와 같은 뛰기방법을 완충법이라 한다.

아래그림은 완충법을 설명하는 그림인데 양발모아뛰기에서 바람직한 자세는 두 무릎이 굽은 자세에서 발뒤꿈치가 들리고 발끝으로 땅바닥을 차서 무릎이 펴지면서 공중으로 뛰어올라가 최고의 위치에서는 두 무릎이 거의 펴져 있는 상태이다.

발 앞부분만으로 뛰는 도약법은 다리의 힘이나 각선미를 위해 필요하나 장시간은 계속하기가 어렵다. 처음 배우기는 어린이들은 발바닥 전체를 지면에 붙인다는 기분으로 넘되 무릎의 탄력을 최대로 이용하여 탕탕거리는 소리가 나지 않도록 해야 한다.

뛰기의 방법

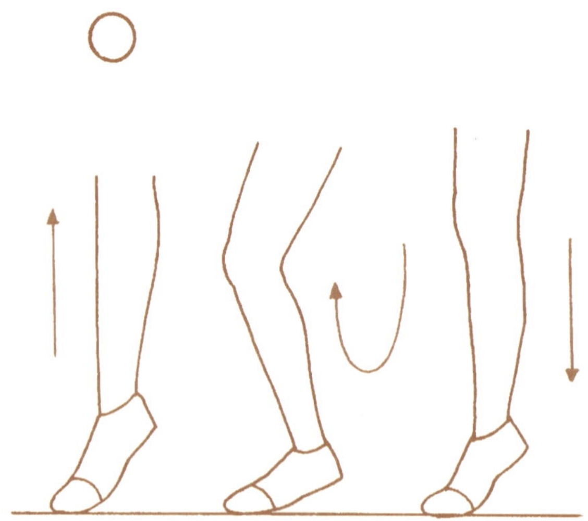

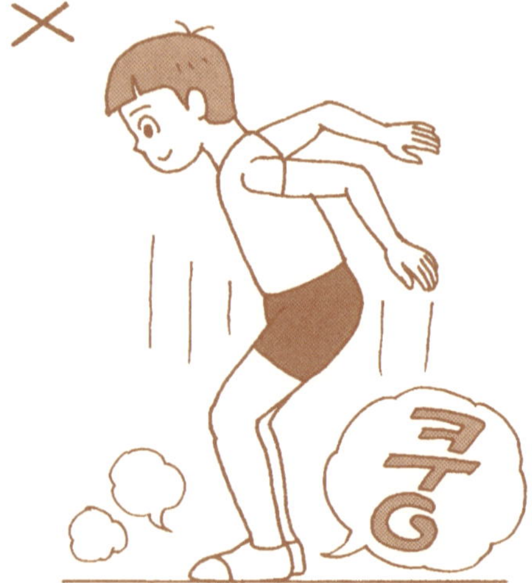

차은영의 **F U N** 줄넘기

특히 도약에서부터 착지로 옮길 때 허리, 무릎, 발목 등의 힘을 빼면 도약 착지의 연속동작이 원활하게 되어 스프링처럼 가볍고 부드러운 자세가 나온다. 이 방법을 습득하려면 먼저 줄을 사용하지 않고 연습하는 것이 좋다.

번갈아뛰기의 도약법은 양발모아뛰기와 기본적으로는 같다. 차이점은 양발모아뛰기가 항상 발의 근육을 긴장시키는 반면 번갈아뛰기는 한쪽 발로 뛰고 있는 사이에 다른쪽 발의 근육을 이완시켜서 쉬게 할 수 있다는 점이다.

줄넘기 운동의 자세 효율적인 줄넘기 운동은 바른자세와 뛰기방법에 의해 이루어진다. 줄넘기 운동의 3요소라 불리우는 리듬, 밸런스, 타이밍을 확실히 파악하고 몸에 익히는 것이 중요하다.

특히 균형 잡히고 안정감 있는 자세와 뛰기방법은 줄넘기운동의 기본조건이며 오래 계속 뛰기 위한 필요조건이다.

바른 자세와 나쁜 자세

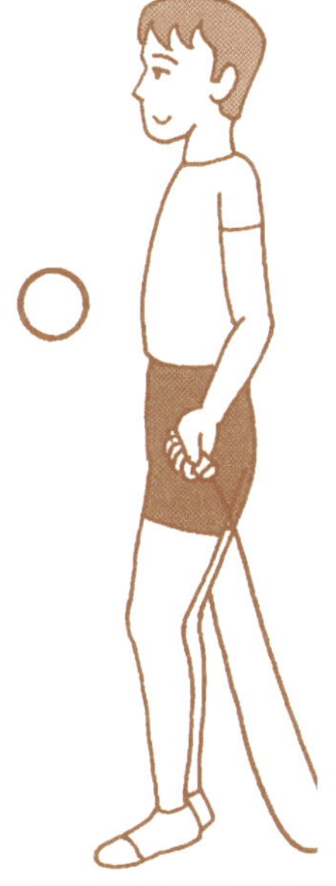
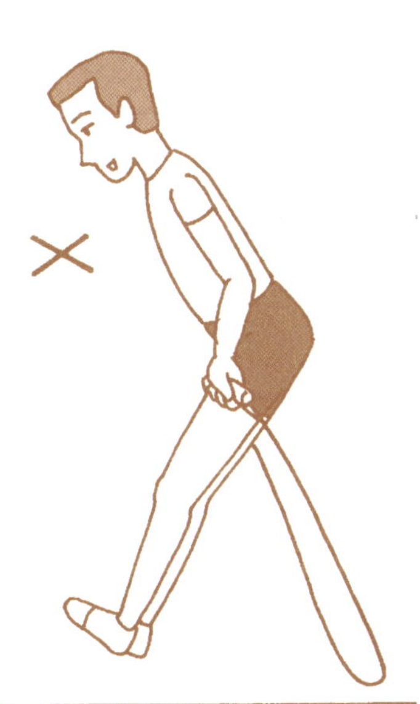

바른 자세

① 먼저 어깨의 힘을 빼고 줄을 양손에 잡은 채 손을 쭉 내린다.

② 가볍게 손잡이를 잡고 허리 양쪽 옆으로 손을 가져가면서 팔을 겨드랑이에 붙인다. 이때 줄의 중앙부가 발끝 위에 놓이도록 한다.

③ 그리고 양발을 가지런히 하고 몸을 약간 앞으로 기울여 런닝할 때와 같은 자세를 취한다.

④ 등을 펴고 똑바로 정면을 본다.

⑤ 너무 높이 뛰지 말고 무릎의 반동을 사용하여 가볍게 뛴다.

⑥ 양팔을 몸에 붙인 채 팔을 돌리지 말고 손목을 써서 줄을 돌린다.

⑦ 손목을 돌리는 위치는 벨트의 위치보다 조금 아래로 한다.

나쁜 자세

① 몸을 고양이 등처럼 앞으로 굽히는 것

② 몸을 뒤로 젖히고 뛰는 것

③ 뛸 때마다 몸을 옆으로 흔드는 것

④ 발 뒤꿈치로 탕탕거리며 뛰는 것

⑤ 엉덩이를 내밀고 뛰는 것

준비 운동과 정리 운동

준비운동은 체온을 높여 몸을 운동하기 적당한 상태로 만들기 위한 보조운동이다. 근육, 신경관절 및 내장기관에 적응성을 조성하고, 호흡과 맥박을 올려 몸을 따뜻하게 해야하므로 5분 정도 충분하게 해 준다. 준비없이 강한 운동을 시작하면 체내의 모든 기관이 급격한 변화를 일으켜 상해를 입을 수 있다. 특히 아킬레스건 신축운동을 반드시 하도록 한다.

　운동 후에 정리운동을 안하면 근육이 단단해지고 뭉치기 쉽다. 정리운동은 운동에 의한 피로를 신속하게 회복하고 근육의 응어리와 긴장을 풀기 위한 것이므로 느슨하게 해야 한다. 또 폐휠량올 높이기 위해 신호흡을 충분히 해준다.

준비운동

1. 양발로 뛰기. 온 몸의 힘을 빼고 양발로 가볍게 위
아래로 뛴다.

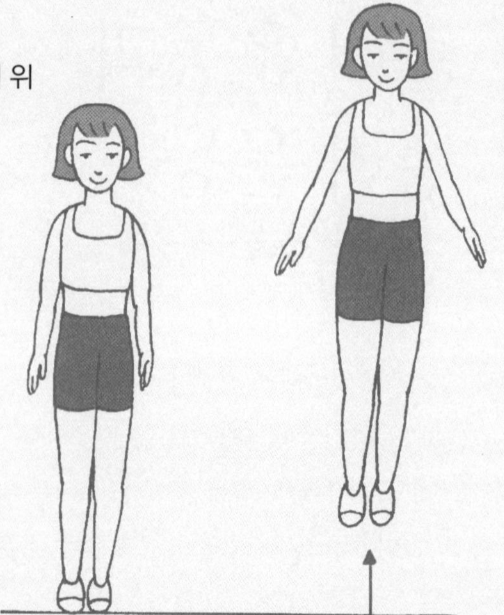

2. 발뒤꿈치를 들고 팔을 앞뒤로 흔들면서 무릎을
굽혔다 폈다 한다. 발뒤꿈치를 충분히 들어야 한다.

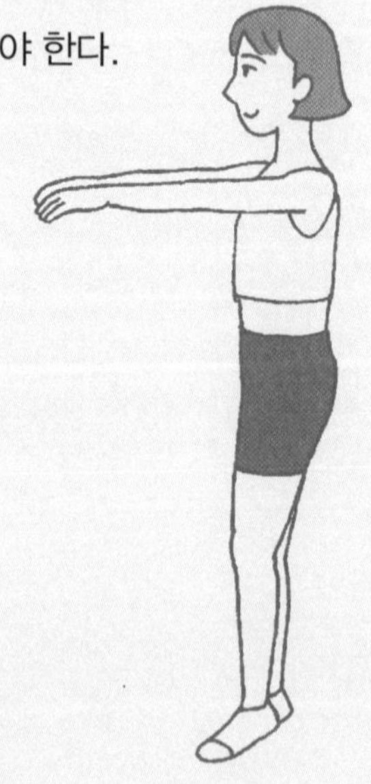

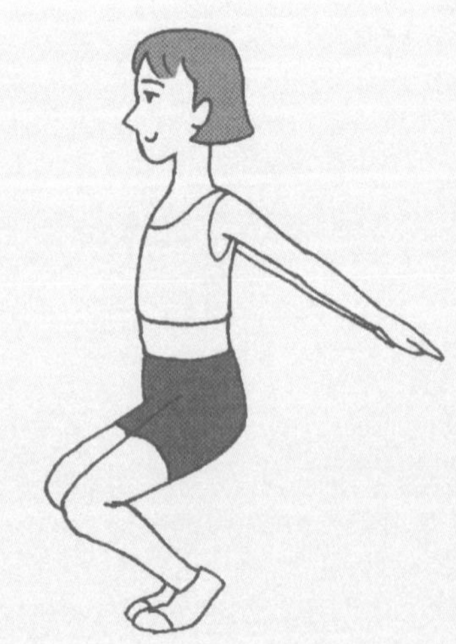

3. 팔로 귀를 스치는 것처럼 크게 원
을 그리며 돌린다.

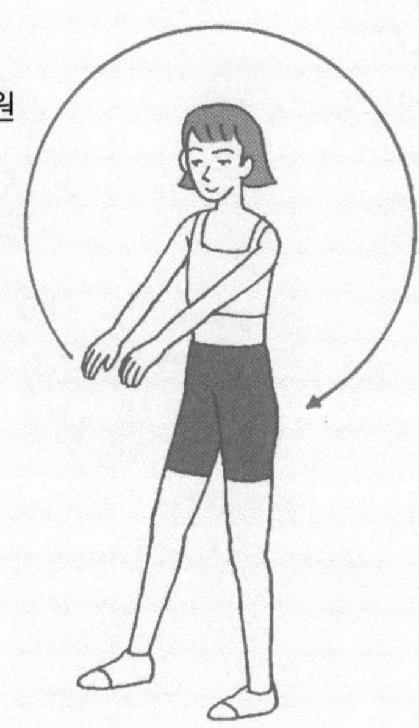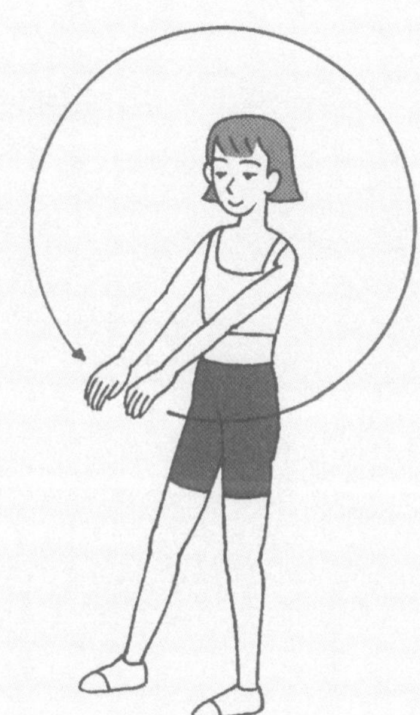

4. 팔을 위로 들어 가슴을 뒤로 젖힌다.

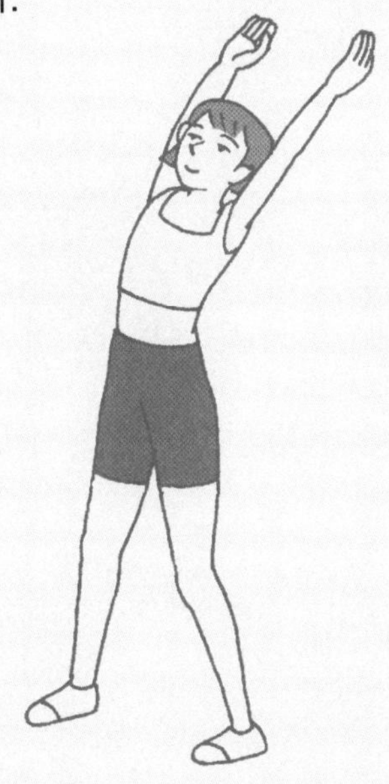

5. 한쪽 팔을 옆으로부터 위로 들어 올리며 몸을
옆으로 굽힌다.

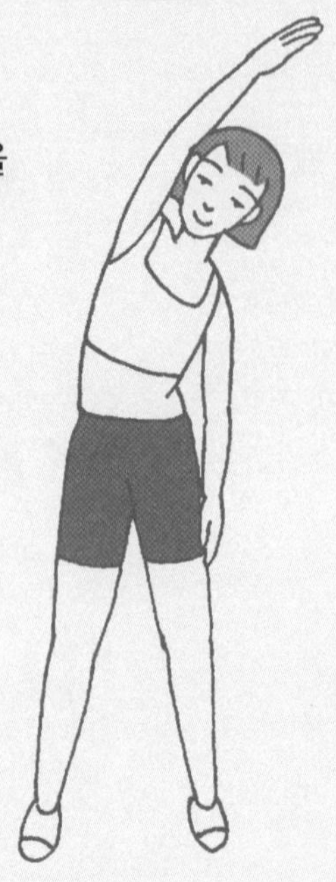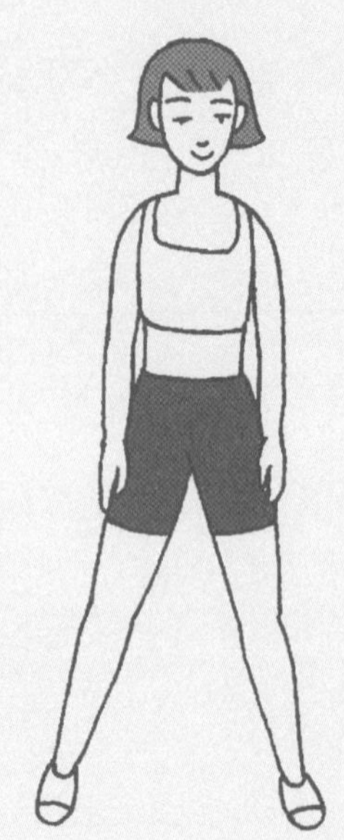

6. 몸을 앞과 뒤로 굽힌다.

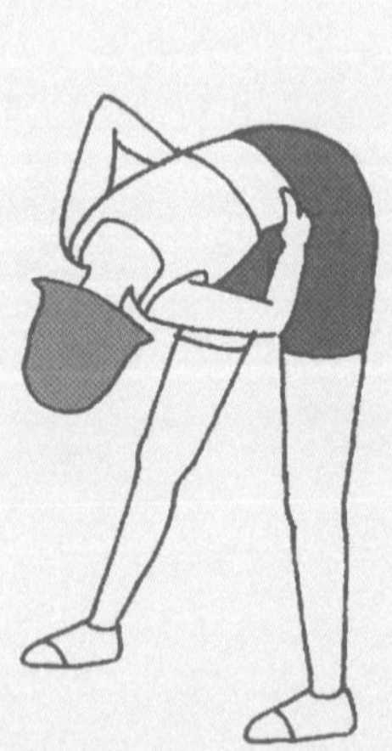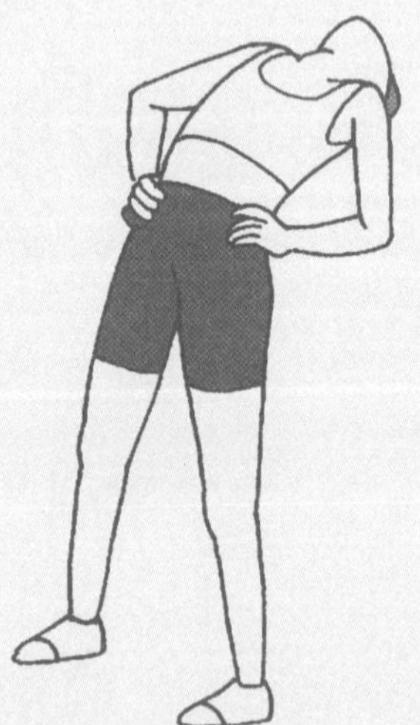

7. 양팔을 옆으로 벌리고 몸을 좌우로 돌린다. 팔동작을 크게 한다.

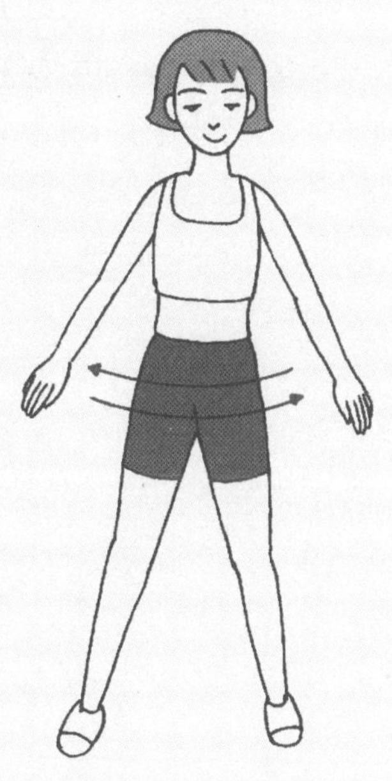

8. 한쪽 무릎을 굽히면서 다른쪽 다리를 편다.

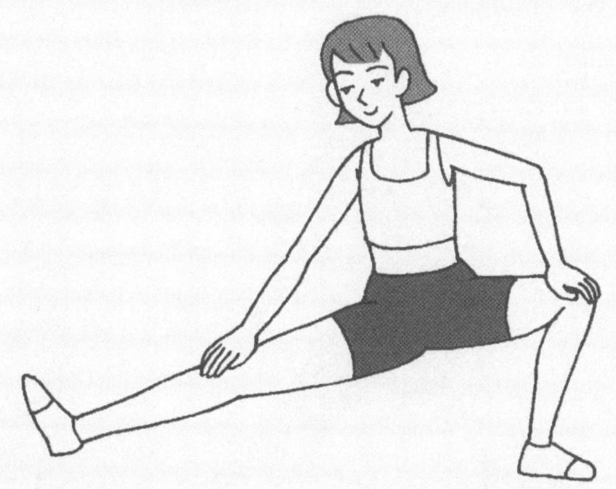

9. 발목을 돌리고 손목도 돌린다.

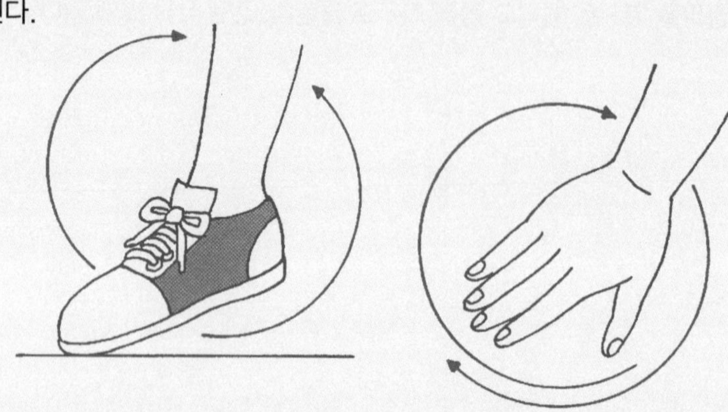

10. 아킬레스건의 신축운동. 뒤로 발
을 벌린 자세에서 뒷발뒤꿈치를 끌어 올
렸다 내리는 동작을 반복한다.

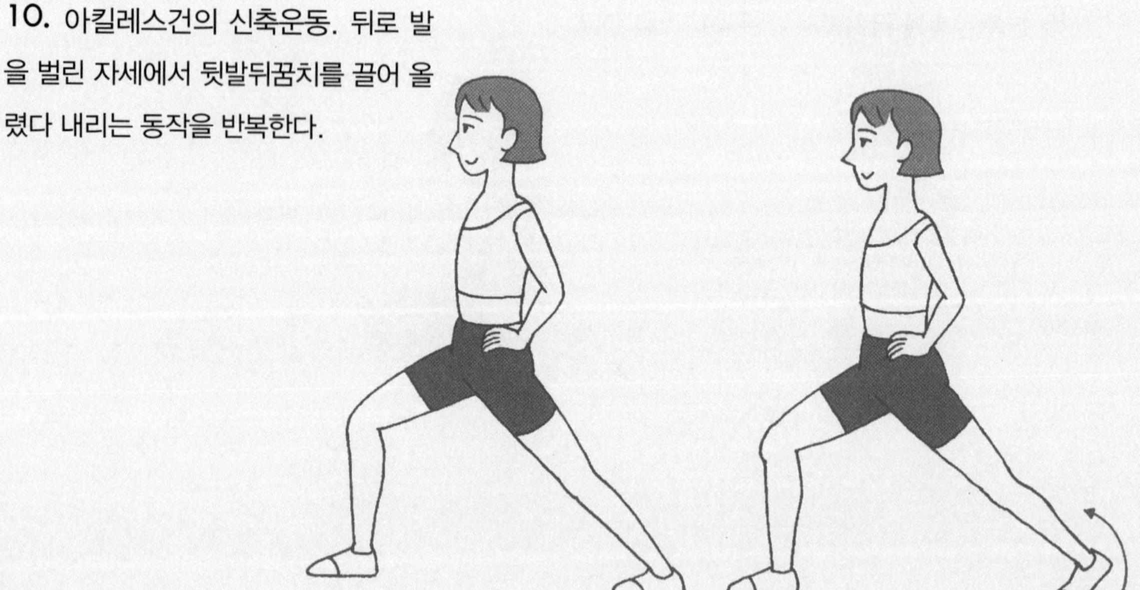

정리운동

1. 팔을 앞으로 들었다가 몸을 굽히며 뒤로 올린다.

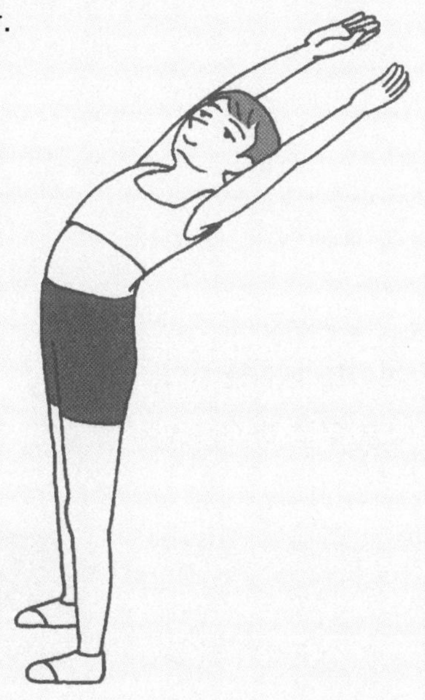

2. 팔을 앞으로 들어올린 후 몸을 뒤로 젖힌다.

3. 양팔을 옆으로 벌리고 몸을 좌우로 돌린다. 팔동작을
크게 한다.

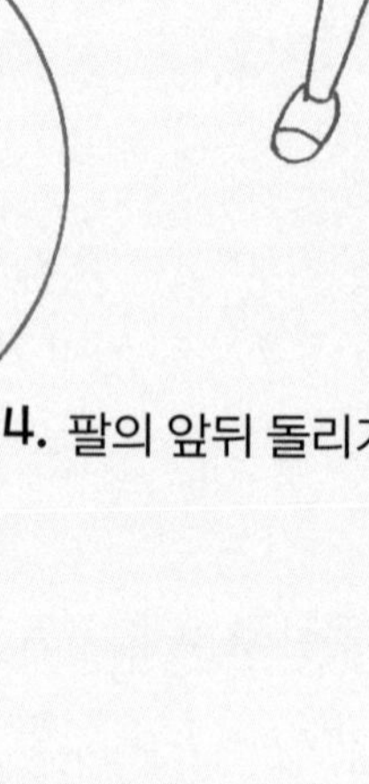

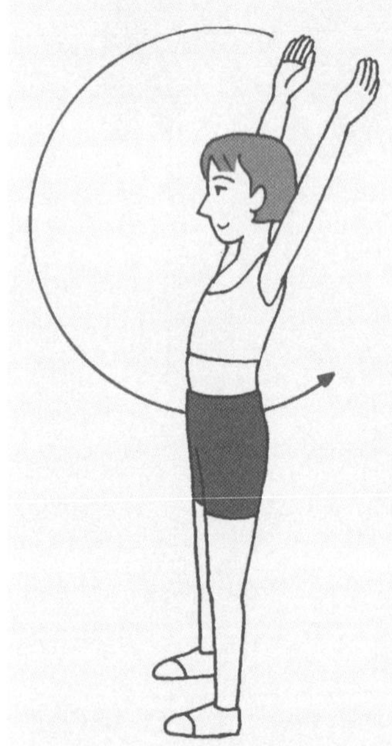

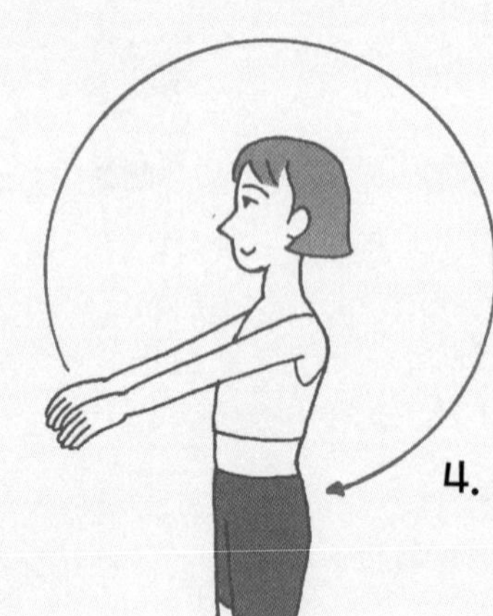

4. 팔의 앞뒤 돌리기

5. 무릎을 완전히 굽히는 동작을 하고
나서 다리의 힘을 빼고 무릎 아래를 앞
뒤로 흔든다.

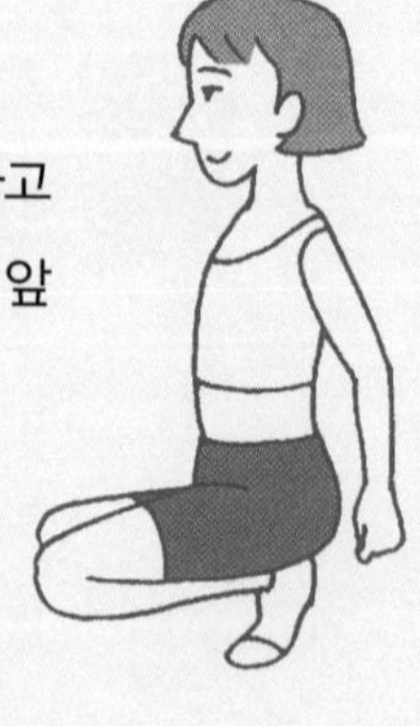

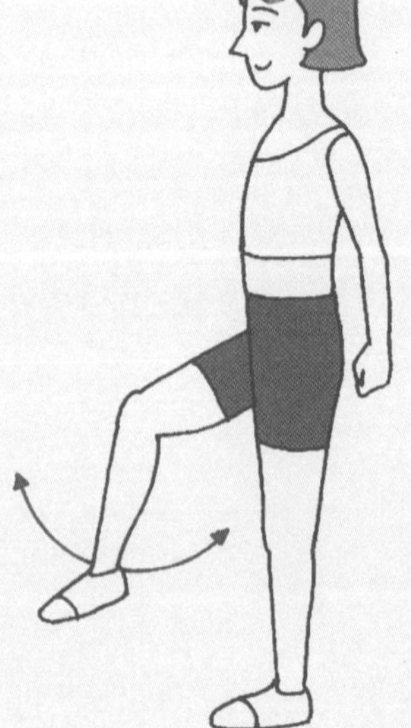

줄넘기 운동의
유의점

① 준비운동(5분)과 정리운동은 반드시 한다.

② 배고플 때와 식사 직후 또는 몸의 컨디션이 나쁠 때는 피하도록 한다.

③ 적당한 운동량을 찾는다.

- 건강유지 목적인 경우 땀이 나고 가벼운 피로를 느낄 정도로 주3~4회가 좋다. (아침, 저녁)

- 다이어트나 운동선수들의 트레이닝으로는 땀이 흐를 정도로 매일 한다.

- 장시간 계속 뛰기보다는 쉬어가면서 뛰는 것이 보다 효과적이다.

④ 성인으로서 새로 시작 할 때는 다음 연습 패턴을 지키도록 한다.(시간뛰기)

- 처음에는 100회를 목표로 하고 조금씩 횟수를 늘려나간다.

- 100회 목표달성(초급) 다음에는 100회 - 2분 쉬고 - 100회 - 2분 쉬고 - 100회(중급)를 목표로 하여 연습하다가 200회 - 3분 쉬고 - 200회(상급)를 뛴다. 아침 저녁 두 번을 뛰어도 좋다.

- 최종 목표는 연속 500회이다. 연속 500회를 뛰게 되면 숨이 가쁘지 않고 한평생 줄넘기 운동을 계속할 수 있다. 이러한 목표 달성을 위해서는 1~3개월 지속적인 연습이 필요하다.

⑤ 과로하지 않도록 한다.

- 특히 어린이들의 횟수 뛰기는 무릎관절을 상하기 쉬우므로 강요하지 않는다.

- 근육통은 무방하나 관절통일 때는 중단하고 의사의 진단을 받아야 한다.
⑥ 고령자는 무리하지 않는다.
⑦ 땀처리를 잘하여 감기를 예방한다.

줄넘기는 다리전체에 골고루 영향을 미치기 때문에 그 운동 강도에 비해 무릎 관절이나 심장에 주는 영향은 그다지 높지 않다는 의학자의 연구가 있지만 모든 운동이 그렇듯이 무리를 하면 다칠 수 있다.

특히 노약자나 어린이, 심장이나 관절에 이상이 있거나 평소 운동을 안하던 사람이 운동하는 경우, 용구의 취급 부주의, 운동 장소의 부적합 그리고 지도의 부적절 및 준비운동 부족으로도 상해가 발생할 수 있으므로 주의해야 한다.

무릎 관절 상해와 근육통 어린이, 비만자, 고령자, 골다공 증세가 있는 자 등이 갑자기 많이 뛰었을 때 발생하기 쉽다. 서서히 횟수를 늘려 나가야 하고 관절의 혹사는 금물이다.

초등학교에서는 주어진 시간내(2~3분)에 뛴 횟수보다 줄에 걸린 횟수를 평가하는 것이 보다 바람직하다. 준비운동과 정리운동을 충분히 하고, 무리하게 뛰지 않도록 한다. 관절이나 심장에 이상을 느꼈을 때는 바로 의사의 진단을 받도록 한다. 근육통은 맛사지등으로 풀면 된다.

아킬레스건과 발목 부상 다회선뛰기나 긴줄넘기 경기에서 발생하기 쉽다. 준비운동시 아킬레스건 신전운동을 충분히 하고 반드시 쉬운 뛰기부터 시작해야 한다.

뇌진탕 긴줄넘기의 경우 줄에 다리가 걸렸을 때 줄을 늦춰 주거나 놓아 주지 않고 당기는 경우, 또는 바닥에 놓은 줄넘기의 손잡이나 구슬을 밟았을 때 미끄러져서 발생하기 쉽다. 긴줄넘기의 줄에 걸렸을 때는 곧 늦춰주거나 놓아 주도록 하고, 줄넘기는 바닥에 놓아 밟히는 일이 없도록 지도가 필요하다.

안구상해 바닥에 모래가 있는 곳에서 줄넘기를 하게 되면 모래알이 튀어 눈을 다칠 수 있다. 운동장 등 실외에서 줄넘기를 할 경우 바닥의 모래를 제거하고 먼지가 나지 않도록 물도 뿌려주어야 한다.

현기증과 두통 현기증은 배고플 때 발생하기 쉽고, 두통은 딱딱한 콘크리트 바닥 위에서 장시간 뛰었을 때 발생하기 쉽다. 배고플 때, 배부를 때, 몸의 컨디션이 좋지 않을 때는 피하고 딱딱한 바닥에는 줄넘기 매트나 뜀판을 깔고 운동을 한다.

줄넘기를 잘하려면

뛰기의 요령을 체득한다.

① 발끝으로 2~3cm 점프하여 걸리지 않을 만큼 낮게 뛴다.

② 리드미컬하게 강-약-강-약의 리듬(순간 탄력으로)

③ 앞에 든 발끝은 항상 바닥을 향하도록 한다.

④ 기본 스텝의 포인트를 파악하라.

뛰기의 자세가 몸에 배도록 한다.

① 조깅자세로 발뒤꿈치를 들어 몸을 약간 앞에 기울이고, 등은 펴고 눈은 4~5m 정도 앞을 본다. 어깨를 비롯 전신의 힘을 뺀다. 겨드랑이는 붙이고 드리운 줄의 중앙부가 발끝 위에 놓이도록 손잡이를 허리 가까이 붙여서 잡는다.

② 손잡이 잡는 자세 : 손잡이는 뒤쪽을 가볍게 잡고 엄지를 펴서 누른다. (손잡이 앞부분을 많이 남긴다.)

③ 줄돌리는 요령 : 줄은 손목으로 땅에 닿을 듯 말 듯 돌린다. (아랫팔을 흔들지 않는다)

줄의 사용법을 안다.

① 알맞은 줄의 길이 : 줄의 중간을 한쪽 발로 눌렀을 때

- 표준 : 줄끝이 배꼽에 닿는 길이

- 초보자 : 표준보다 길게(겨드랑이까지) 쓰다가 점점 줄여서 쓴다.

- 숙달자 : 허리까지 닿는 길이

- 두사람 뛰기 : 어깨까지 닿는 길이

- 종목에 따라, 뛰기 방법(1회선 2도약등)에 따라 달라질 수 있다.

② 긴줄의 사용법

- 긴줄은 인원수, 체격, 숙달도, 속도등에 따라 수시로 조절하여 사용한다.

- 조절해서 남는 줄은 한쪽에 잡고 줄을 돌린다.

- 되도록 짧게 쓰고 한번씩 뛰어 넘는 줄넘기 방식이 좋다.

줄넘기 운동이 신체에 미치는 영향

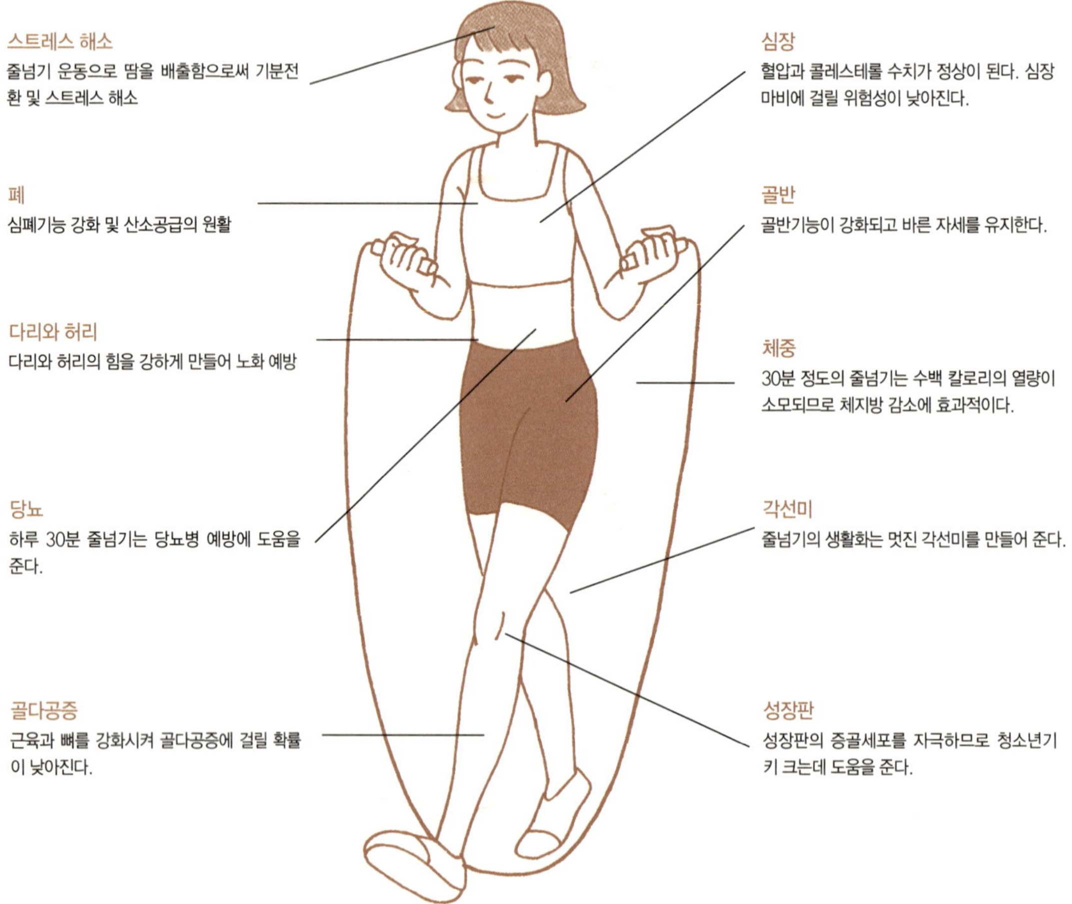

PART 3

혼자서 하는
줄넘기 운동

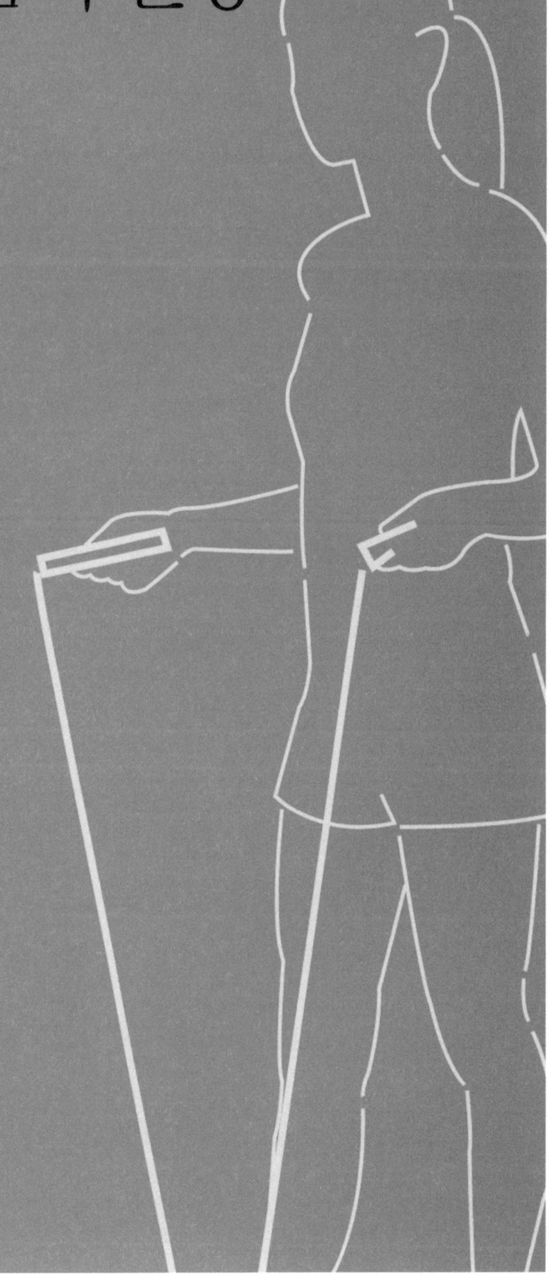

줄넘기 체조

줄넘기 체조란 줄을 사용한 체조로서 줄체조라고도 부른다. 당기고, 흔들고, 돌리면 직선도 되고 곡선도 되는 줄의 특성을 굽히고, 펴고, 구르고, 비트는 신체의 동작과 결합해서 하는 운동이다.

줄체조는 줄넘기를 시작하기 전의 준비운동으로서 유연성을 기르는데 매우 효과적이다.

서서하는 줄 체조

1. 손목, 발목 돌리기

줄을 반으로 접어서 잡고 손목을 돌린다. 동시에 발목도 돌린다.

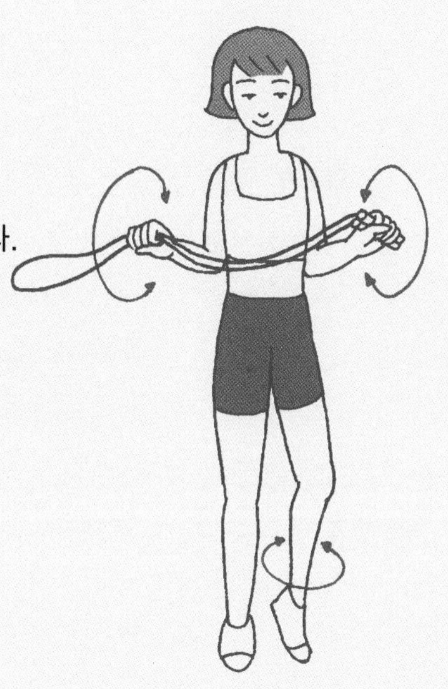

2. 줄 건너뛰기

줄을 반으로 접어서 바닥에 놓고 양발로 앞뒤로 뛴다. 한발로도 뛴다.

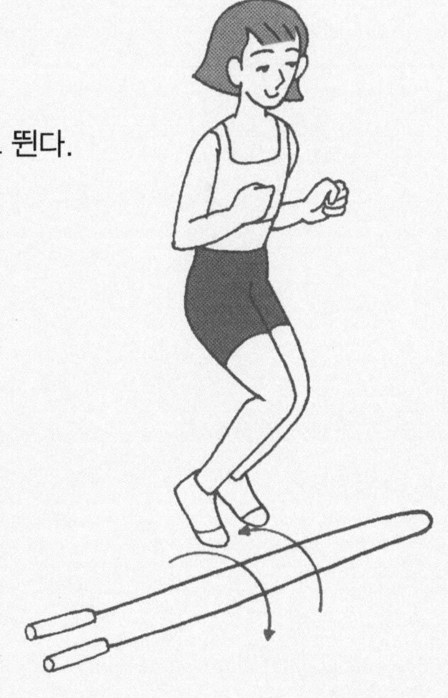

3. 줄 옆으로 뛰기

양발을 모아 좌우로 뛴다. 한발로 뛰는 방법도 있다.

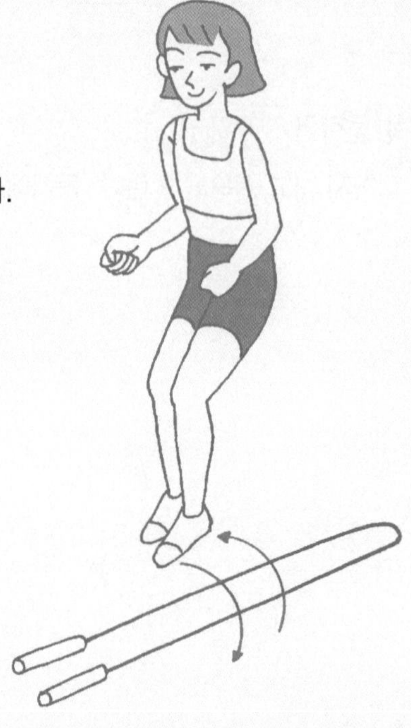

4. 줄 멀리 뛰기

손잡이 끝과 줄끝 사이를 앞뒤로 뛴다. 뒤로 뛸 때는 손잡이
에 발을 다치지 않도록 착지할 때 발을 벌린다.

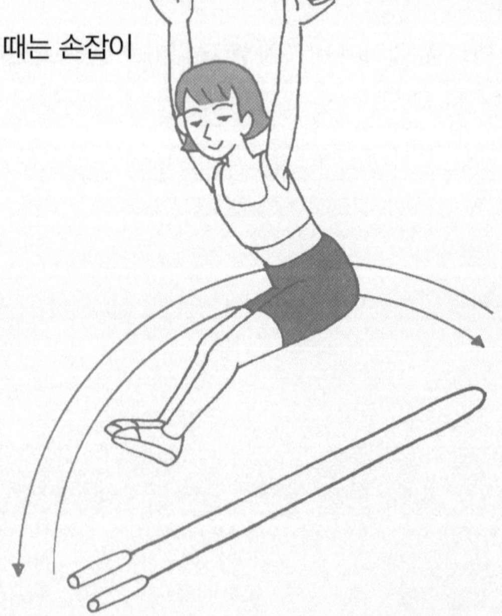

차은영의 Fun 줄넘기

5. 줄 잡고 옆구리 늘리기

다리를 어깨 넓이로 벌린다. 무릎을 편 상태에서 줄넘기 줄을
반으로 접어 팔을 위로 쭉 편다. 옆구리 왼쪽, 제자리, 오른
쪽으로 천천히 기울여 머무른다. 배에 힘을 주고 무릎과 팔은
굽히지 않도록 주의한다.

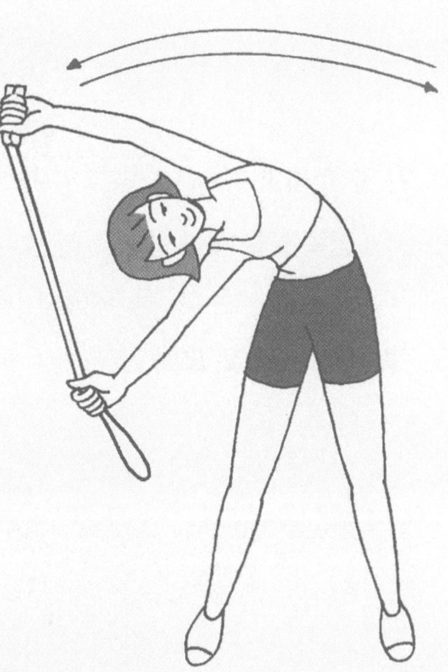

6. 줄 양손에 잡고 앞뒤로 구부리기

줄넘기 줄을 반으로 접어 팽팽하게 당긴다. 이 때 두 발은 어깨 넓이
만큼 벌린다. 등을 구부려 양팔을 발 아래로 내렸다가 위로 올리는
동작을 천천히 반복한다.

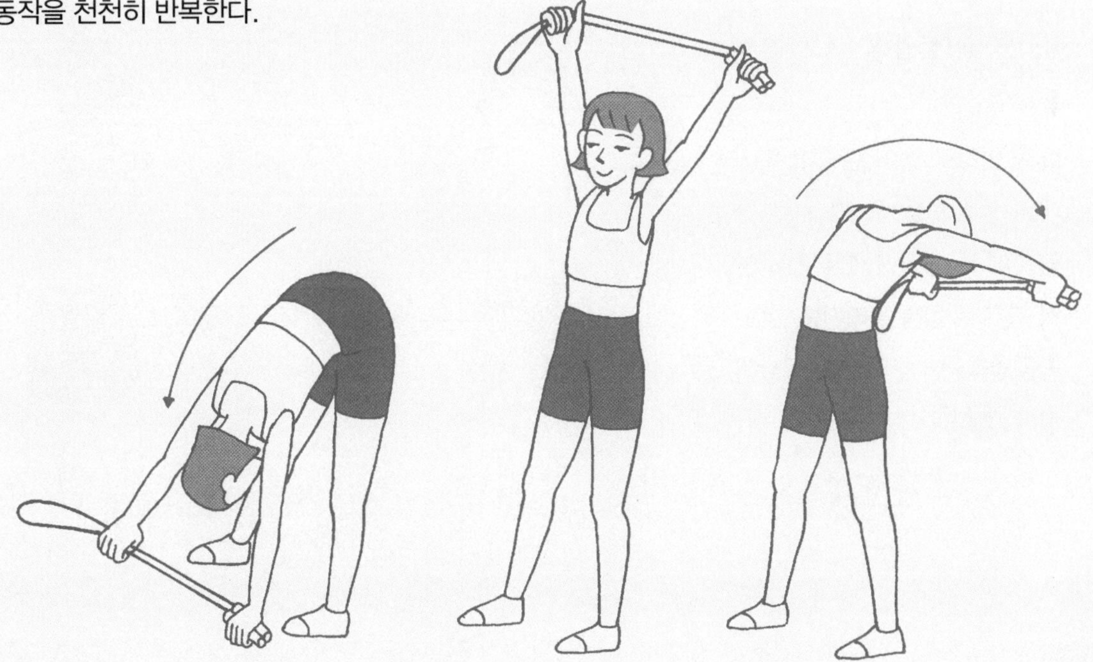

7. 줄 건너기

줄의 양쪽 끝을 잡아 반으로 접는다.
한발씩 줄을 넘는다. 등 뒤에서 머리를
지나 다시 앞으로 오게 한다.

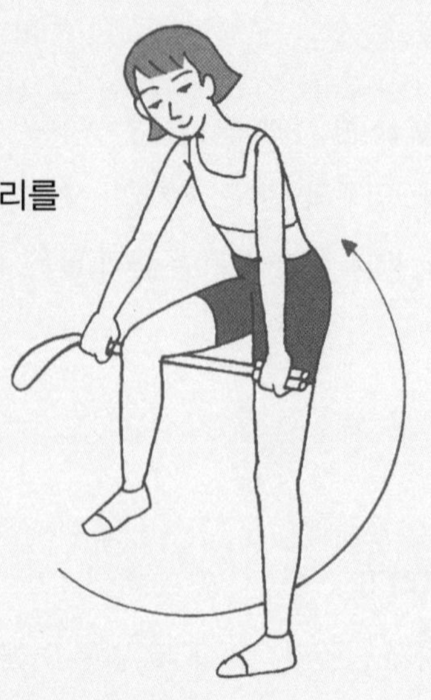
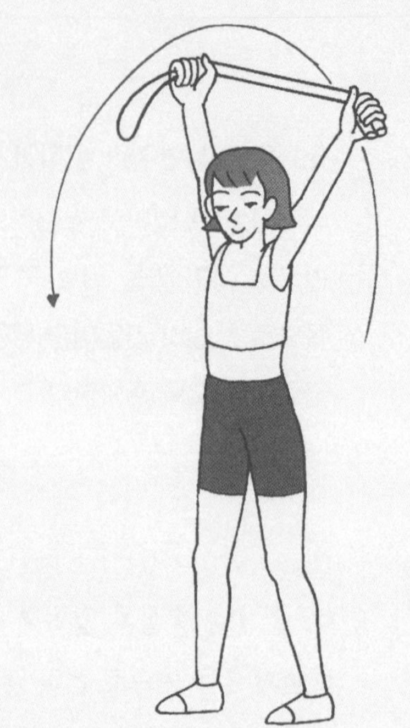

8. 몸 뒤에 줄을 대고 몸통 돌리기

줄을 반으로 접어 엉덩이 뒤에
대고 팔꿈치를 쭉 편다. 줄을
양쪽에서 팽팽하게 유지하면
서 좌우 로 몸통 돌리기를 한다.
줄을 어깨 뒤에 메고도 똑같이
할 수 있다.

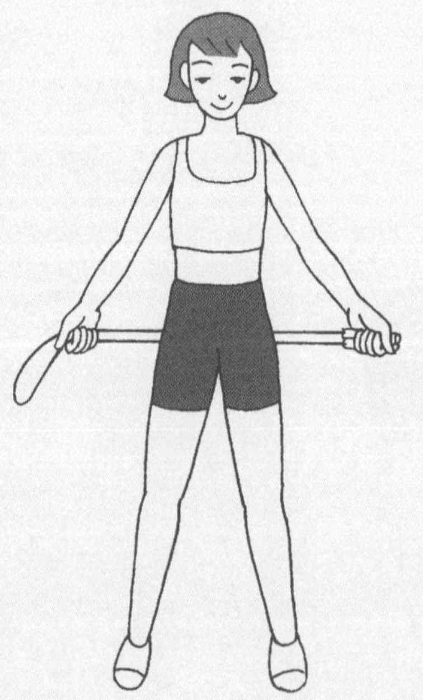
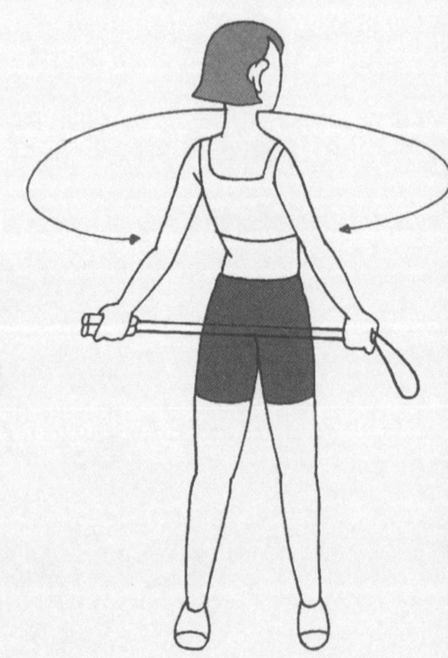

9. 한 무릎 세우고 삼각형 만들기

정면을 바라보고 다리를 넓게 벌려 오른쪽 무릎은 굽
히고, 왼쪽 무릎은 편다. 팔꿈치를 편 오른팔은 가로
수평방향으로 잡고, 왼팔은 쭉 펴서 위를 향하게 한다.
왼팔과 오른팔이 직각이 되도록 줄을 한 번만 접어서
길게 양손으로 잡아당긴다.
줄과 팔의 모양이 삼각형이 되도록 해서 오른쪽 무릎
을 오래 구부린다. 반대방향도 같은 방법으로 한다.

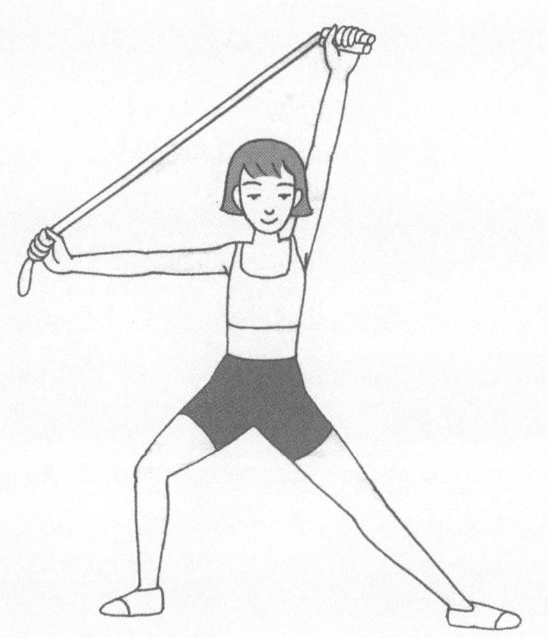

10. 줄을 양손에 잡고 목 뒤에서 올리기

양손에 줄을 팽팽하게 잡고 양팔을 머리 위로 힘껏 올린다.
숨을 들이마시면서 목 뒤로 천천히 내려 어깨까지 내려오도
록 한 뒤 10초간 머문다.

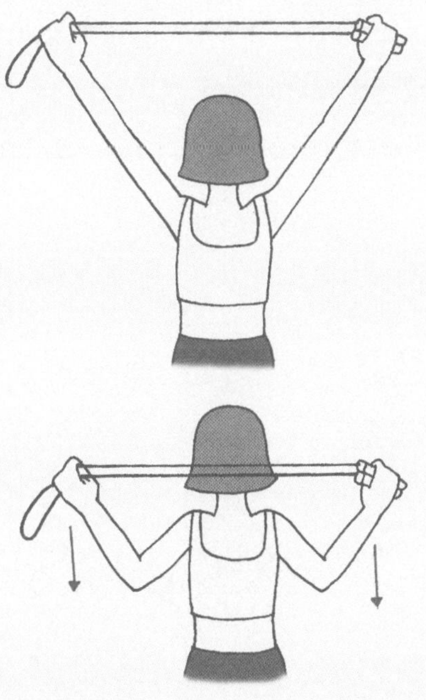

11. 등 뒤에서 줄 당기기

줄을 반으로 접어서 짧게 만든다. 등 뒤에서 오른손으로 줄의 손
잡이를, 왼손으로 줄 아랫부분을 잡는다. 목욕할 때 등을 밀듯이
위 아래로 반복해서 움직인다. 10회 반복한 후 마지막에는 끌어
올린 팔에 힘을 주고 10초간 정지한다. 손의 방향을 반대로 잡고
해 본다.

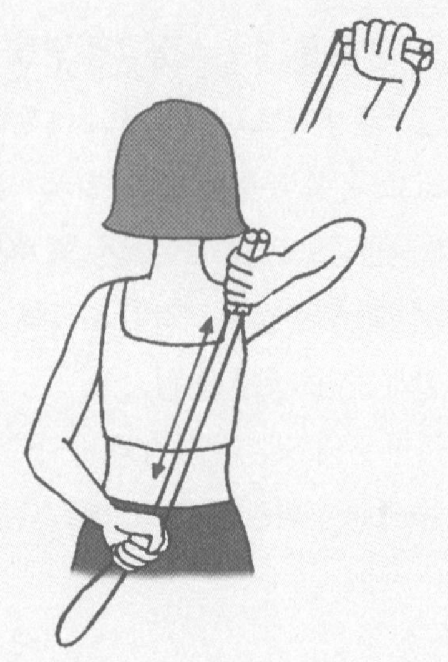

12. 뒤차기 자세에서 줄 끌어당기기

오른발 바닥에 줄을 걸고 양손으로 줄을 잡아당기며 뒤로 들어 올린다. 왼발에 줄을 걸고 똑
같이 한다. 균형 감각이 길러지고 허벅지와 허리가 유연해진다.

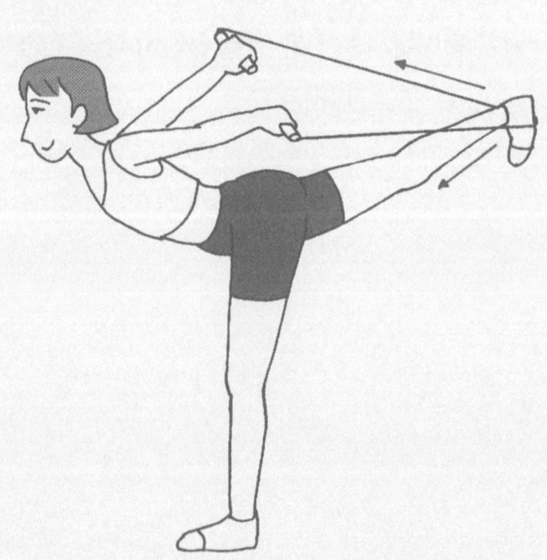

13. 옆으로 다리 들고 스트레칭하기

오른발 바닥에 줄을 걸고 양손으로 잡아 당기며 오른발
을 옆으로 들어올리면서 다리를 쭉 편다. 왼쪽 다리를
축으로 하여 균형을 잡고 반대 방향도 같은 방법으로
해 본다.

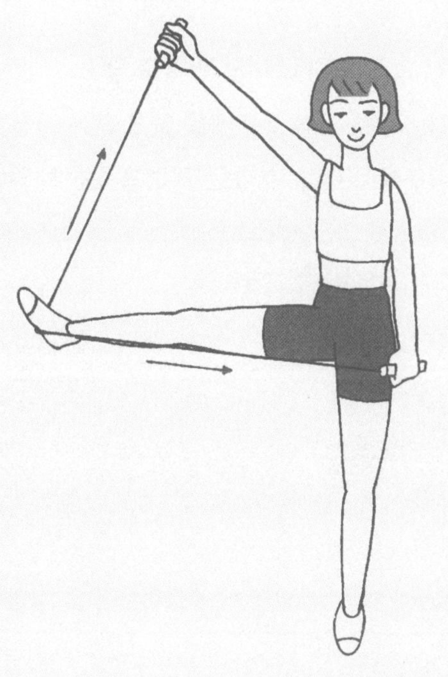

앉아서 하는 줄 체조

1. 양발 벌리고 바닥에 가슴 당기

양발을 넓게 벌리고 줄을 길게 잡아 양 발바닥에 모두 건다. 양발의 줄을 당기면서 가슴이 바닥에 닿도록 굽힌다. 10초간 굽히고 천천히 일어나 호흡을 하면서 다시 굽히기를 반복한다.

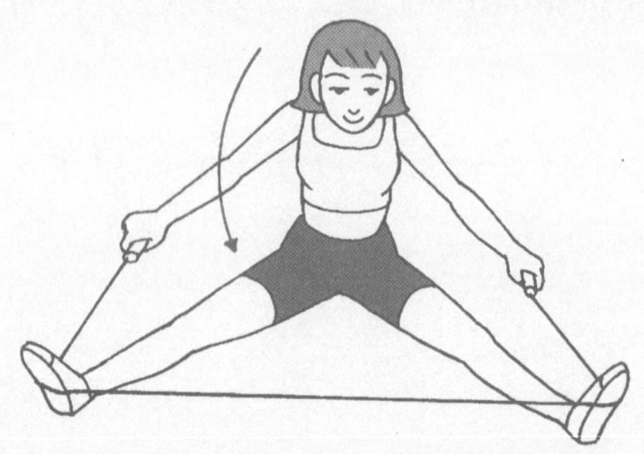

2. 다리를 앞으로 뻗어 가슴 당기

다리를 앞으로 쭉 펴고 앉아서 반으로 접은 줄을 발바닥에 건다. 무릎을 구부리지 않도록 하며, 고개는 들어 앞을 보고 가슴이 허벅지에 닿을 정도로 점점 줄을 짧게 잡는다.

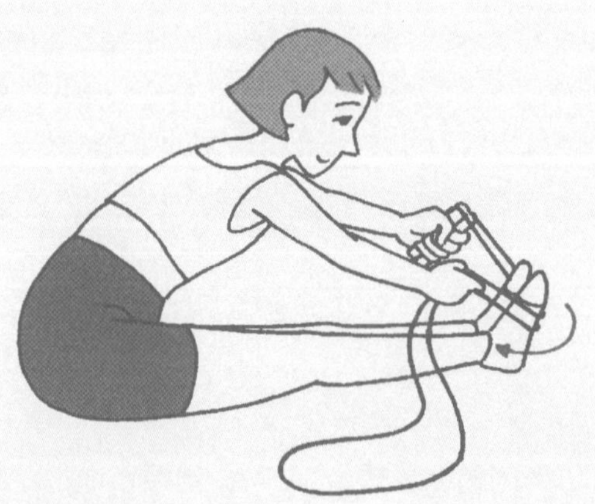

3. 양발 벌리고 왼쪽, 오른쪽 가슴 당기

양발을 넓게 벌리고 줄을 반으로 접어 오른발 바닥
에 건다. 허리를 굽혀 가슴을 허벅지 가까이에 대고
10초간 머무른다. 다시 제자리에 왔다가 왼쪽 발바
닥에 줄을 걸고 허리를 굽혀 가슴을 오른쪽 허벅지
가까이에 댄다. 이 동작을 반복한다.

4. V자로 앉아서 복근운동하기

무릎을 펴고 앉아서 양 발바닥에 줄을 걸고 양손으로 손
잡이를 잡아서 머리 뒤에서 끌어당긴다. 다리와 몸통은 V
자 형태로 만들되 다리와 몸의 각도가 45도 정도 되게 한
다. 호흡을 하면서 천천히 발이 바닥에 닿지 않을 정도로
무릎을 편 상태로 내린다. 10초씩 머무르면서 10회 반복
한다. 복근강화에 효과적이다.

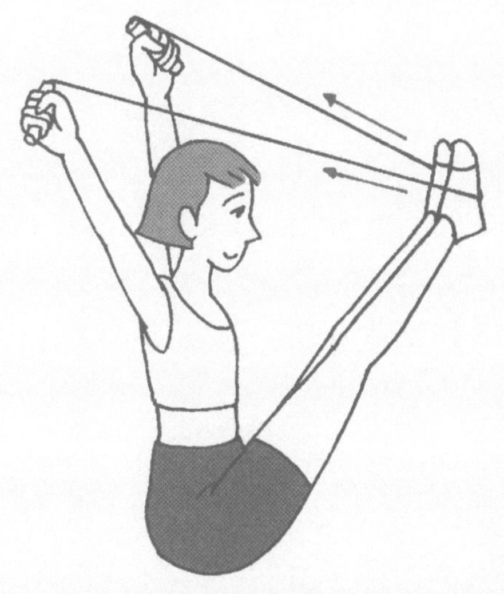

5. 엎드려 손 바꾸기

줄을 반으로 접어 바닥에 놓고 팔굽혀펴기 자세처럼 엎드린다. 오른손으로 줄을 넘어 앞으로 갔다

가 다시 제자리로 오고, 다음에 왼손이 줄을 넘었다가 다시 제자리로 오는 것을 반복한다. 줄 위에

서 손 바꾸기가 잘 되면 양손을 동시에 엇갈리게 바꾸기를 하거나 줄 위에서 박수치기를 해본다.

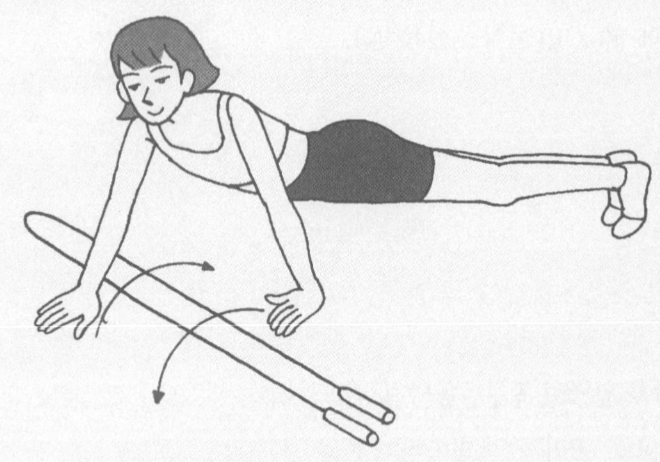

누워서 하는 줄 체조

1. 줄 들고 누웠다가 일어나기

팔다리를 곧게 펴고 눕는다. 반으로 접은 줄을 양손에 잡고
머리 위로 쭉 펴서 만세 자세를 한다. 호흡을 하고 줄을 들었
던 손을 그대로 하면서 윗몸을 일으켜 앞을 본다. 일어난 자
세에서 조용히 다시 뒤로 눕는다. 이 동작을 10회 반복한다.

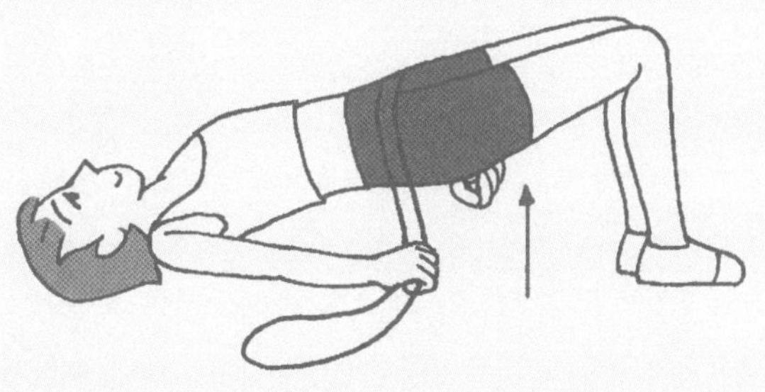

2. 누워서 등 들기

바닥에 등을 대고 무릎을 세워 눕는다. 짧게 접은 줄을 골반 부위에 대고 양팔을 몸 옆에 가지런히 놓
는다. 엉덩이를 들어 2~3초 동안 유지하다가 같은 시간 동안 천천히 내려온다. 10회 반복한다. 뱃
살을 빼는 데 효과가 있다.

3. 머리 위로 줄 옮기기

누워서 짧게 맺은 줄을 양발로 잡는다. 몸을 둥글게 하
여 줄을 머리 위에 놓거나 놓인 줄을 양발로 잡아 발쪽
으로 옮기는 동작을 반복한다.

4. 엎드려 기지개 펴기

바닥에 엎드려 팔다리를 쭉 펴고 발등에 줄을 걸어 양손으로 잡아 몸을 뒤로 둥글게 한다. 익숙해
지면 줄을 점점 짧게 해서 뒤로 더 젖히도록 한다.

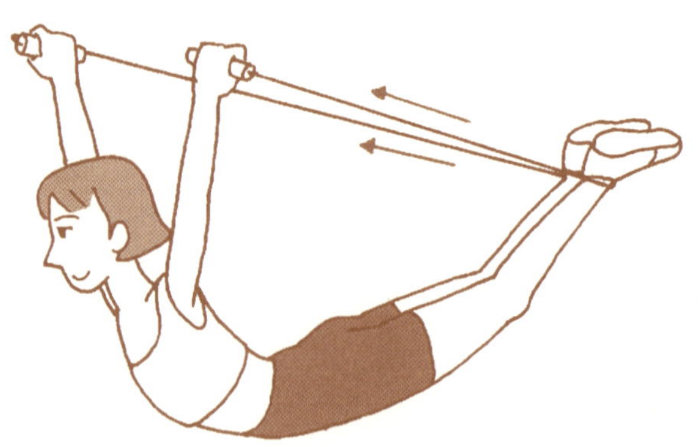

개인줄넘기

개인줄넘기는 일명 짧은 줄넘기라고도 부른다. 혼자서 뛰는 줄넘기 방법을 총칭하는 것으로 기본적인 동작과 방향전환, 되돌려 뛰기, 다회선 뛰기, 줄의 멈춤법 등으로 구분하여 설명하였다. 줄을 넘는 방법이 매우 다양하므로 쉬운 동작부터 점차 난이도가 있는 동작으로 발전시켜 나간다.

A. 기본이 되는 스텝과 팔의 동작

1. 양발모아 뛰기(1회선 2도약)

기본이 되는 줄넘기 스텝으로 줄 한번 돌릴 때 두 번씩 뛰는 방법을 말한다. 유아, 초등학생(저학년)등 초보자가 많이 하며 팔을 크게 돌려서 뛴다. 오래 뛸 수 있으므로 체력 조성용으로 알맞다.

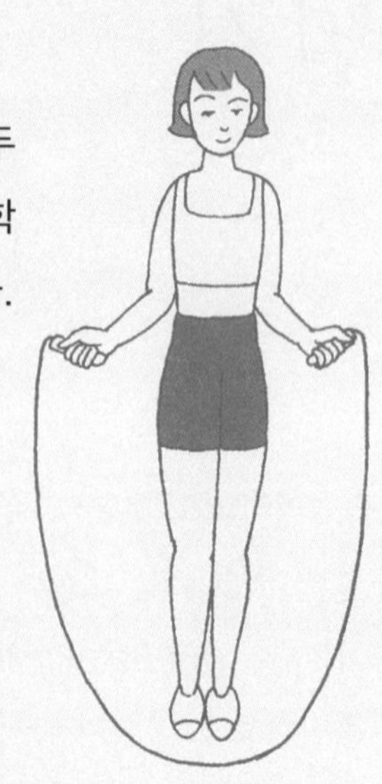
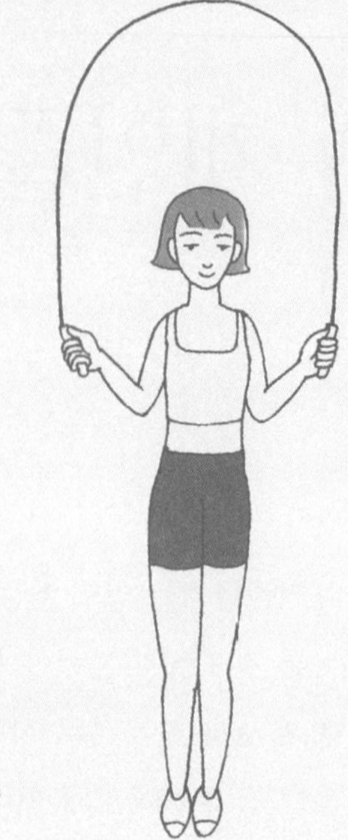

2. 양발모아 뛰기(1회선 1도약)

일반적인 줄넘기 스텝으로서 양발을 모아 동시에 뛴다. 줄 한번 돌려 한번씩 뛴다. 바로 앞을 보고 뛰되 양팔은 너무 벌리지 않고 손목으로 돌린다.

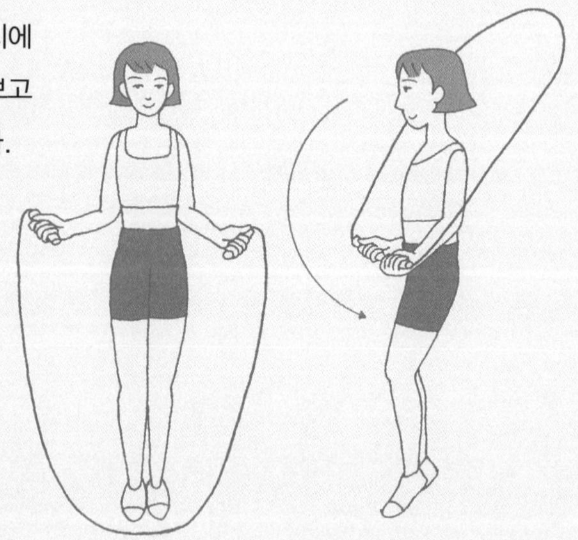

3. 구보로 뛰기

제자리에서 조깅하는 것처럼 가볍게 뛴다. 처음
에는 줄을 사용하지 않고 조깅하는 것처럼 뛰다
가 그 자세 그대로 줄을 넘는다.

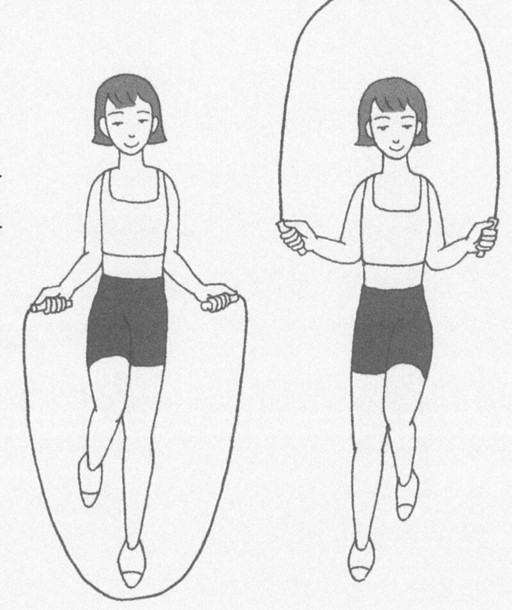

4. 번갈아 2박자 뛰기

왼발로 두 번, 오른발로 두 번씩 번갈아 줄을 넘는
다. 제자리에서 가볍게 뛰는 방법과 좌우로 이동
하면서 뛰는 방법이 있다. 장시간 뛰는데 가장 적
합한 스텝이다.

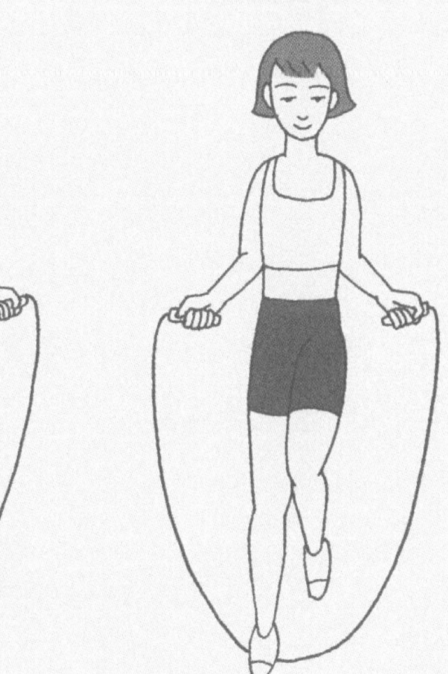

5. 앞으로 흔들어 뛰기

왼발로 두 번 뛰는 동안 오른발을 뒤로 들었다
가 앞으로 흔들어낸다. 뒤에 든 다리는 깊이 굽
혔다가 살짝 놓는다. 발끝은 지면을 향한다.

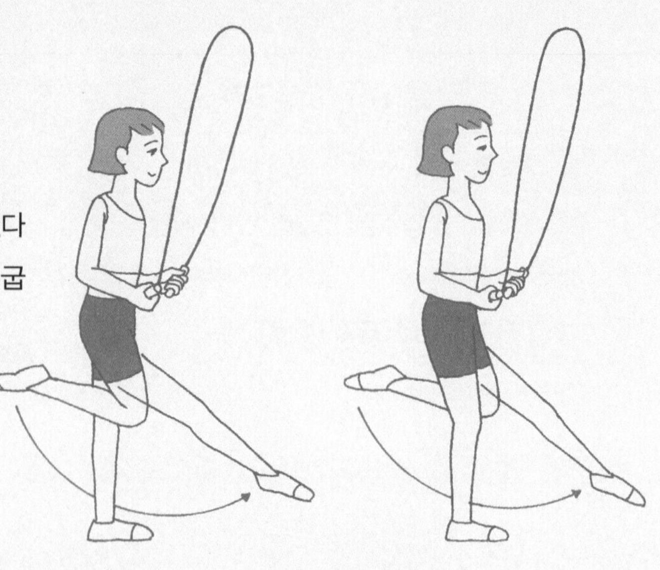

6. 옆으로 흔들어 뛰기

좌우의 발을 옆으로 흔들면서 줄을 넘는다. 오른발로 줄을 넘을 때는 왼다리를 옆으로 벌리고 붙
일 때는 오른쪽 다리가 튕기는 것처럼 흔든다. 다리의 힘을 빼고, 줄없이 다리의 연습부터 충분히
한다.

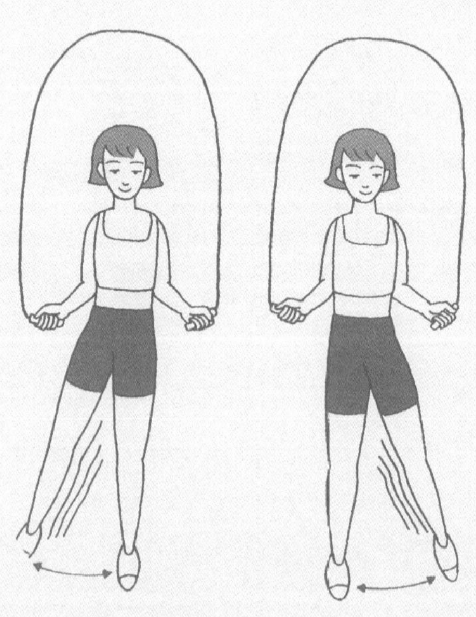

 차은영의 Fun 줄넘기

7. 뒤들어 모아 뛰기

A처럼 발을 뒤로 들었다가 B와 같이 양발을 모
아 뛴다. 장시간 뛰는데 적합한 뛰기 방법이다.

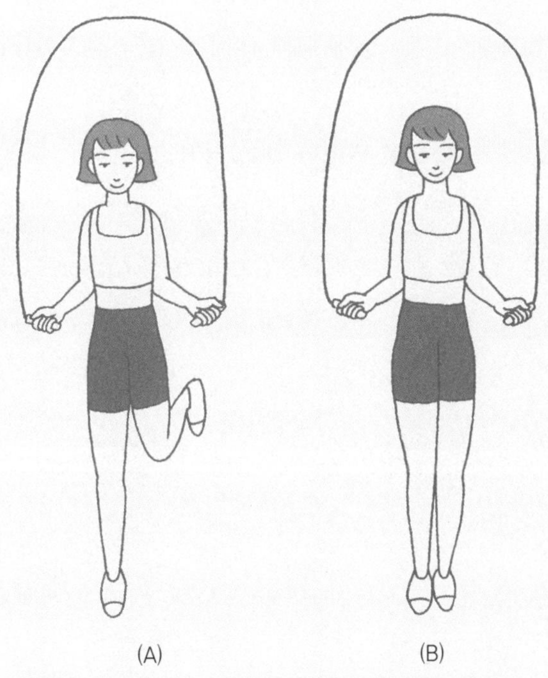

8. 좌우로 벌렸다 붙여 뛰기

A처럼 점프하면서 양발을 벌려 줄을 넘고, B처럼
발을 붙이면서 줄을 넘는다. 바위보 뛰기라고도
한다.

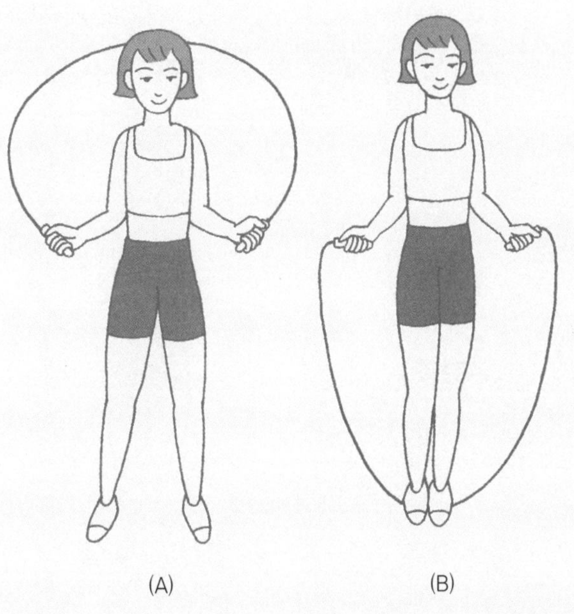

9. 앞뒤로 벌렸다 붙여 뛰기

A처럼 점프하면서 앞뒤로 벌려 줄을 넘고, B처럼
발을 붙이면서 줄을 넘는다. 발을 너무 크게 벌리
지 않도록 한다. 바위가위 뛰기라고도 부른다.

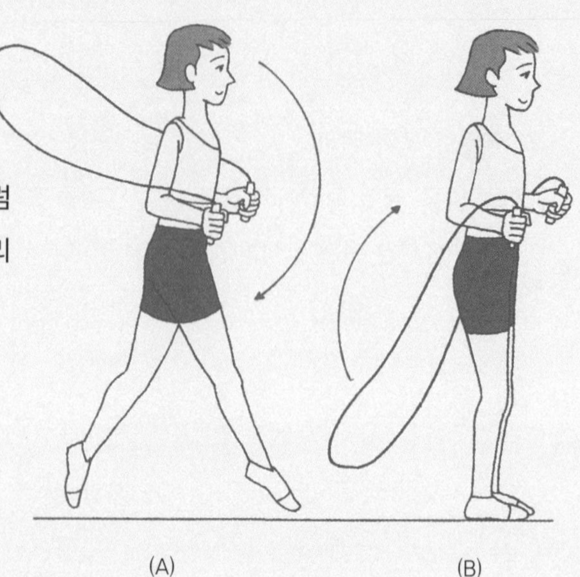

10. 가위바위보 뛰기

처음에 바위가위 뛰기를 하고, 다음에 바위보 뛰기를 한다. 줄을 뛰어넘은 다음 바로 발을 벌리고
줄이 앞으로 돌아오면 발을 붙이고 뛰어 넘는다.

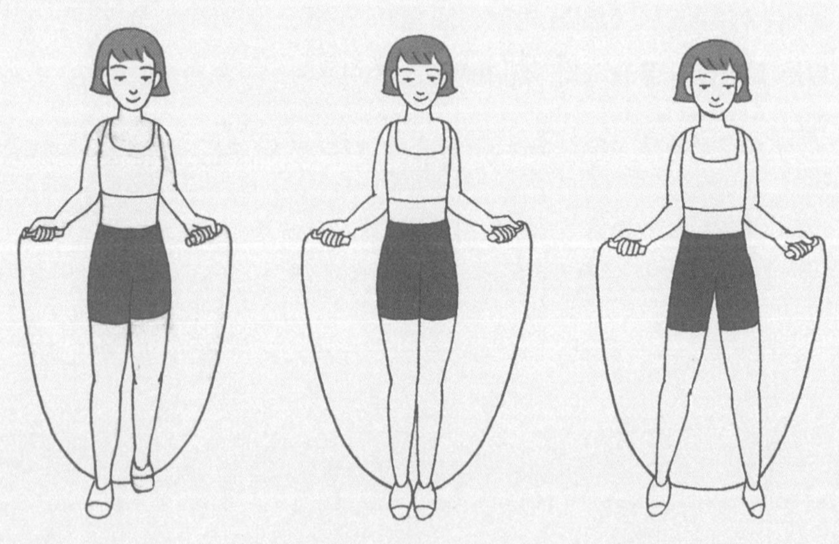

11. 옆에 내어 뛰기

오른발을 옆에 내어 뛰고 양발을 모은다. 다시 왼발을 내어 뛴다. 두 번씩 옆에 내어 뛰기도 있다.

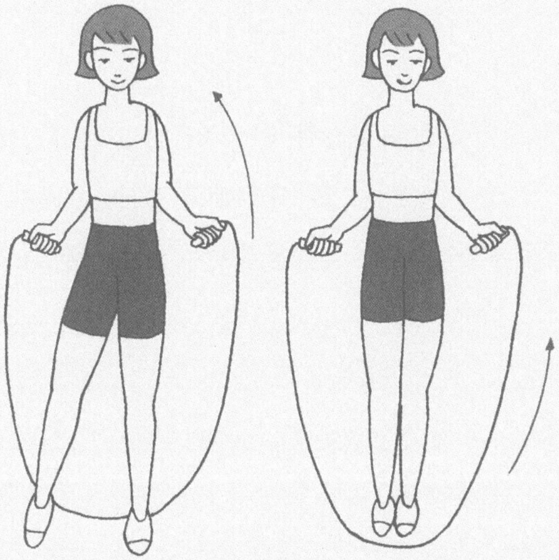

12. 앞뒤로 번갈아 2박자 뛰기

왼발은 앞, 오른발은 뒤로 옮기면서 번갈아 두 번씩 뛴다. 뛰지 않는 발은 뒤로 굽힌다. 발을 너무 벌리면 줄에 걸리기 쉬우므로 주의한다.

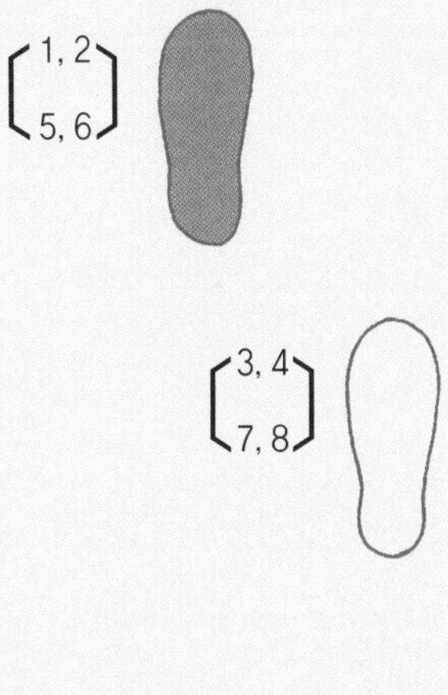

13. 십(十)자 뛰기

번갈아(좌우) 2박자 뛰기와 앞뒤로 2박자 뛰기를 짝
지은 뛰기이다. 보폭을 너무 크게 하지 않는다.

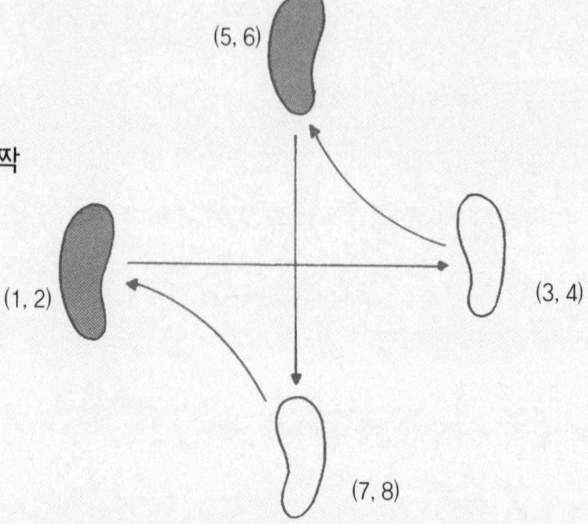

14. 넓적다리 들어 뛰기

무릎을 굽혀 넓적다리를 높이 들어 뛴다. 발끝은 아래로 향하도록 한
다. 무릎을 90도로 굽히면 멋진 자세가 나온다. 네 번씩 뛰고 발을
바꾸는 것이 좋다. 넓적다리 들어 두 번씩 뛰기도 있다.

15. 앞으로 흔들어 넓적다리 들어 뛰기

오른발로 네 번 줄을 넘는 사이에 왼발을 뒤로 굽혔다가 앞으로 내어 지면에 살짝 닿게한 후 넓적다
리를 90도로 들었다가 양발을 모아 뛴다.

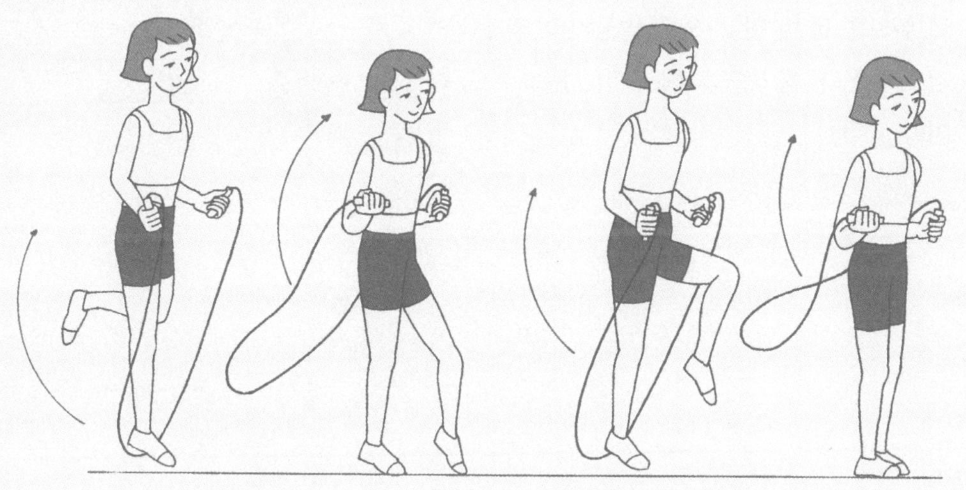

16. 엇걸었다 풀어 뛰기

팔을 엇걸어서 한번 뛰고, 팔을 풀고 한번 뛴다.
처음에는 깊이 엇걸어서 뛰게 되나 숙달되어 손
목으로 돌리게 되면 쉽게 할 수 있다. 엇걸면 줄
이 짧아지므로 최대한 손목을 아래로 내려서 돌
려야 줄에 걸리지 않고 넘을 수 있다.

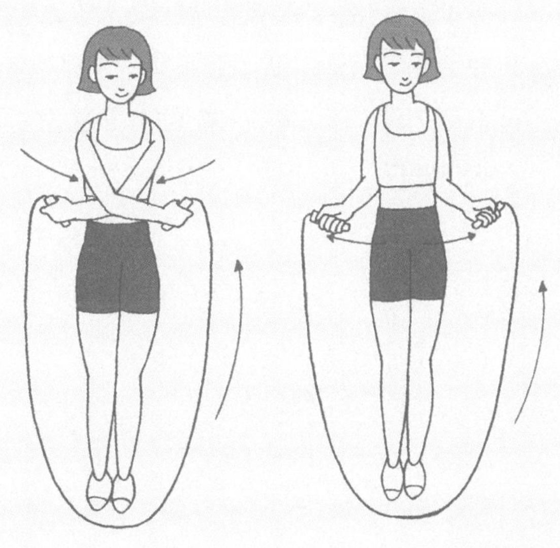

17. 4박자 엇걸었다 풀어 뛰기

A처럼 엇걸어 한번 뛰고, B와 같이 제자리 구보
로 뛰기를 세 번 한다. 팔은 팔꿈치 아래에서 엇
걸도록 한다. 음악줄넘기에 많이 사용되는 동작
이다.

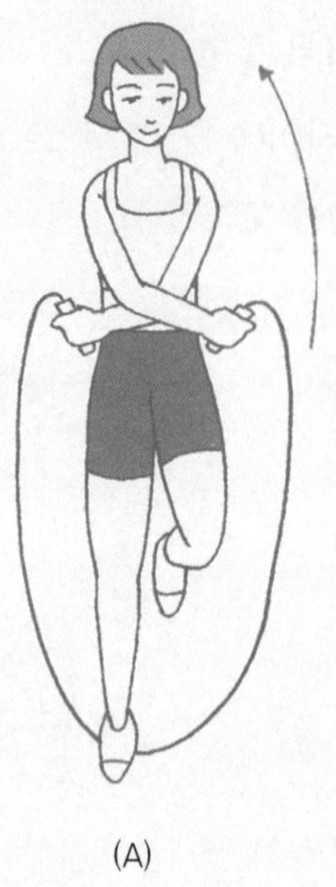 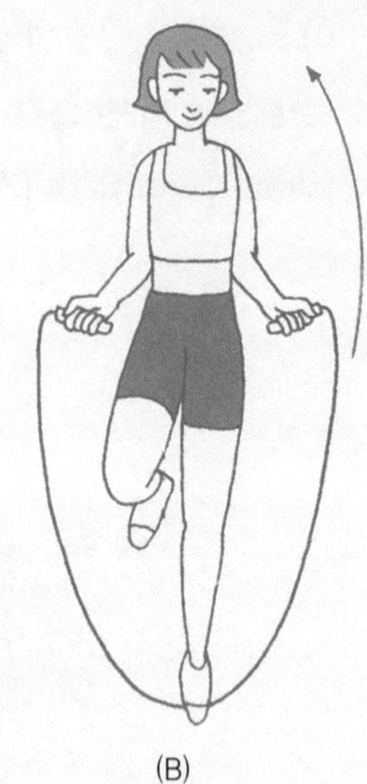

(A)   (B)

18. 연속 엇걸어 뛰기

두팔을 엇걸은 채로 줄을 넘는다. 양발로 뛰기, 구
보로 뛰기 등으로 한다. 등을 펴고 자세가 너무 앞
으로 기울지 않도록 주의를 한다. 줄은 좀 길게 해
서 넘는다.

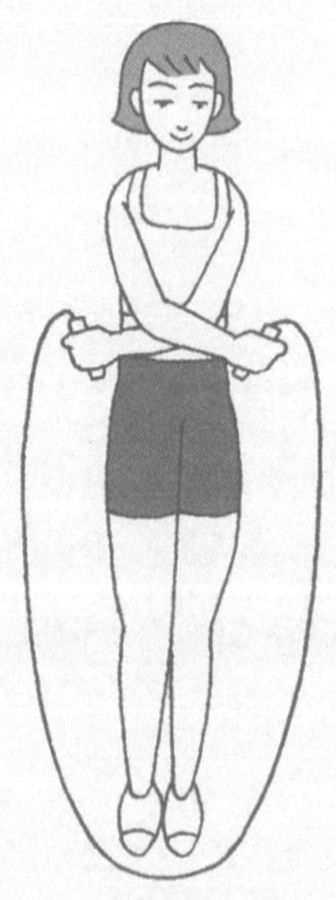 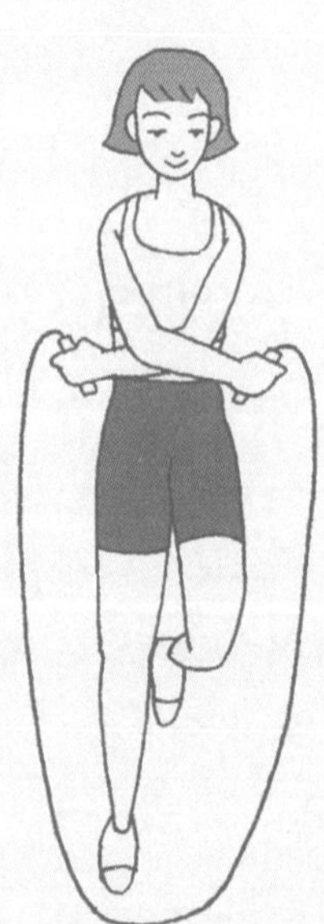

19. 8자 돌리기

줄을 몸 앞에서 8자를 그리는 것처럼 좌우로 헛돌린다. 무릎을
약간씩 굽혀 리듬감 있게 돌린다. 호흡조절할 때 많이 쓰인다.

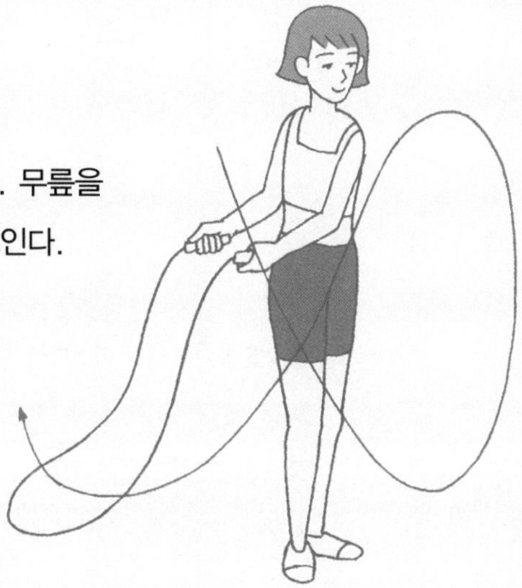

B. 방향전환(앞뒤 바꿔 돌리기)

줄넘기 뛰기를 하다가 앞이나 뒤로 방향을 바꿔서 돌리는 방법이다. 줄넘기의 다양한 면을 보여
주는 동작 중의 하나로 음악줄넘기나 줄넘기 선수권대회의 프리스타일 경기에서 많이 사용된다.

1. 앞으로 뛰다가 뒤로 방향전환하기(앞뒤 180도)

양발 모아 뛰기나 구보로 뛰기를 하다가 줄을 그물을 던지듯 바닥에 탁 치면서 한
쪽 방향으로 몸을 180도 방향을 바꾼다.(왼쪽이든 오른쪽이든 편한 방향으로 바
꾸면 된다.) 방향을 바꾼 후에는 줄을 뒤로 돌려 뛴다.

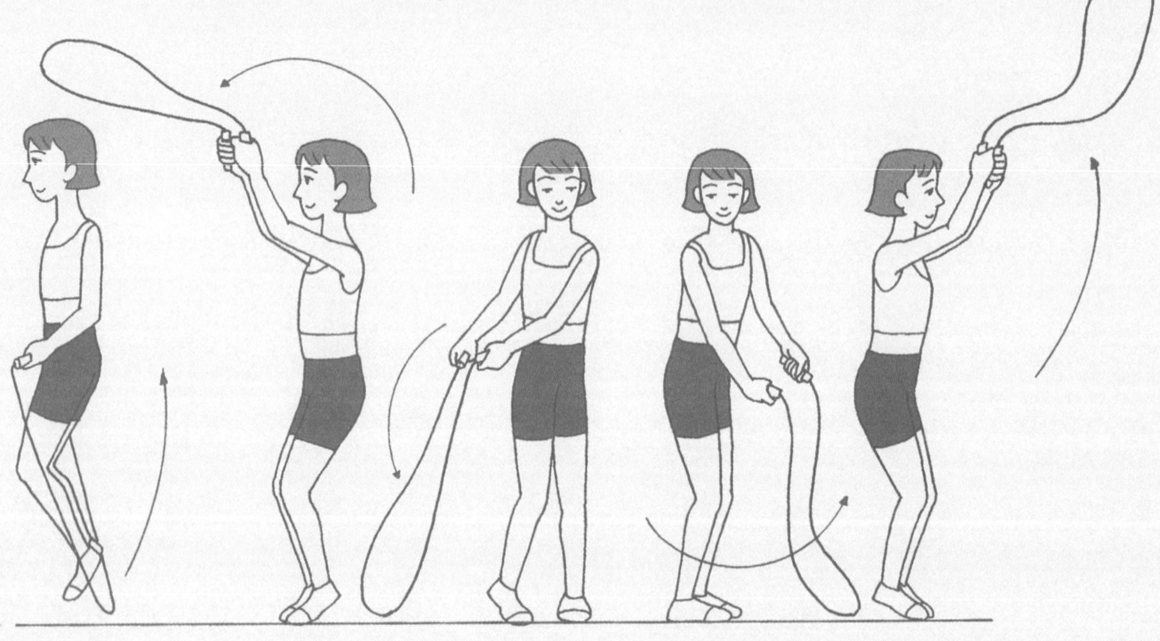

차은영의 Fun줄넘기

2. 뒤로 뛰다가 앞으로 방향전환하기(뒤앞 180도)

뒤로 줄넘기를 하다가 줄이 하늘을 향해 포물선을 그릴 때 줄과 함께 몸의 방향을
180도 회전하면서 앞으로 줄을 넘는다.

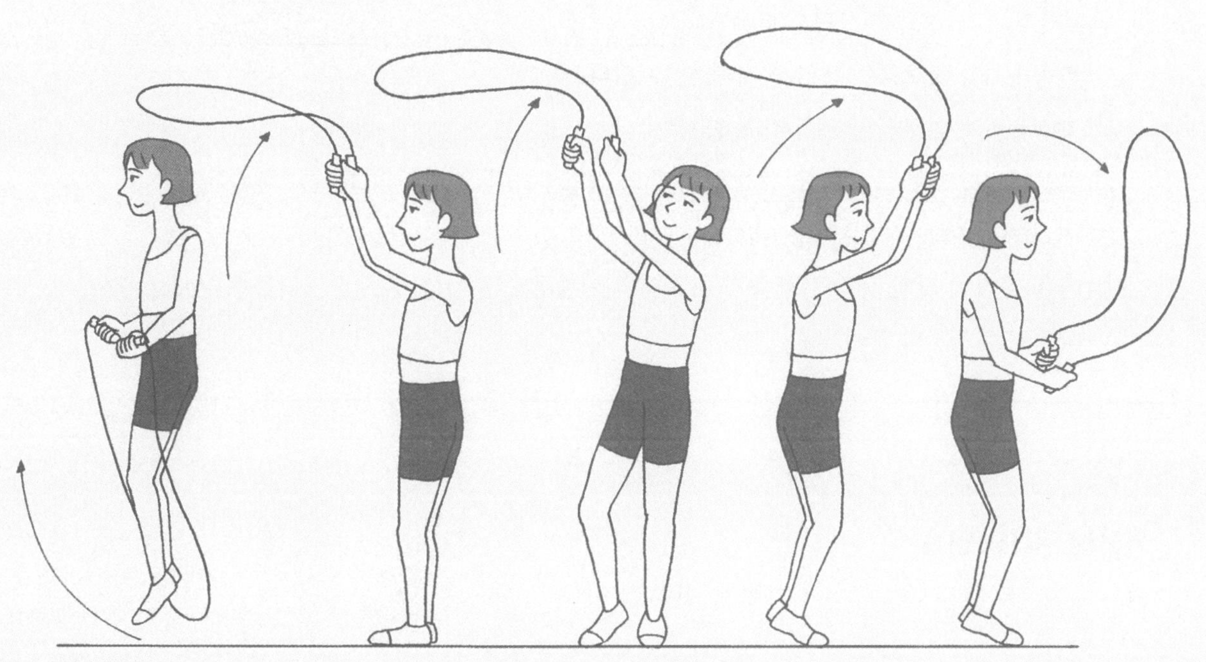

C. 되돌려 뛰기

되돌려뛰기는 줄을 돌리기만 하면서 넘지 않는 줄넘기 방법으로서 활용범위가 매우 넓고, 관절에 무리가 가지 않아 줄넘기를 하면서 호흡조절을 하는데 효과적인 동작이다. 되돌려뛰기는 여러 가지 특성과 다양성을 갖고 있다. 줄을 넘지 않고 돌리기만 하는데도 줄넘기로서의 만족감과 즐거움을 느낄 수 있고, 여러 가지 발동작을 복합하여 구성하면 다양한 뛰기방법을 만들어 낼 수도 있다.

되돌려 뛰기의 특징 및 장점은 다음과 같다.

① 팔돌리기만 하므로 운동량을 적게 할 수 있다.

② 호흡조절과 피로한 근육을 쉬게 할 수 있다.

③ 줄돌리기를 자유로이 바꿀 수가 있어 줄의 방향전환이 쉽고 몸의 회전이 자유롭다.

④ 여러 가지 이동뛰기가 가능하다.

⑤ 팔의 동작에 발의 동작을 합쳐서 동적인 뛰기방법을 구성할 수 있다.(되돌려 구보로 뛰기, 되돌려 옆흔들어 뛰기 등)

되돌려 뛰기의 연습

되돌려 뛰기는 줄을 넘지 않는 뛰기의 방법이다.

1. 헛돌리기의 연습

8자 돌리기로 좌우에 가볍게 헛돌리기 연습을 한다. 손과 손의 사이는 20cm정도 유지한다.

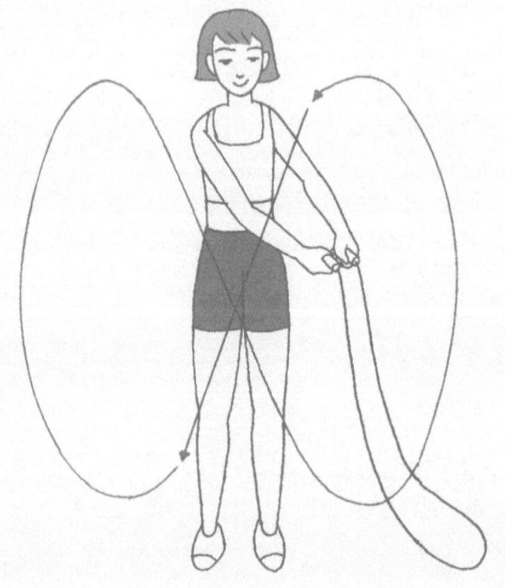

2. 팔 흔들기의 연습

줄을 사용하지 않고, 팔만 연습한다. 처음에 왼쪽 되돌려 뛰기의 팔 흔들기부터 시작한다.

먼저 좌우의 팔을 왼쪽으로 흔들어 왼팔은 등 뒤로 가져가고, 오른팔은 주먹이 왼 쪽 어깨 위 정도로 가져간다. 다음은 오른쪽 방향의 팔 흔들기 연습을 한다. 오른팔은 등 뒤, 왼팔은 오른손의 경우와 같이 오른쪽 어깨 위에 가도록 한다. 팔을 좌우로 흔들 때에 무릎을 가볍게 굽히면 동작이 부드럽고, 리듬과 타이밍을 빨리 파악할 수 있다.

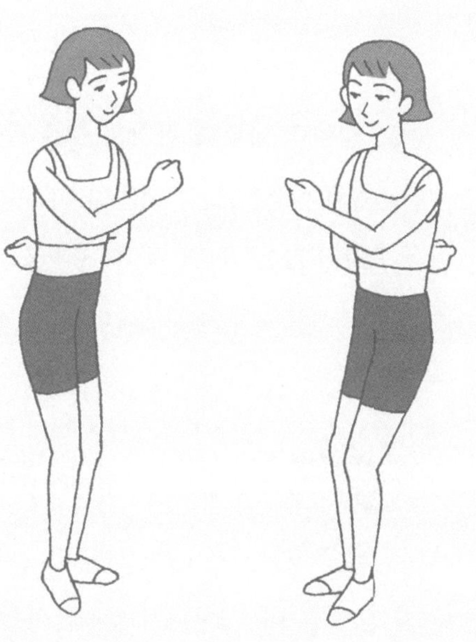

3. 왼쪽 되돌려 뛰기 연습

왼쪽으로 줄을 헛돌리면서 왼손은 등 뒤, 오른손은 왼쪽 어깨 부분까지 올라갔다가 자연스럽게 내려온다. 동시에 등 뒤에 있는 왼쪽 팔꿈치를 펴면서 원위치 시킨다.

4. 오른쪽 되돌려 뛰기의 연습

왼쪽 되돌려 뛰기와 반대가 되며, 오른쪽으로 줄을 헛돌리면서 오른손은 등 뒤, 왼손은 오른쪽 어깨 부분까지 올라갔다가 자연스럽게 내려옴과 동시에 등 뒤에 있는 오른쪽 팔꿈치를 펴면서 원위치 시킨다.

5. 제자리 되돌려 뛰기의 연습

앞에서 설명한 좌우 되돌려 뛰기를 제자리에서 하는 것이다. 등 뒤에 있는 팔은 깊숙이 넣어 주어야 하며 몸 앞의 손은 머리 위까지 올리지 않고 손목 스냅을 이용해서 돌려야 잘 할 수 있다.

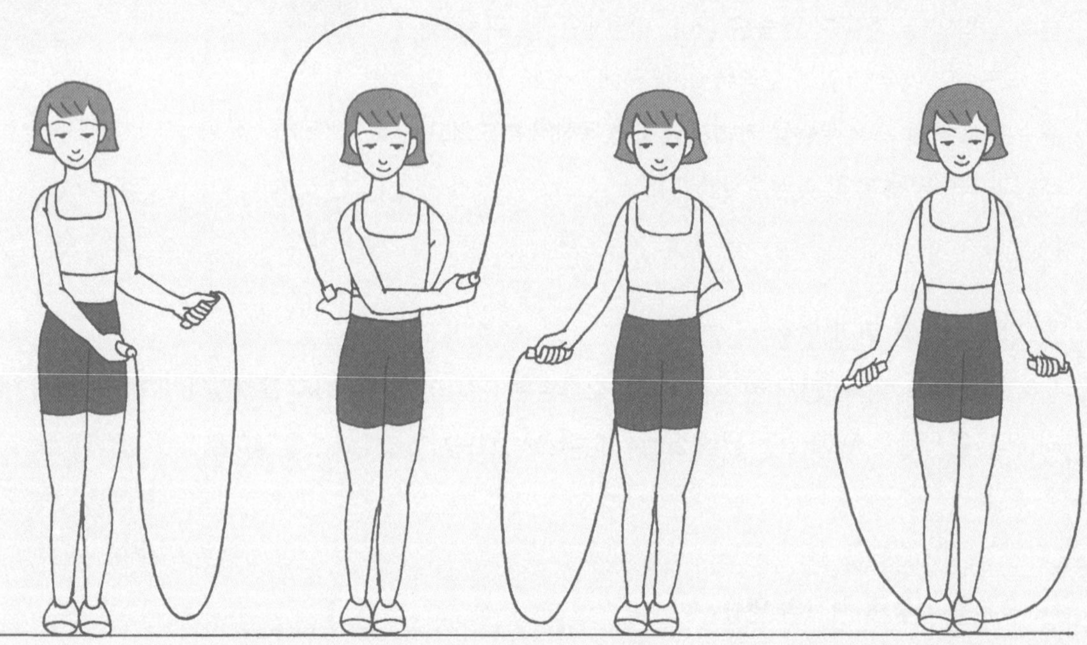

되돌려 옆흔들어 뛰기의 연습

되돌려 옆흔들어 뛰기는 음악줄넘기 동작 중에서 화려하고 동적인 뛰기 방법이다. 되돌려 옆흔들어 뛰기는 기본적으로 2박자계의 리듬을 지니고 있다. 또한 발을 옆으로 들면서 앞뒤로 이동할 수 있는 동작이기도 하다. 되돌려 뛰기의 연습과정은 이미 설명한 바와 같이 줄을 넘는 것이 아니고, 팔을 사용하여 줄을 몸 주위에서 돌리는 것이다. 그리고 그 줄돌리기에는 일정한 리듬이 있어, 줄돌리기의 리듬과 발의 리듬이 잘 맞았을 때 비로소 하나의 뛰기 방법이 구성된다.

1. 발들어 되돌려 뛰기의 연습

줄을 되돌리고 양팔을 좌우로 펼 때 다리도 함께 든다. 이 때 등 뒤의 손과 발은 같은 방향이다. 다리는 45도 각도로 들어올린다.

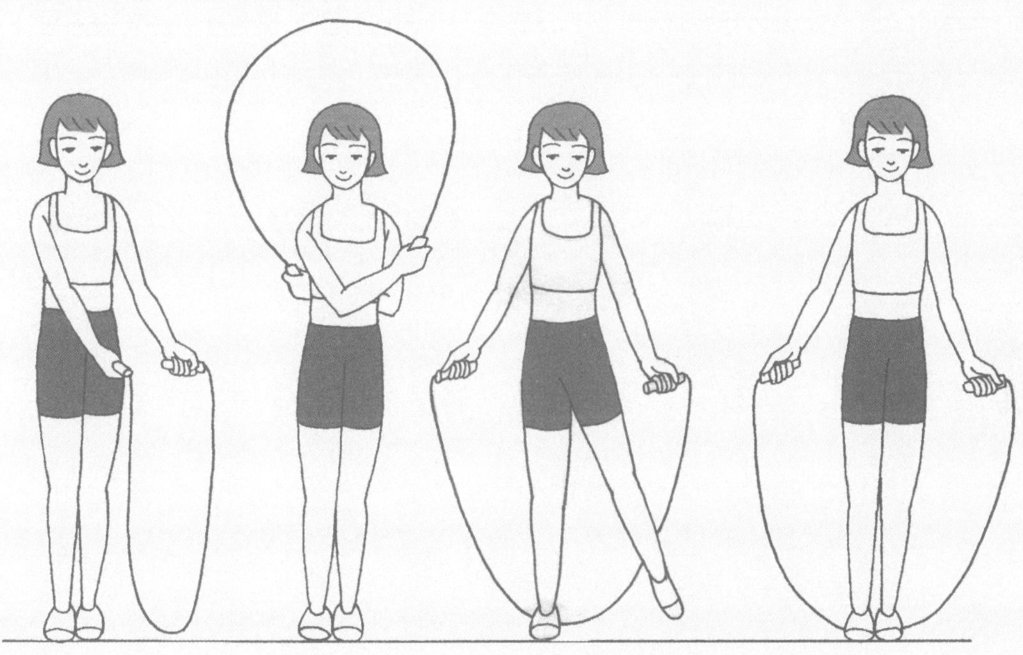

2. 구보로 되돌려 뛰기의 연습

제자리 구보로 뛰기를 하면서 손은 되돌
려 뛰기의 동작을 한다. 이것을 쉽게 할
수 있게 되면 되돌려 옆흔들어 뛰기로
연결한다.

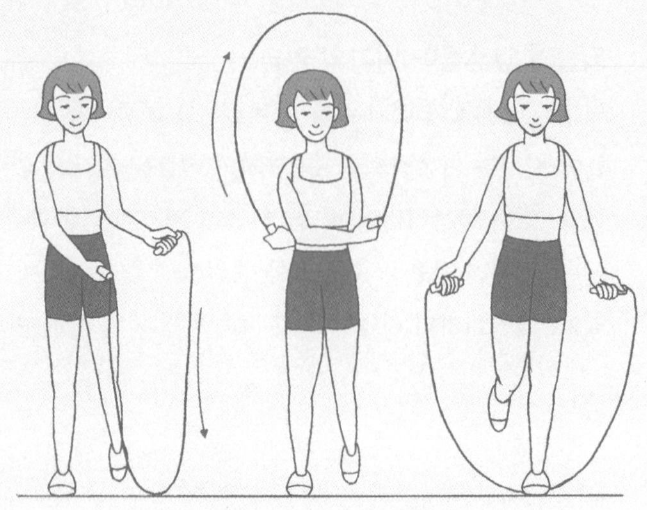

3. 되돌려 옆흔들어 뛰기의 연습

다음에는 줄을 사용하지 않고, 2박자의 리듬으로 옆흔들어 뛰기의 연습을 한다. 2박자 리듬으로
왼발을 옆으로 흔들어 올리고 다음엔 2박자 리듬으로 오른발을 옆으로 든다. 이것을 연속하여 실
시한다. 마지막으로 줄을 사용하여 되돌려 뛰기와 발 동작의 타이밍을 잘 맞춰서 뛰는 연습을 한다.

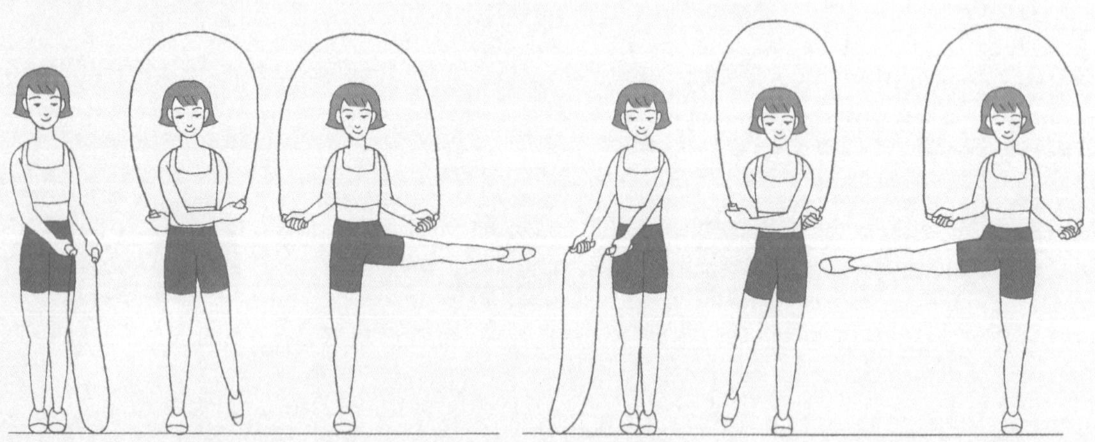

D. 2중 뛰기(쌩쌩이)

줄넘기에 어느 정도 숙달이 되면 2중 뛰기, 즉 '쌩쌩이'라 불리는 종목을 하게 된다. 2중 뛰기는 점프력 보다는 타이밍 감각이 필요한 종목이다. 2중 뛰기를 무리없이 잘 하려면 먼저 1회전 도약을 적어도 100회 이상 가볍게 넘을 수 있어야 한다. 또한 기본적인 줄넘기 자세를 바르게 해야 잘 넘을 수 있다.

1. 줄 없이 허벅지 두드리며 이중 뛰기

양발로 뛰어 올라 양손으로 허벅지의 앞이나 뒤를 두 번 두드리는 동작을 연속해서 한다.

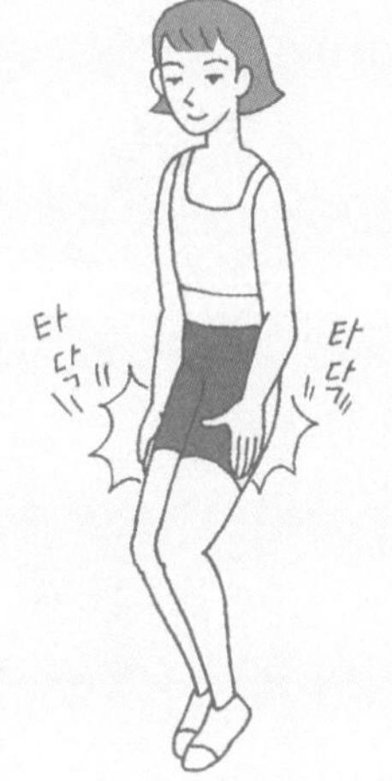

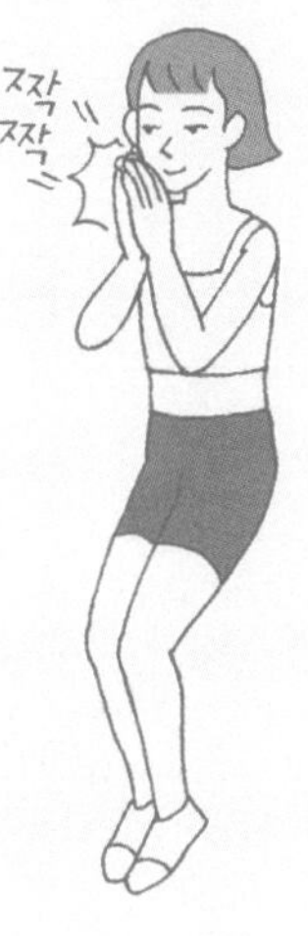

2. 줄 없이 박수치며 이중 뛰기

모둠발로 점프하며 박수를 두 번 친다. 여러 번 반복한다.

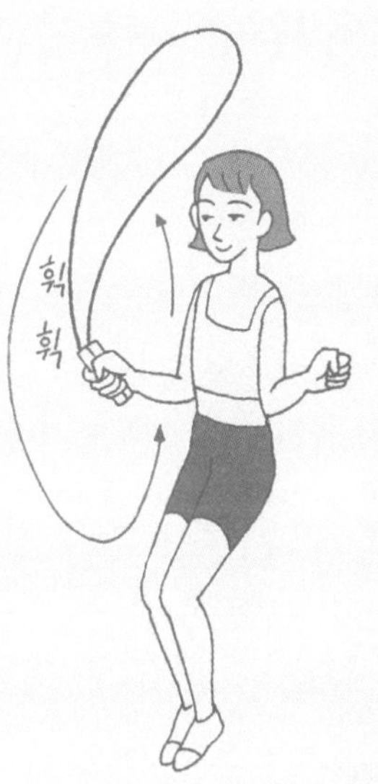

3. 한쪽 손으로 줄 돌리며 이중 뛰기

오른손으로 손잡이 두개를 한꺼번에 잡고 모둠발로 점프하며 줄을 두 번씩 돌린다. 오른손이 익숙해지면 왼손으로 줄을 잡고 같은 방법으로 연습한다.

4. 양손 두줄 잡고 2중 뛰기

줄넘기 줄을 두개 준비하여 양손에 줄넘기를 하나씩 잡고 줄
을 두 번씩 돌린다. 줄을 넘지 않고 헛돌리면서 연습하는 것
이다.

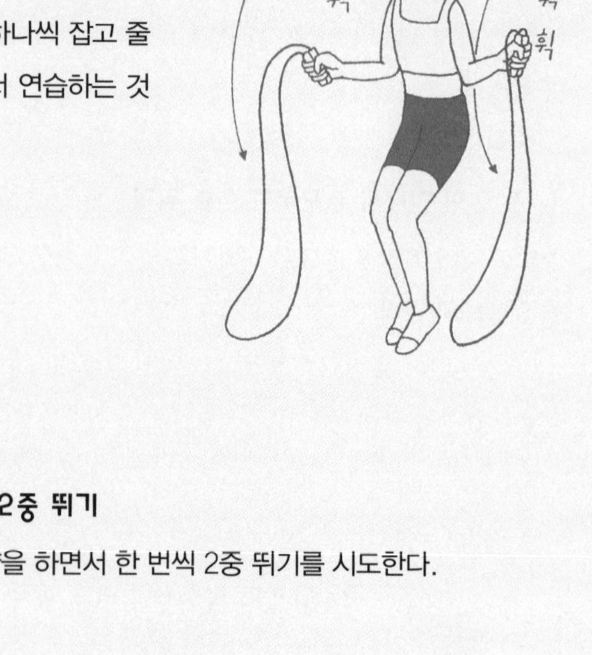

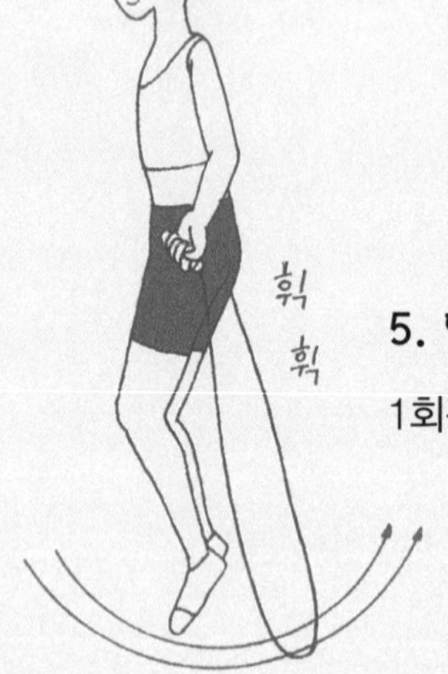

5. 한 번씩 2중 뛰기

1회전 1도약을 하면서 한 번씩 2중 뛰기를 시도한다.

6. 2중 뛰기

줄을 양손에 잡고 양발 모아 뛰기부터 시작한다. 손목을 재빨리 두 번 돌려서 이중 뛰기를 한 번하
고 다시 양발 모아 뛰기를 한다. 익숙해지면 연속해서 2회 이상, 혹은 여러번 이중 뛰기를 계속한다.

7. 엇걸어 2중 뛰기

엇걸어 2중 뛰기를 하기 위해서는 반드시 엇걸었다 풀어 뛰기를 잘 할 수 있어야 한다. 특히 엇걸 때와 풀 때의 팔꿈치와 손의 위치, 그리고 손목의 스냅을 이용한 돌리기가 매우 중요하다.먼저 엇걸 때는 자기의 배꼽을 기준으로 해야 한다. 이때 팔꿈치는 굽히지 않도록 해야 하며 손목을 자기의 몸쪽 방향으로 반회전 시키는 것이 좋다. 왜냐하면 손목을 돌리지 않고 엇걸면 팔의 길이 때문에 어깨와 상체가 앞으로 많이 굽혀지기 때문이다. 풀 때는 팔과 손을 들어서 풀지 않도록 하고 엇걸었던 위치에서 단지 손목을 몸 바깥쪽 방향으로 반회전 시키면서 처음 줄을 넘던 상태로 원위치 한다. 중요한 것은 엇걸었다 풀 때 몸 전체와 팔의 간격이 벌어지지 않도록 팔꿈치와 어깨를 잡아주는 것이다. 동작이 크게 되면 줄이 짧아져서 줄이 걸리는 원인이 되기 때문이다.이렇게 엇걸었다 풀어 뛰기가 익숙해지면 2중 뛰기를 3~4회 뛴 다음 바로 엇걸었다 풀어 2중 뛰기를 한번씩 시도해 본다.

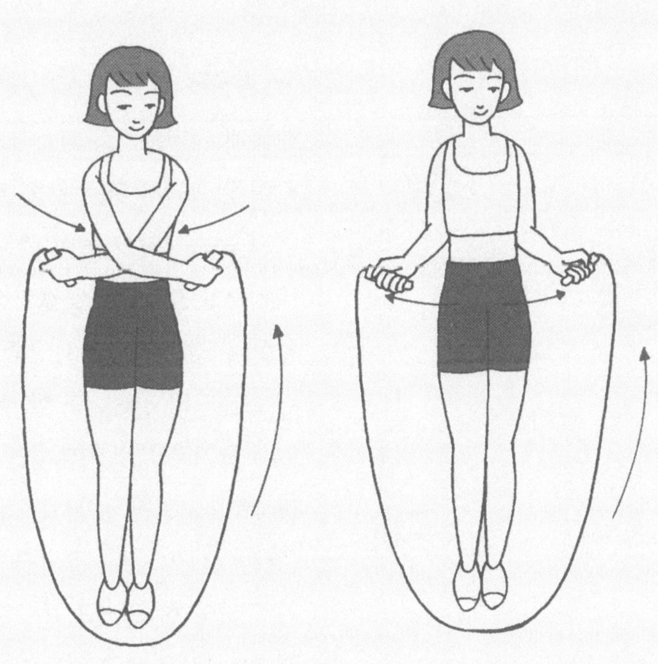

8. 솔개 뛰기

솔개 뛰기란 엇걸었다 풀어 2중 뛰기를 번갈
아 하는 것을 말한다. 솔개 뛰기를 잘 하기 위
해서는 먼저 2중 뛰기와 엇걸었다 풀어 뛰기
를 연속해서 연습하도록 한다. 처음에는 2중
뛰기를 여러 번 한 다음 엇걸었다 풀어 뛰기
를 한번씩 해 보는 방법으로 숙달시켜 나가는
것이 좋다.

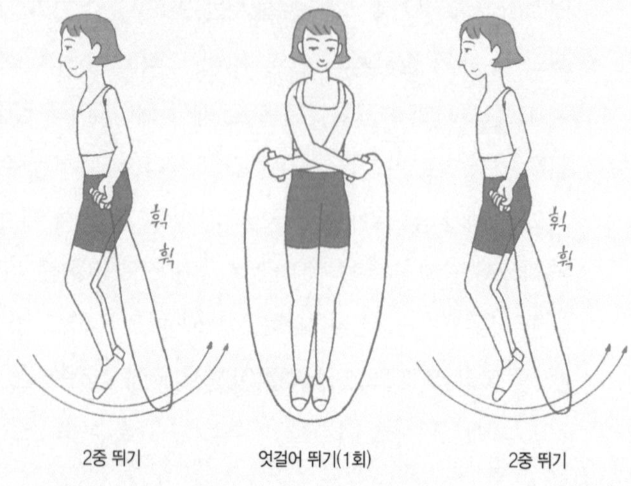

| 2중 뛰기 | 엇걸어 뛰기(1회) | 2중 뛰기 |

| 2중 뛰기 | 엇걸어 2중 뛰기 | 2중 뛰기 |

9. 송골매 뛰기

송골매 뛰기란 2중 뛰기와 엇걸어 2중 뛰기를 번
갈아 연속해서 하는 것을 말한다. 엇걸어 2중 뛰
기가 능숙해야 가능한 종목이다. 엇걸었다 풀어
뛰기는 순간적으로 엇걸기 때문에 팔에 큰 무리가
없으나 엇건 상태에서 2중 뛰기를 하는 것은 아
주 고난도의 기술이라 할 수 있다. 이때에도 엇걸
었다 풀어 뛰기의 기본적인 요소는 그대로 유지된
다. 특히 중요한 것은 바로 손목의 스냅이다. 엇건
상태에서 연속 뛰기를 하더라도 팔의 길이에 변화
가 없어야 한다. 배꼽을 기준으로 엇걸고 팔꿈치
를 펴서 길게 하고 손목의 스냅을 최대한 이용하
여 줄을 돌려야 송골매 뛰기를 잘 할 수 있다.

E. 줄의 멈춤법

줄넘기의 시작 자세로부터 뛸 때의 자세, 마무리 자세라는 전체 동작의 구분이 되는 것이 멈춤법
이다. 마무리를 확실히 해야 동작의 체계가 완성이 된다. 멈출 때 줄을 팽팽히 당겨서 펴면 멋진
마무리 모습을 만들 수 있다.

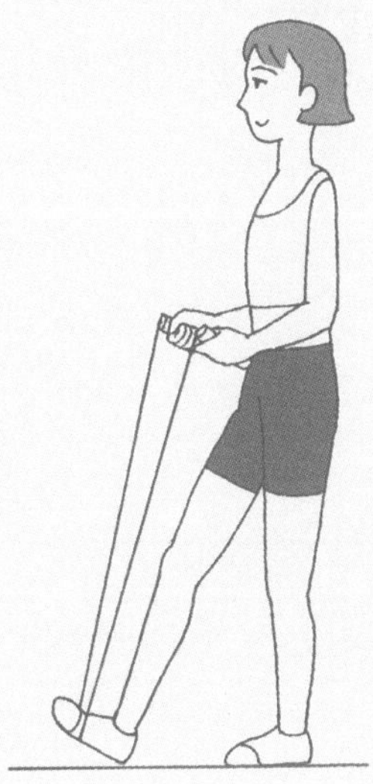

1. 앞멈춤

앞으로 넘는 줄넘기를 하다가 끝나는 마지막 순간에 오른발이나 왼발을 앞
으로 살짝 내민다. 앞꿈치는 들고 뒤꿈치는 바닥에 붙이면서 줄이 발바닥에
걸리게 하고 줄을 끌어당겨 팽팽하게 하면서 멈춘다.

2. 뒤멈춤

뒤로 넘는 줄넘기를 하다가 앞꿈치는 바닥에 붙이고 뒤꿈치를 들어서 줄을
멈추게 하는 방법이다.

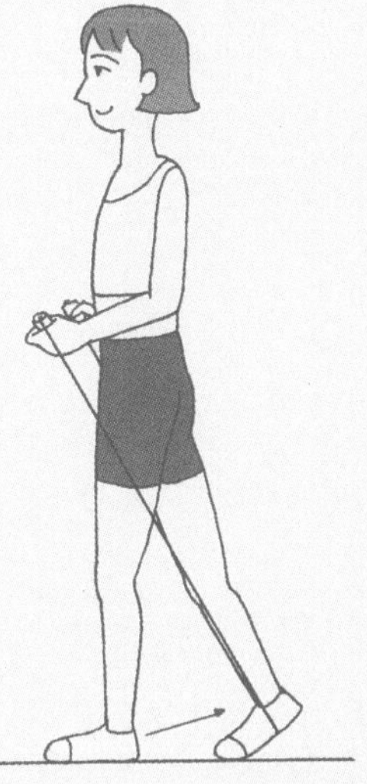

3. 되돌려 멈춤

줄넘기를 하다가 되돌리기로 마무리하는 멈춤법이다. 오른손이 앞으로 오면
오른발을 내밀어 앞꿈치를 들고 뒤꿈치는 바닥에 붙여 줄을 당기면 된다.

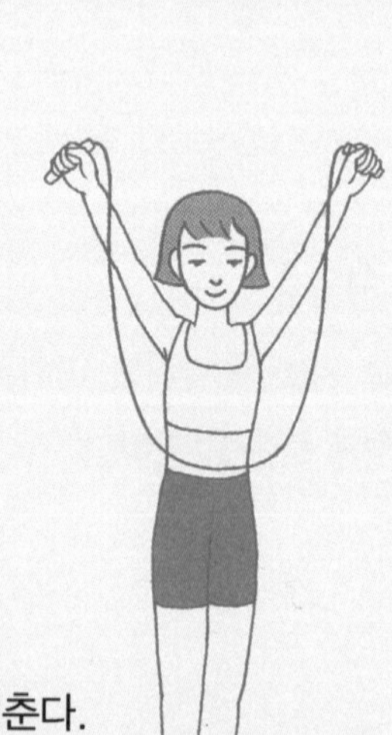

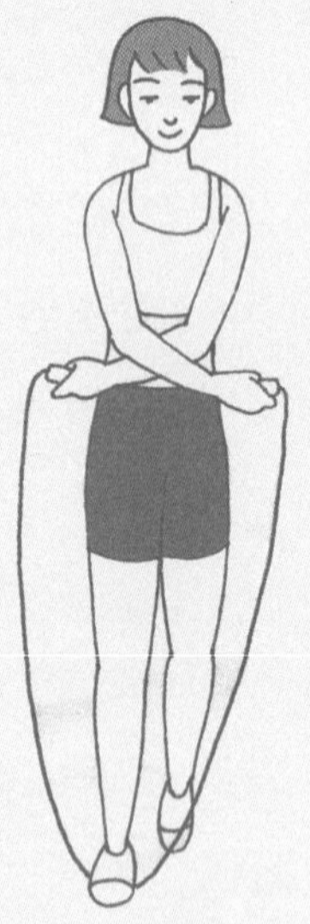

4. 엇걸어 멈춤

줄을 엇걸어 한발을 세워서 멈춘다.

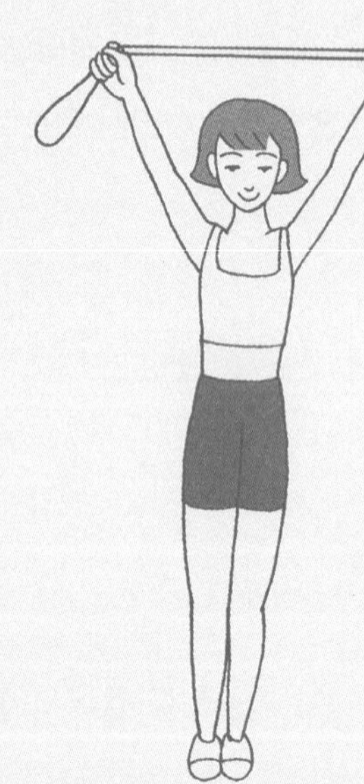

5. 양손 머리 위 멈춤

줄을 왼쪽으로 헛돌림과 동시에 오른손에 잡았
던 손잡이를 왼손에 합쳐 잡고 줄을 머리 위에
서 멈춘다.

6. 양손 머리 위 줄 늘여 멈춤

머리 위에서 줄을 늘어 뜨린 채 멈춘다.

PART 4

함께 하는
줄넘기 운동

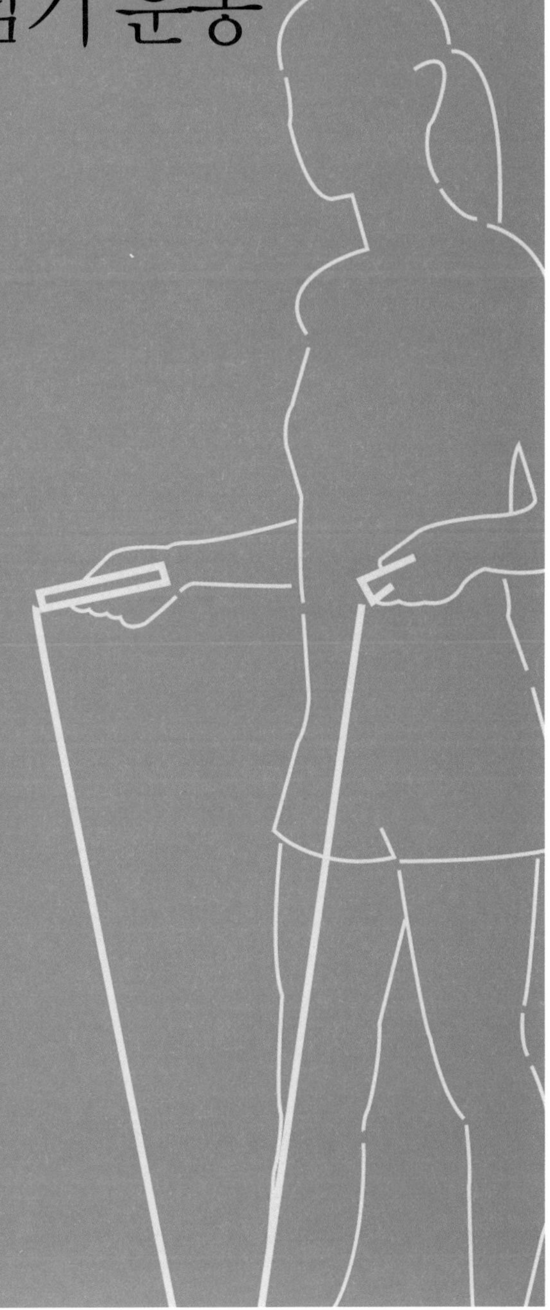

복수줄넘기

간줄을 사용하여 두사람 이상 뛰는 줄넘기를 복수줄넘기 또는 중간줄넘기라고 부른다. 여기서 중간줄이란 짧은줄이나 긴줄에 상대되는 말로 짧은 줄보다 좀 긴줄로서 줄의 중간을 한발로 내어 밟아서 겨드랑이부터 어깨까지 사이에 미치는 정도의 길이를 말한다.

복수줄넘기는 상대방의 리듬을 생각하면서 뛰어야 하는 종목이다. 따라서 뛰고 있는 동안 호흡을 맞추며 한마음이 되어야 하므로 긴줄넘기와 함께 공동체의식과 협동심을 배양하는데 매우 좋은 줄넘기 방법이다.

음악에 맞춰 뛸 때는 돌려주는 사람도 리듬에 맞게 함께 뛰면서 돌린다. 1회선 2도약이나 1회선 1도약, 또는 뒤돌리기로도 뛸 수 있다. 처음에는 팔을 크게 돌리다가 숙달됨에 따라 손목으로 돌린다. 돌려주는 사람은 자기 짝이 넘을 수 있도록 줄을 동그랗고 크게 잘 돌려주어야 한다. 복수줄넘기를 하다 보면 함께 땀을 흘리면서 서로를 배려하는 마음이 길러진다. 두 사람 사이의 거리가 멀어지면 줄이 지면으로부터 올라가 짧아져서 걸리기 쉬우므로 간격을 좁게 해야 한다. 복수줄넘기는 대부분 양발모아 뛰기를 하므로 조금 천천히 뛰도록 한다.

A. 2인 뛰기

1. 맞서서 뛰기

두사람이 서로 마주보고 서서 줄 돌리는 사람은 줄을 발꿈치 뒤에 늘어뜨리고 다른 사람은 줄을 넘을 준비를 한다. 줄을 가진 사람이 앞으로 줄을 돌려 함께 뛰어 넘는데 이때 서로의 무릎이 닿을 정도로 간격이 좁아야 줄에 걸리지 않고 잘 넘을 수 있다. 줄을 돌리지 않는 사람은 줄 돌리는 사람의 어깨나 허리를 잡고 뛸 수도 있다.

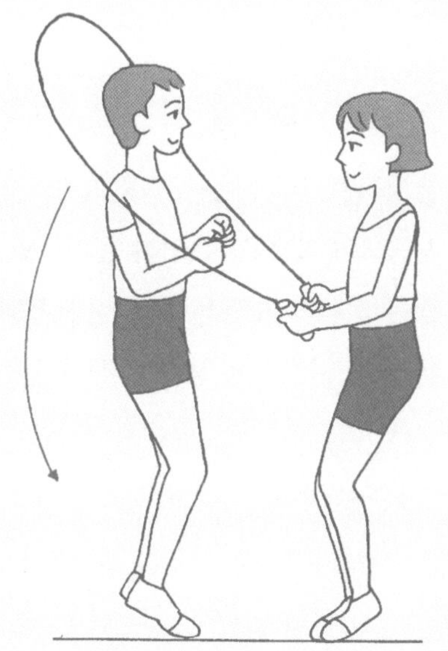

2. 앞 나란히 뛰기

두명이 같은 방향을 바라보고 선다. 앞사람이 잘 보이므로 타이밍 잡기가 쉽고 오래 뛸 수 있다. 줄이 바닥을 칠 때 뛰어들어 가며 줄넘기 하는 사람의 옆에 서서 출입하는 것이 쉽다.

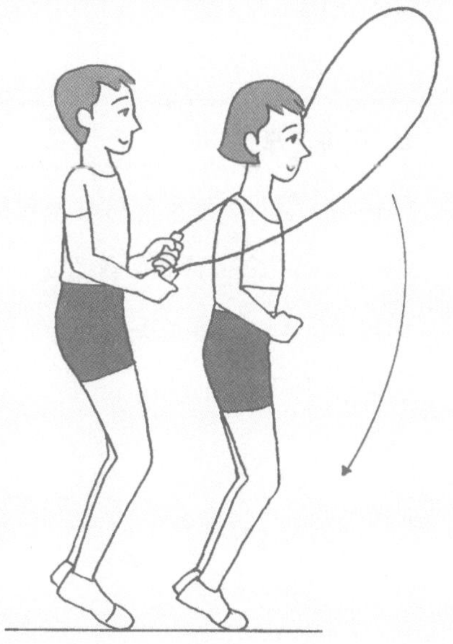

3. 뒤로 나란히 뛰기

줄돌리는 앞사람은 뒷사람이 보이지 않으므로 뒷사람이 앞
사람에게 맞추어 뛰어야 한다. 뒷사람은 앞사람의 어깨를
잡은 것처럼 바짝 붙어서 뛴다. 팔을 크게 움직여 줄을 돌리
며 줄이 머리 위로 넘어갈 때 출입하는 것이 쉽다.

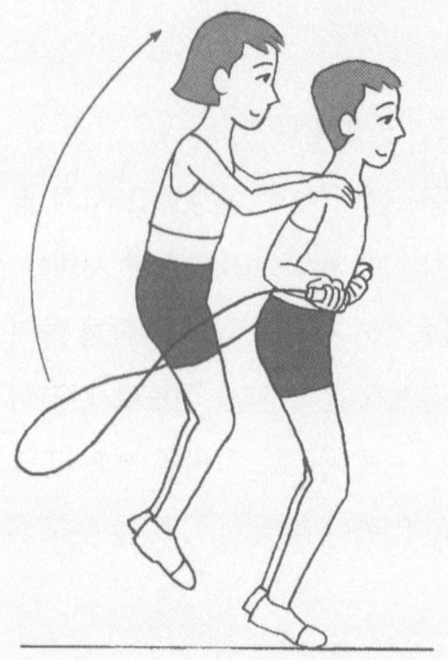

4. 어깨동무 뛰기

줄을 한 사람이 뛰는 것처럼 맞춰서 뛴다. 오른쪽에 있는 사
람은 오른손으로 손잡이를 잡고 왼쪽 사람은 왼손으로 손잡
이를 잡는다. 다른 손으로 어깨동무 또는 허리를 감싸거나
팔짱을 끼고 함께 뛴다.

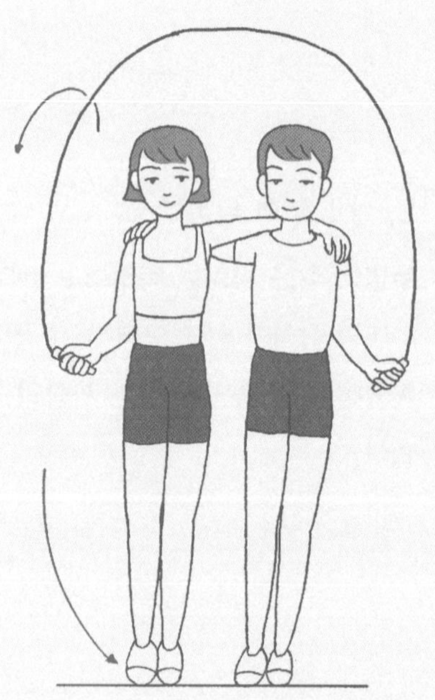

 차은영의 Fun 줄넘기

5. 옆 나란히 한 사람 뛰기

뛰는 사람 중심으로 줄을 돌려준다. 옆으로 나란히 서서 줄의 손잡이를 둘다 오른손으로 잡거나 둘 다 왼손으로잡는다. 한 명만 줄 안에서 뛰고 다른 사람은 줄밖에 서서 박자에 맞춰 제자리 뛰기나 걷기를 한다. 줄을 돌려 주는 사람은 뛰는 사람의 손높이에 맞추어 속도를 조절하며 돌려준다. 응용방법은 구보로 뛰기 스텝으로 앞으로 나아가며 줄넘기 릴레이를 할 수 있다.

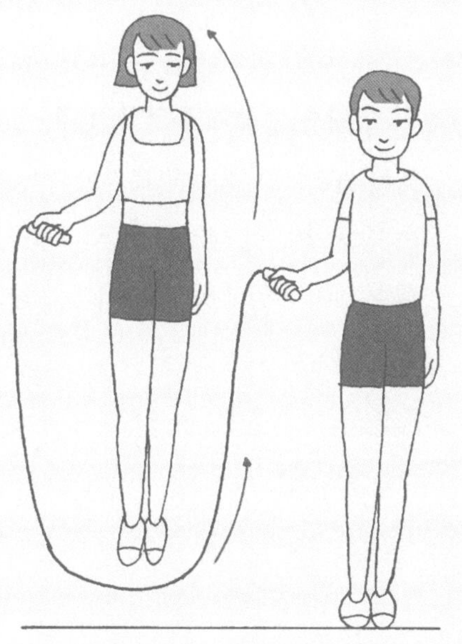

6. 번갈아 연속 뛰기

두 사람 뛰기의 대표적 종목이다. 한 사람은 오른손, 한 사람은 왼손에 손잡이를 잡고 번갈아 뛴다. 50cm이상 벌어지면 걸리기 쉽다. 숙달되면 앞만 보면서 손만 건네주면 된다.

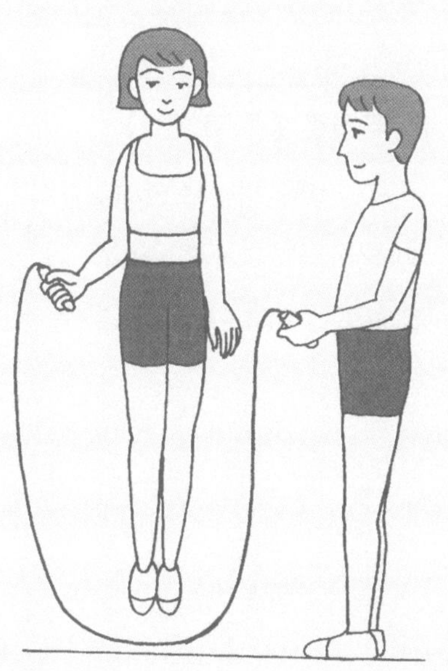

7. 앞뒤로 번갈아 들어가 뛰기

줄을 돌리는 사람의 앞과 뒤로 번갈아 들어가 뛴다. 처음에
는 앞 세 번, 뒤 세 번 정도씩 뛰다가 숙달되면 한번씩 줄을
돌릴 때마다 앞에서 뒤로 뒤에서 앞으로 돌면서 뛴다.

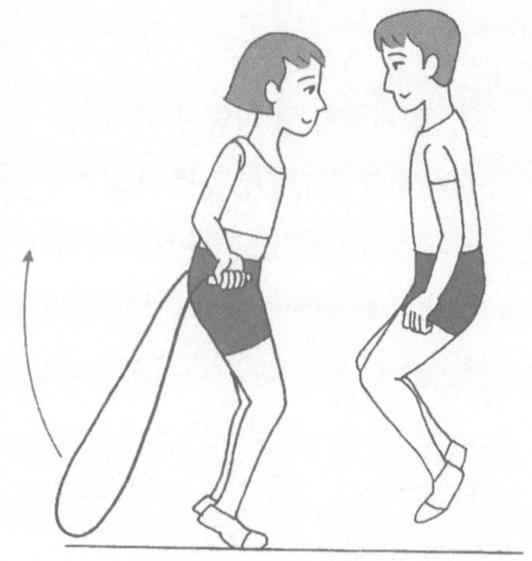

8. 두사람 2중 뛰기

두 사람이 줄 하나로 함께 2중뛰기를 한다. 바로 2중뛰기에
들어가지 말고 몇 번 양발로 뛰기를 하다가 시작한다. 리듬
을 맞추기 위해 어깨동무 자세나 팔짱을 끼고 해도 좋다.

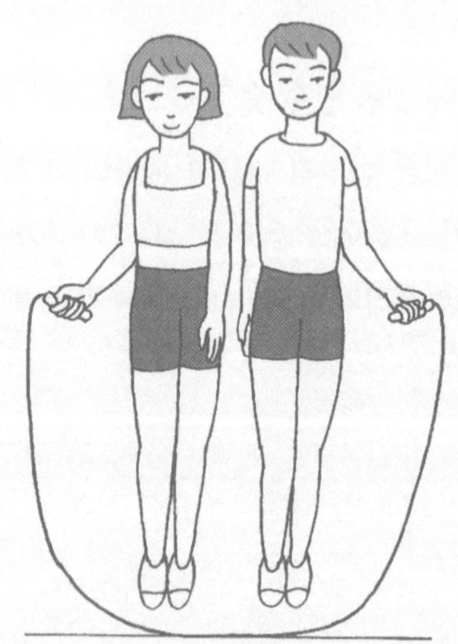

9. 줄엇걸어 두사람 뛰기

나란히 서서 안쪽 손잡이를 서로 바꿔 잡고 함께
뛴다. 두 사람이 뛰는 리듬을 맞추지 않으면 줄이
엉켜버리므로 1회선 2도약으로 뛰는 것이 좋다.

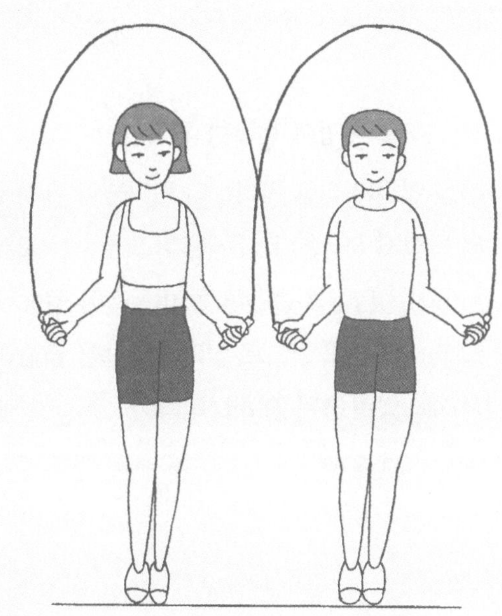

10. 복수 십(十)자 뛰기

두 사람이 각각 줄을 잡고서 90도 각도를 유지하며
'ㄱ'자 모양으로 선다. 한 명이 줄을 돌리고 다른 한
명은 반회선의 차이를 두고 돌리는 것이므로 1회선
2도약으로 천천히 뛴다. 1회선 2도약으로 천천히
뛰지만 반회선의 차이로 서로 각각 줄을 돌려 넘으
므로 마치 1회선 1도약으로 넘는 것과 같은 느낌이
든다. 이 동작은 줄이 서로 닿지 않기 위해 느린 박
자로 뛰는 것이 중요하다. 응용은 두 줄이 교차하는
가운데에 한 사람이 들어가서 뛰는 방법이 있고, 이
상태에서 두 명의 줄돌리는 사람 뒤에서 '뒤로 나란
히 뛰기'를 하면 총 다섯명이 복수로 뛸 수 있다.

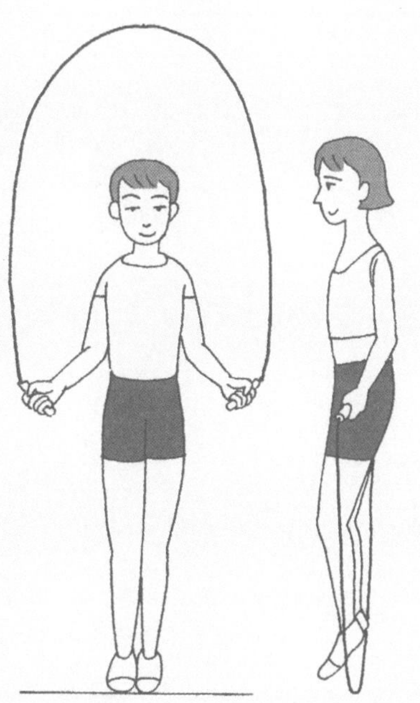

11. 두줄 엇걸어 번갈아 뛰기

줄을 엇걸어 잡고 반회선의 차이를 두고 번갈아 뛴다. 엇걸어서 잡은 두 줄 중에 뒤쪽에 있는 줄부터 돌려서 시작한다. 두사람이 오른손은 오른손끼리 왼손은 왼손끼리 한번 한번 번갈아 돌린다.

처음에는 양손을 번갈아 돌리는 것이 익숙치 않아 잘 걸린다. 양손이 따로 따로 움직이도록 연습을 많이 하고 줄도 반으로 접어서 스텝을 연습하면 보다 쉽게 배울 수 있다. 2인 뛰기 복수줄넘기 중에서 재미있는 종목 중 하나이다.

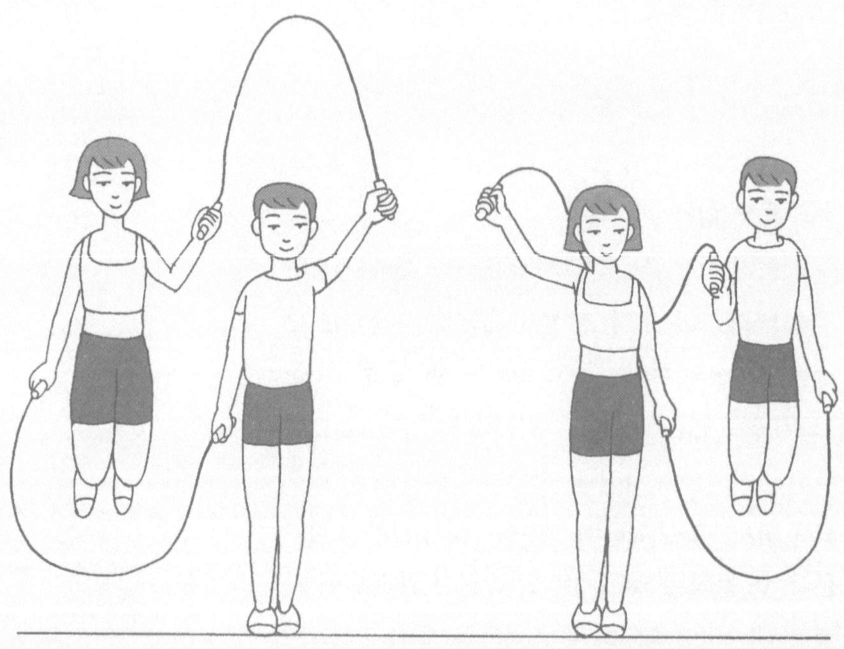

B. 3인 뛰기

여기서는 주로 3인뛰기에 대해 설명한다. 이 밖에 4인 뛰기, 5인 뛰기 등 여러 가지가 있다. 두 사람 뛰기나 세 사람 뛰기의 방법을 활용해서 인원수를 늘리고 뛰는 방법을 고안하면 된다. 세 사람 뛰기의 줄의 길이는 두 사람 뛰기와 마찬가지로 중간줄로서 줄의 가운데를 한발로 내어 밟았을 때 어깨정도의 길이면 된다.

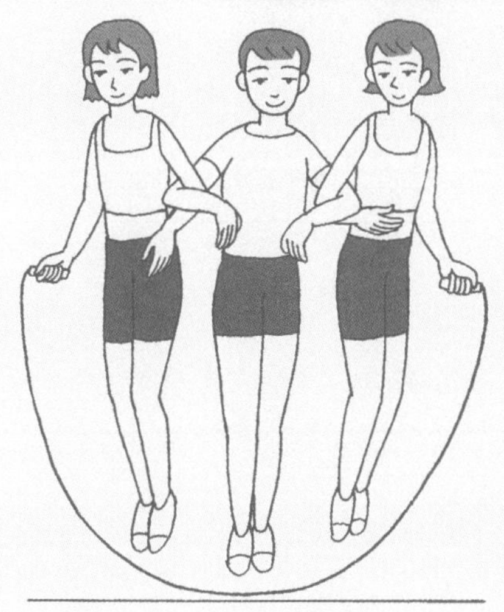

1. 세사람 옆 나란히 뛰기

세사람이 팔짱을 끼고 줄을 한 사람이 뛰는 것처럼 맞춰서 뛴다. 가운데 사람이 반대로 향하여 뛸 수도 있다.

2. 두사람 돌리고 한사람 뛰기

처음에는 천천히 돌리다가 점차 템포를 빠르게 한다. 2중 뛰기를 하거나 달리기를 할 수도 있다.

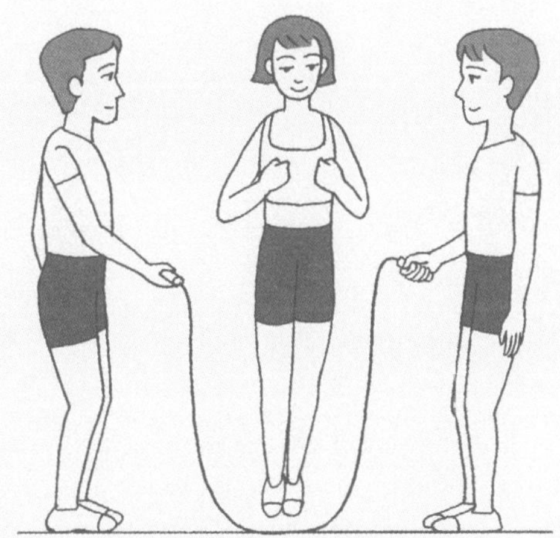

3. 세사람 옆 나란히 두사람 뛰기

뛰는 사람은 어깨동무를 한다. 가운데 사람이 반대쪽
을 향하여 뛸 수도 있다. 바깥에서 줄 돌리는 사람은
뛰는 리듬에 맞추어 돌려준다.

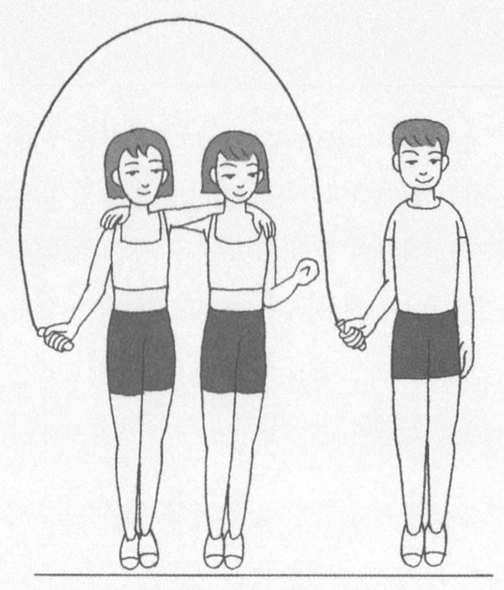

4. 줄 엇걸어 세사람 뛰기

손잡이를 바꿔 잡고 함께 뛴다. 가운데 사람이 반대로 향하여 뒤돌리기로 뛸 수도
있다.

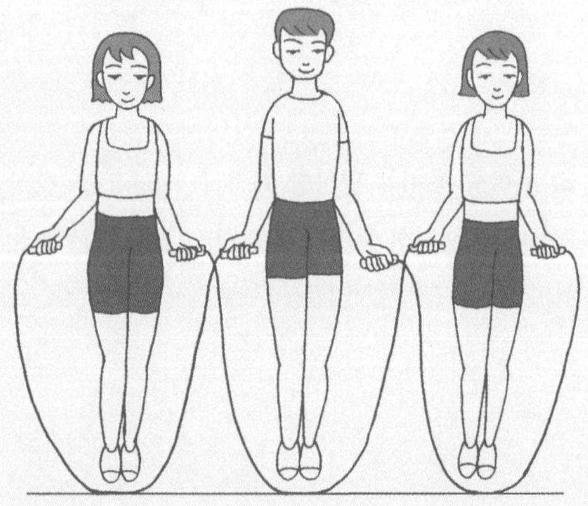

5. 두줄 엇걸어 세사람 뛰기

그림처럼 줄 두개를 세 사람이 엇걸어 잡고 함
께 뛴다. 서로 적당한 간격을 유지해야 한다. 너
무 사이가 벌어지면 줄에 걸리기 쉽다.

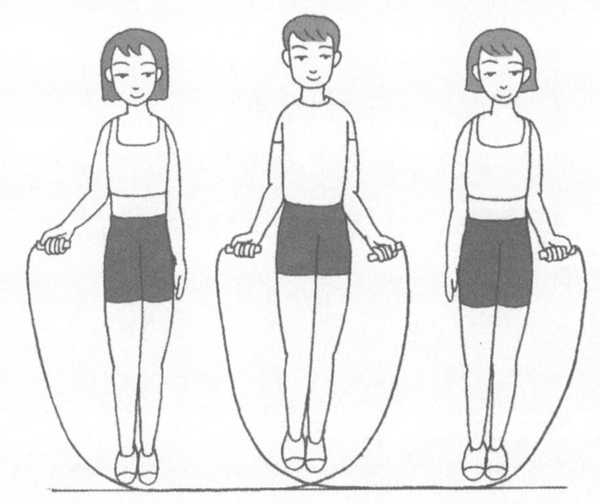

6. 사슬뛰기

4번의 줄 엇걸어 세 사람 뛰기를 원형으로 하여 인원수를 늘려 뛰는 방법이다. 자기
가 뛰는 것은 양옆 사람이 돌리는 줄이므로 양옆 사람과의 호흡이 중요하다.

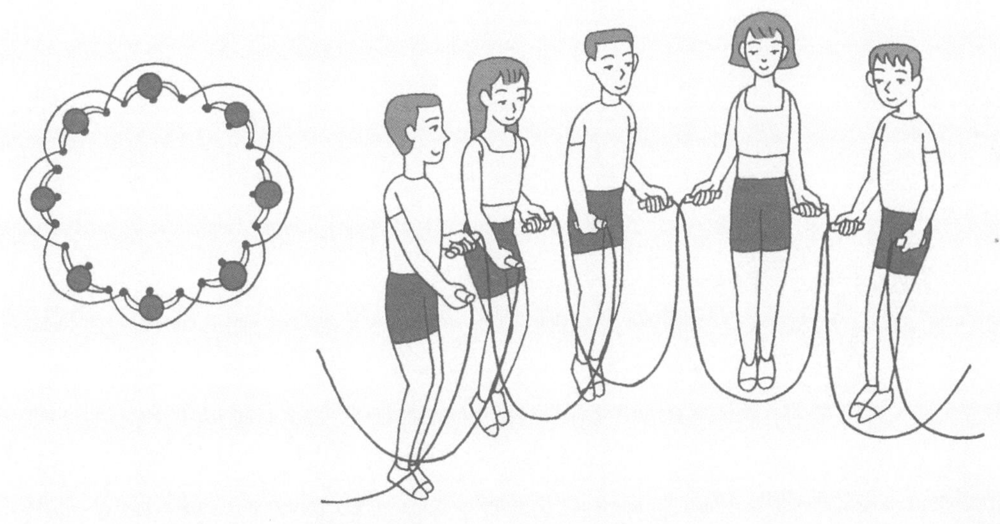

7. 앞뒤로 나란히 세사람 뛰기

줄을 크게 돌려서 뛴다. 세 사람이 리듬을 맞추는 것이
중요하다. 1회선 2도약이 뛰기 쉽다.

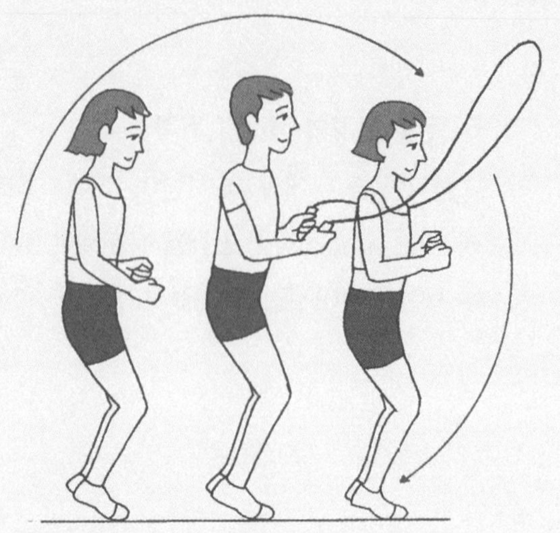

긴줄넘기

긴줄넘기는 남을 배려하는 마음과 협동심을 기르는데 매우 좋은 줄넘기 종목이다. 긴줄넘기는 줄 하나로 여럿이 함께 즐길 수 있고 운동량이 풍부하여 특히 겨울 스포츠로 널리 활용할 수 있다. 또한 레크리에이션의 요건을 갖추고 있어 단체스포츠로 적합하다.

긴 줄넘기의 기초

긴줄넘기 용구의 선택

긴줄넘기에 있어서는 돌리는 줄의 속도가 매우 중요하다. 따라서 다소 무게가 있는 줄을 선택하고 인원수, 체격, 종목, 숙달도 등에 따라 알맞게 길이를 조절해야만 돌리는 사람이 뛰는 사람의 리듬에 맞춰 쉽게 돌릴 수 있다.

초등 3~4학년은 5m, 초등 5~6학년은 6m, 중학생은 7m, 고교, 대학생, 성인은 8m가 기준이다. 또 빨리 넘기 경기용 줄이나 쌍줄넘기용 줄은 4m안팎의 줄을 사용한다. 긴줄 손잡이는 길어야 돌리기 쉬운데 빨리넘기 경기용 줄이나 쌍줄넘기용 줄 등 변화있는 줄돌리기를 위해서는 손잡이가 없거나 짧아야 한다.

긴줄 돌리기의 요령

팔을 로프의 연장으로 생각하고 크게 돌린다. 이때 줄이 공중 에서 내려올 때 약간 몸 앞으로 당기는 것처럼 돌리면 줄에 탄력이 생겨 뛰기 쉬운 줄 돌리기 기술이 된다.

돌리는 사람의 자세와 줄 돌리기 중의 손바꿈, 사람 바꿈

줄 돌리는 자세는 발을 좌우 또는 앞뒤로 자연스럽게 벌려 안정된 자세를 취하고, 상대방이 뛰기 쉽게 돌리기 위해 자세를 낮추거나 이동하기도 한다.

줄을 줄여서 쓸 경우 남은 줄은 다른 손에 잡고 돌린다. 줄이 길면 오래 돌리기가 힘들어진다. 이때 손을 바꾸거나 사람을 바꿔서 돌리게 되는 경우가 생기는데 리듬이 바뀌지 않도록 신속하고 원활하게 바꾸어야 한다.

긴줄넘기의 발의 동작

들어가는 방향, 줄의 회전속도 등에 따라 달라지게 되나 양발로 뛰기, 구보로
뛰기, 한발로 뛰기, 좌우로 벌렸다 붙여 뛰기, 앞으로 흔들어 뛰기 등 다양하게
뛸 수 있다.

긴줄 돌리기의 종류

반돌리기 두 사람이 마주 서서 줄을 가볍게 좌우로 흔들어 움직이는 방법이다.
줄은 바닥에 약간 닿을 정도로 하고 숙달되면 줄을 높여서 변화를 준다.

마중돌리기(순회선) 개인 줄넘기의 앞돌리기와 같이 돌려주는 방법이다. 들어와
뛰는 사람 기준으로 등으로부터 머리위를 거쳐 몸 앞, 발아래 순으로 돌리는 것
이다.

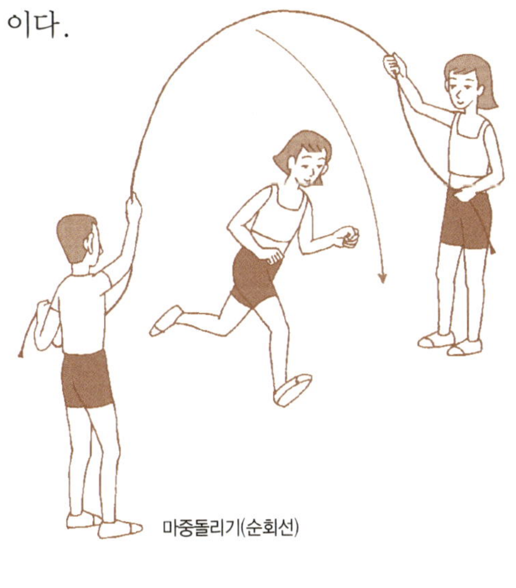

마중돌리기(순회선)

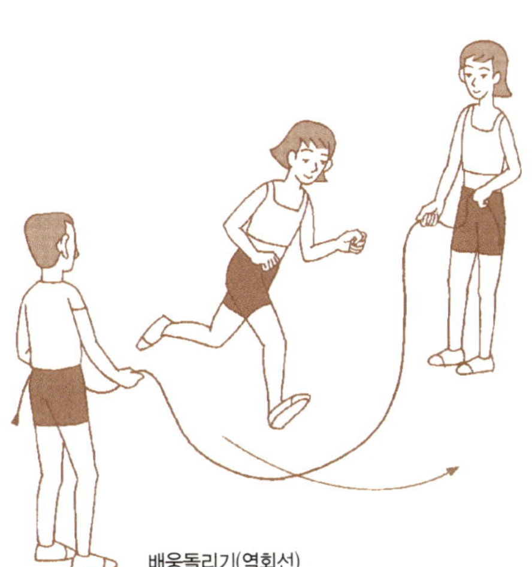

배웅돌리기(역회선)

배웅돌리기(역회선) 개인 줄넘기의 뒤돌리기와 같다. 줄을 머리위로부터 등뒤, 발쪽으로 돌린다.

긴줄넘기의 뛰어들기와 물러나기

긴줄돌리기의 방향 배웅돌리기(역회선)와 마중돌리기(순회선)의 두 가지가 있다. 뛰는 사람으로 봐서 줄이 위에서 아래로 돌아오는 것을 배웅돌리기라 부르고, 반대로 밑에서 위로 돌아오는 것을 마중돌리기라 부른다. 배웅돌리기의 줄을 배웅줄, 마중돌리기의 줄을 마중줄이라 부른다.

뛰어들기의 방향 배웅줄을 줄 돌리는 사람의 옆으로부터 반대쪽으로 대각선으로 가로질러서 뛰어드는 것이 쉽다. 이 방향으로 여럿이 잇달아 뛰어들어 양쪽 줄 돌리는 자의 뒤를 돌 때는 8자 연속뛰기 대형이 된다.

배웅돌리기의 출입법

줄이 머리 위로부터 내려와 바닥을 칠 때 들어가고, 뛰어넘은 줄이 머리 위로 올라갈 때 나온다.

마중돌리기의 출입법

마중줄의 경우 줄이 바닥을 치고 몸 앞 위로 올라갈 때 그 줄을 넘는 것처럼 뛰어 들어가고, 줄에서 나오는 방법은 줄을 뛰어 넘은 다음 그 줄이 공중으로 올라가는 동안에 뛰어나오면 된다.

십(十)자 돌리기의 출입

두 줄 이상의 긴 줄이 같은 방향 같은 속도로 교차하여 돌 때는 뛰어듦과 동시에
교차점에서 뛰는 방법과 줄의 끝으로부터 뛰어들어 평행하게 뛰면서 전진하여
교차점에서 뛰는 방법이 있다.

뛰어나올 때는 뛰어들 때의 행동을 반대로 한다. 여러 줄을 교차할수록 뛰는
점에 빨리 뛰어들어 뛰는 것이 실패가 적다.

긴줄넘기 운동시 유의점

긴줄넘기는 줄 돌리는 방법이 중요하다. 줄 돌리는 사람이 뛰는 사람의 입장에서 타이밍을 맞춰 주어야
한다. 돌리는 사람의 기술이 좋으면 뛰는 사람의 습득 속도가 빠르다. 따라서 줄이 걸렸을 때의 책임은 돌
리는 자와 뛰는 자가 반반이다. 줄에 잘 걸리는 사람은 타이밍 감각이 무디므로 줄을 잘 돌릴 수 없다. 따
라서 긴줄넘기를 잘 하는 사람이 줄을 돌려야만 걸리지 않고 잘 할 수 있다.

종목, 기술, 체격, 인원, 대상에 따라 줄의 길이를 조절하여 사용할 줄 알아야 한다.

서투른 자를 위로하는 마음을 갖는다. 잘하는 자가 돌리고 서투른 자에게 뛸 수 있는 기회를 많이 준다.

긴줄넘기는 한 번씩 뛰고 물러나는 것을 원칙으로 하는 것이 바람직하다. 물론 초기 단계에는 2~3회씩
뛰고 물러나는 것도 무방하다.

운동량을 고려해야 한다. 긴줄넘기는 의외로 운동량이 많고, 체력 소모도 크다. 체력이 약한 자에게 맞춰
서 뛰는 것이 중요하다.

긴줄넘기는 운동량이 풍부하다. 겨울철엔 긴줄 8자 연속뛰기를 5∼10분간만 계속하면 땀에 흠뻑 젖게 되므로 감기예방에 주의해야 한다.

긴줄넘기 경기시 상해 예방에 주의한다. 줄에 걸렸을 때는 줄을 즉시 놓아 주어 부상을 예방해야 한다. 긴줄넘기 경기에서는 아킬레스건의 부상이 발생할 수 있으므로 사전에 아킬레스건 신축 운동 등 준비운동을 충분히 하고, 반드시 가벼운 뛰기부터 시작하도록 한다.

긴줄넘기의 실제

1. 긴줄 빠져 나가기

긴줄넘기 지도의 앞단계 과정이다.
줄을 넘지않고 빠르게 줄 밑을 빠
져나간다. 처음엔 긴줄과 90도로
마주 보고 있는 상태에서 뛰어 들
어가고, 익숙해지면 대각선 방향으
로 줄 빠져 나가기를 해본다.

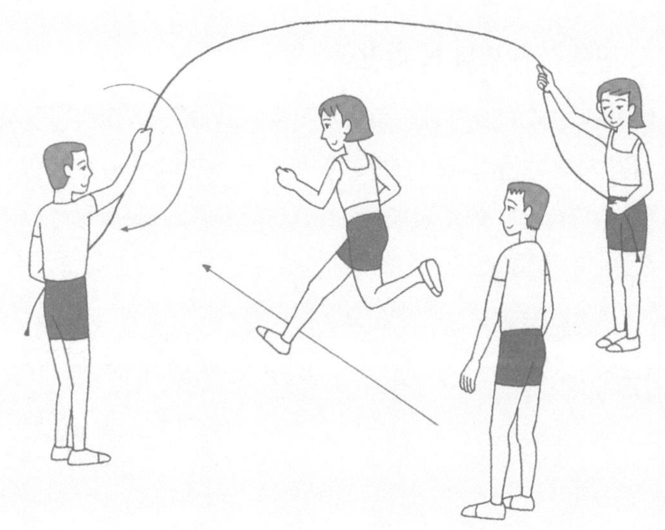

2. 긴줄 한사람 뛰기

동요에 맞추어 1회선 2도약으로 뛰다. 줄돌리기의 속도를 잘 조절해야 한다. 줄을 넘는 횟수로 경
기를 할 수 있나.

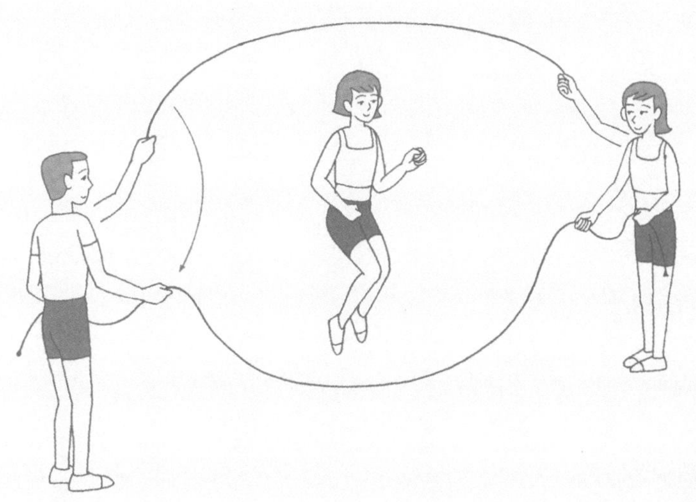

3. 긴줄 가위 바위 보 뛰기

손이나 발로 가위바위보 놀이를 한다. 1회선 2도약이 뛰기 쉽다. 팀을 만들어 시합을 할 수 있는데
이긴 사람이 물러나는 방법과 진사람이 물러나는 방법이 있다.

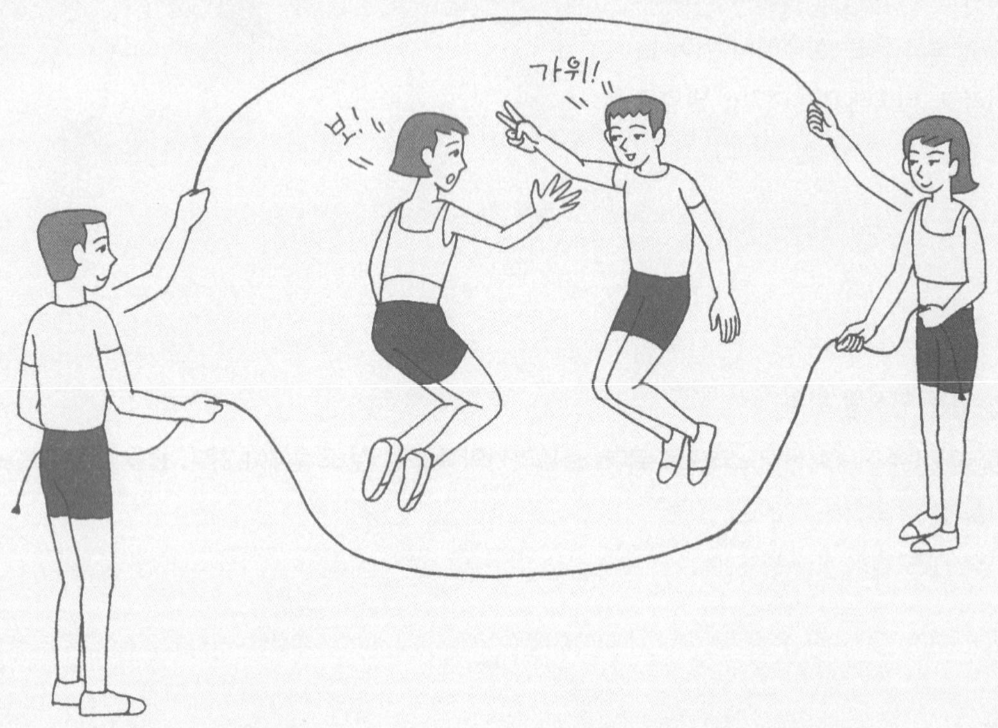

4. 긴줄 공주고 받고 뛰기

줄의 안과 밖에서 또는 함께 뛰면서 공을 주고 받는다. 1회선 2도약으로 한다. 숙달되면 1회선 1도 약으로도 한다.

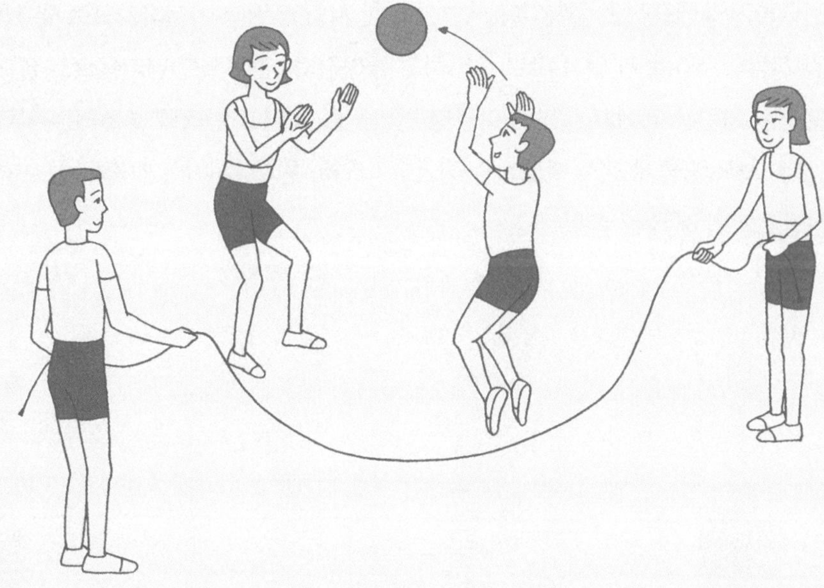

5. 긴줄 말 타넘기

1회선 2도약의 리듬으로 줄을 돌린다. 말 을 타 넘는 사람은 착지하자 마자 점프를 해야 줄에 걸리지 않는다.

6. 긴줄 연속 8자 뛰기

긴줄넘기의 대표적인 종목이다. 1회선에 한 사람씩 뛰어 빠져나가므로 뒷 사람은 거리를 두지 말고 앞 사람이 뛰어들자 마자 바로 준비하고 들어간다. 긴줄 빨리넘기용으로 많이 쓰인다. 리듬을 타지 못하는 사람은 뒤에서 살짝 밀어준다. 한 번 줄을 넘고 반대쪽 줄돌리는 사람 옆에서 다시 줄을 넘는다. 보폭을 넓게 해서 빠르게 들어가고 나와야 한다. 재미있게 줄을 넘으면서도 운동량이 많아서 운동효과가 매우 큰 종목이다.

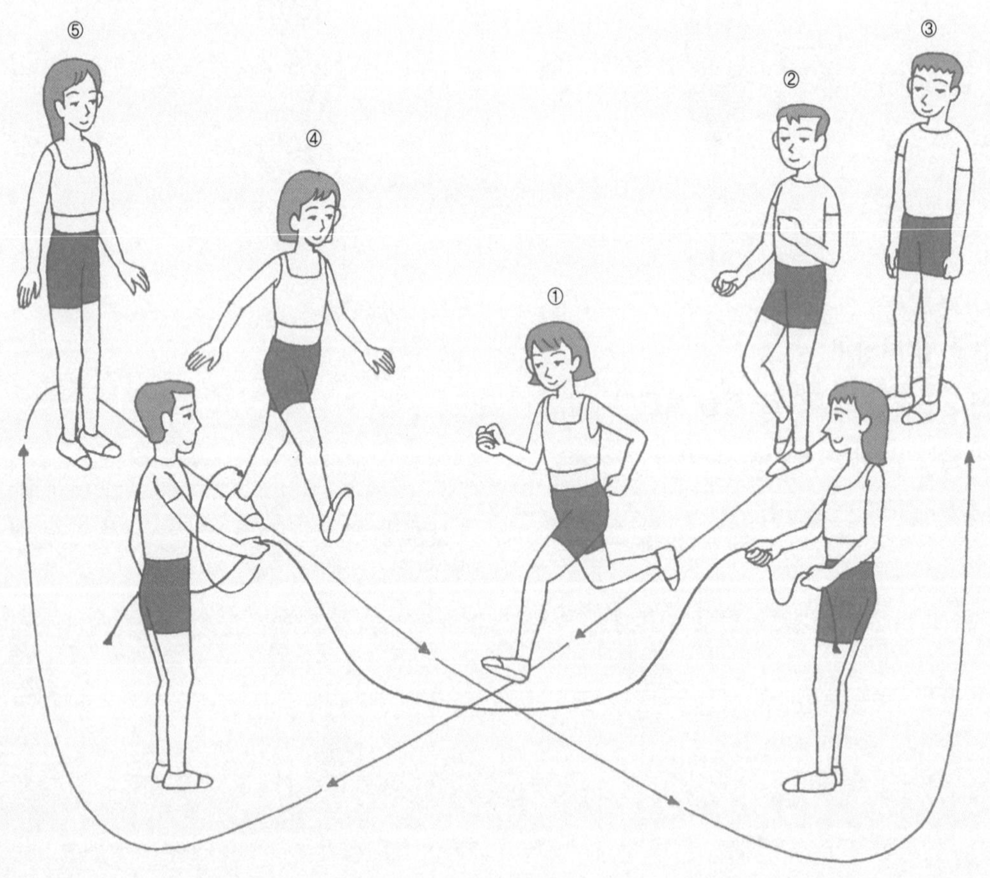

7. 긴줄 1인 4도약 연속뛰기

잇달아 뛰어들어 한 사람이 4회씩 뛰고 물러난다. 따라서 줄 속에는 항상 4명이 있게 된다. 첫 번째 도약시는 줄의 중앙부보다 자기 앞쪽에서 뛰고, 계속 전진하여 네 번째 도약시는 빠져나가기 쉬운 위치에 이르러야 한다. 긴줄넘기용 음곡에 맞춰서 뛰면 리드미컬하다. 한명이 한박자만 늦춰도 전체 네 명이 동시에 줄안에 있지 못하게 되므로 앞사람이 뛰어들자 마자 바로 준비하고 들어간다. 처음에는 1인 2도약, 1인 3도약 연속뛰기부터 연습하여 숙달이 되면 실시한다.

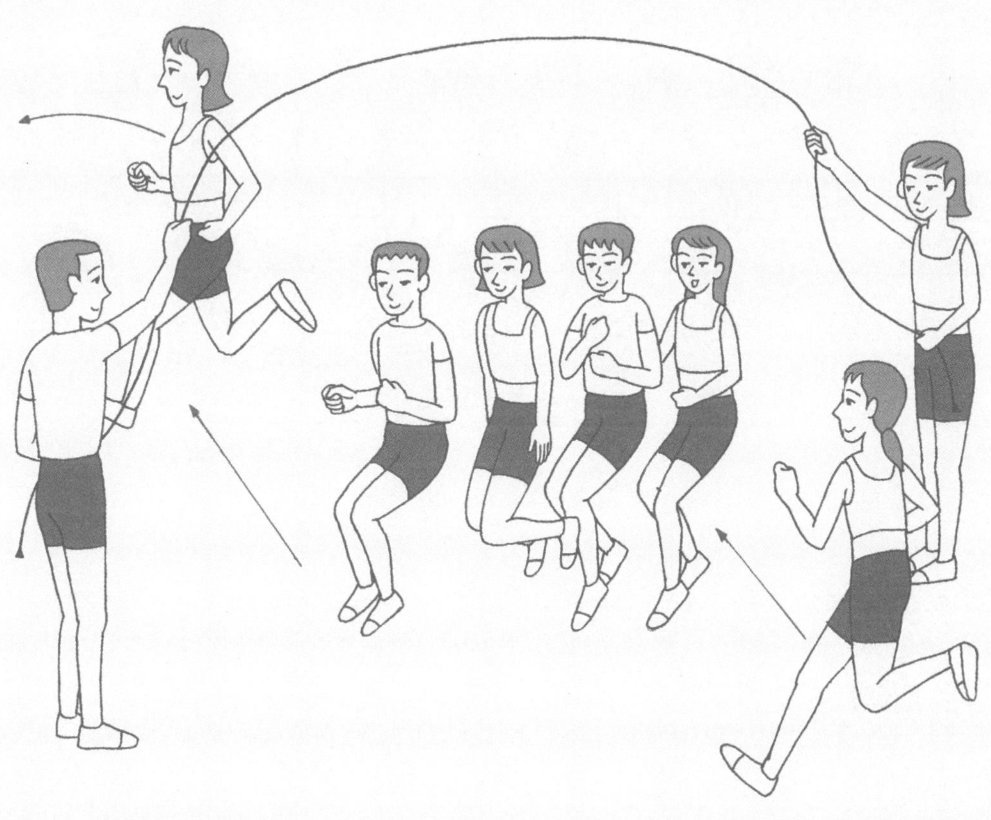

8. 큰 줄 동시 뛰기

한번에 많은 인원이 줄 안에 들어가 동시에 뛰는 종목이다. 단체줄넘기 중 가장 쉬운 방법이면서
협동심을 필요로 한다. 여러 사람이 한 번에 줄을 넘어야 하므로 서로 소리를 내어 타이밍을 맞춘다.
줄은 되도록 크게 돌린다. 팀 경기로 활용하면 좋다.

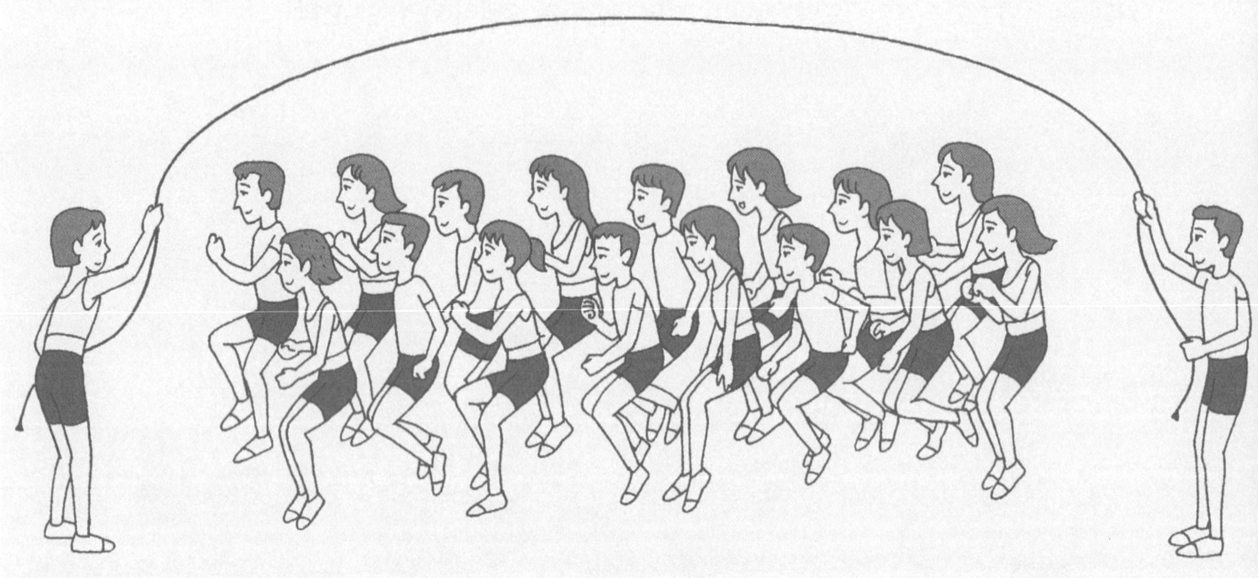

9. 긴줄 십(十)자 뛰기

줄은 좀 느슨하게 잡고 밑엣 줄을 기준으로 같은 스피드로 돌린다. 한 줄의 움직임만을 잘 보고 十자 지점에 뛰어들어야 잘 된다. 빠져나가기, 드리블 빠져나가기도 할 수 있다. 처음에는 X자 뛰기를 하다가 十자로 한다. 여러 방향으로 출입할 수 있다.

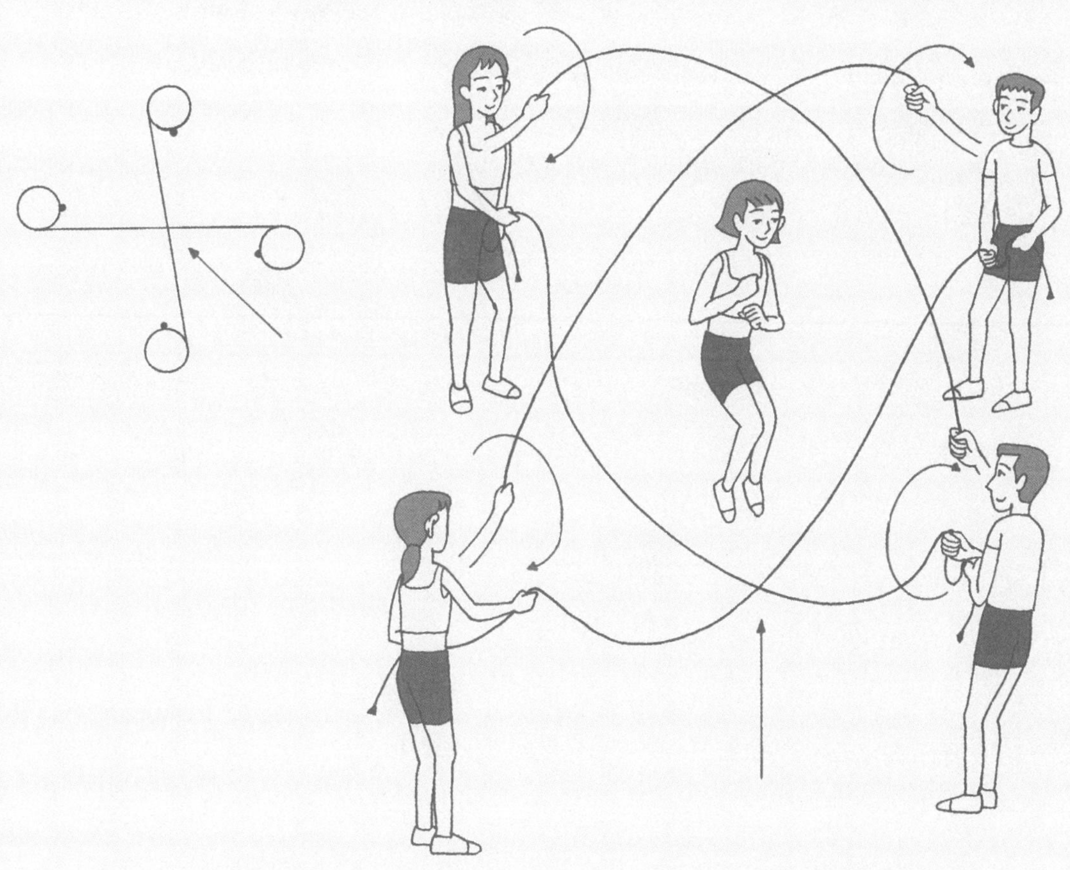

10. 긴줄 4각 뛰기

네 사람이 같은 리듬으로 줄을 돌리는 것이 중요하다. 배웅돌리기가 뛰는 사람에게 수월하다.

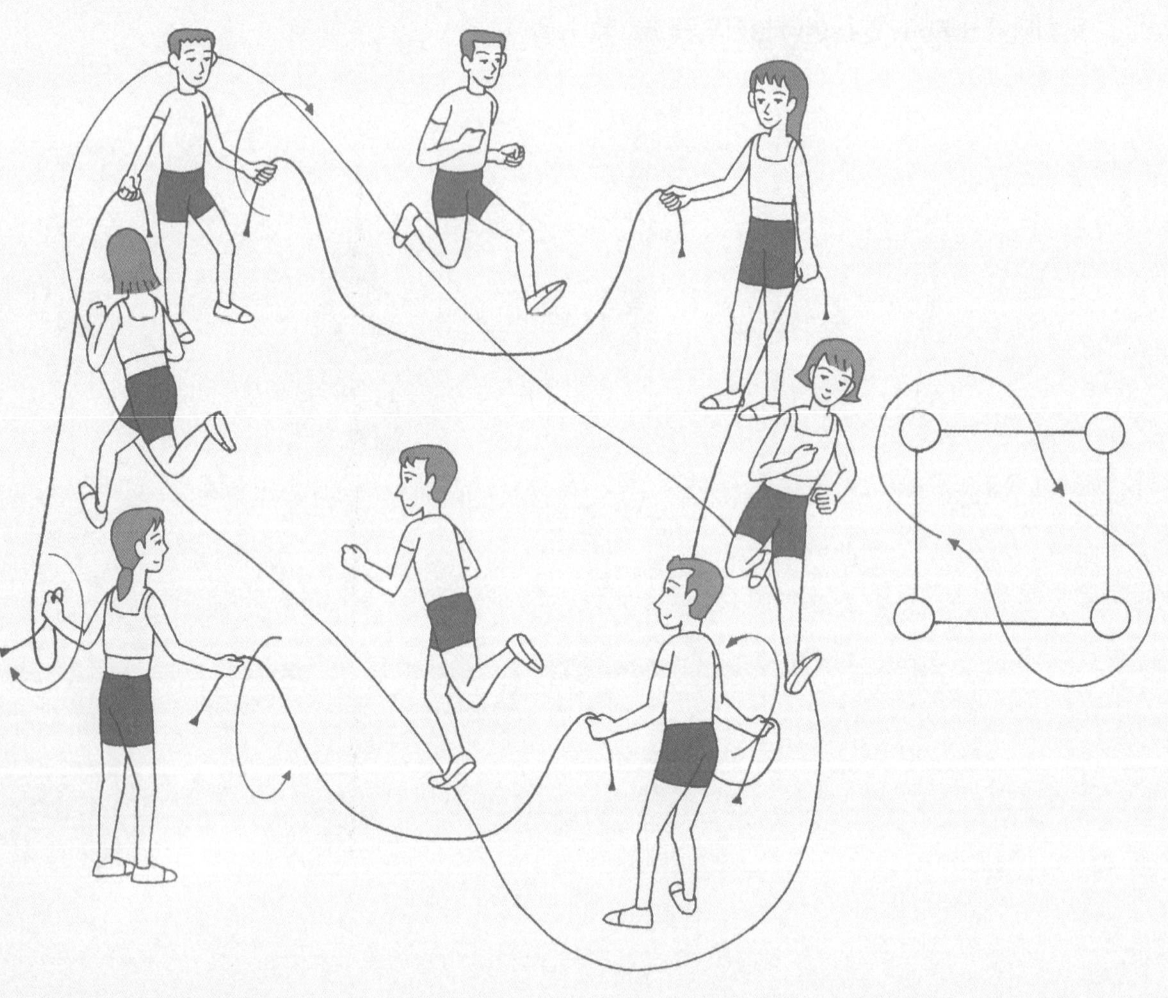

 차은영의 **Fun 줄넘기**

복합줄넘기

돌아가고 있는 긴 줄넘기 속에서 중간줄이나 개인 줄넘기를 가지고 하는 줄넘기 종목을 복합줄넘기라고 한다. 긴줄을 돌리는 사람은 물론 줄안에서 짧은 줄을 돌리는 사람도 서로의 줄에 리듬을 맞추어 돌려야 한다. 복합줄넘기는 처음에는 무척 어려워 보이나 리듬감각을 익히면 혼자서 개인뛰기를 하는 것처럼 쉽게 할 수 있다. 두 사람 뛰기의 경우 긴 줄넘기 속에서 여러 기법을 응용하면 다양한 종목을 만들 수 있다.

1. 한사람 평행 복합뛰기

줄을 멘 자세, 등아래 자세 또는 돌리면서 뛰어들거나 줄을 옆으로 펼쳐 들고 긴줄이 돌아가는 속도에 맞추어 뛰어든다. 처음에는 가운데 서서 긴줄과 동시에 돌린다. 1회선 2도약으로 뛴다. 뒤쪽으로 물러날 때는 줄을 쥔 채로 나온다.

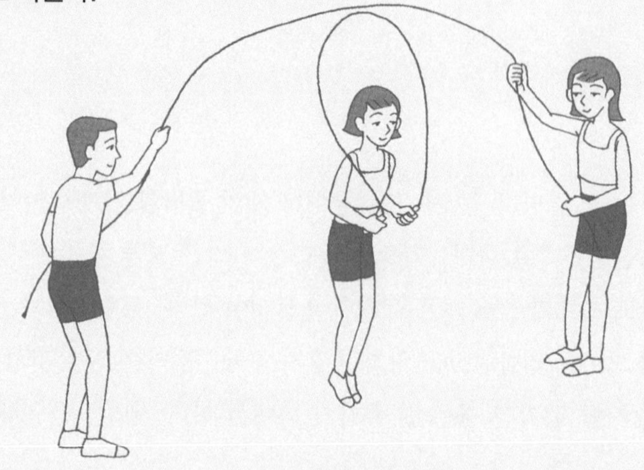

2. 수직 복합뛰기

긴 줄을 돌리는 사람과 마주 서서 하는 뛰기 방법이다. 긴 줄을 돌리는 사람의 손 움직임을 보면서 뛰면 리듬을 잘 맞출 수 있다. 긴 줄이 발 아래로 올 때 짧은 줄도 발 아래 오도록 줄을 돌린다.

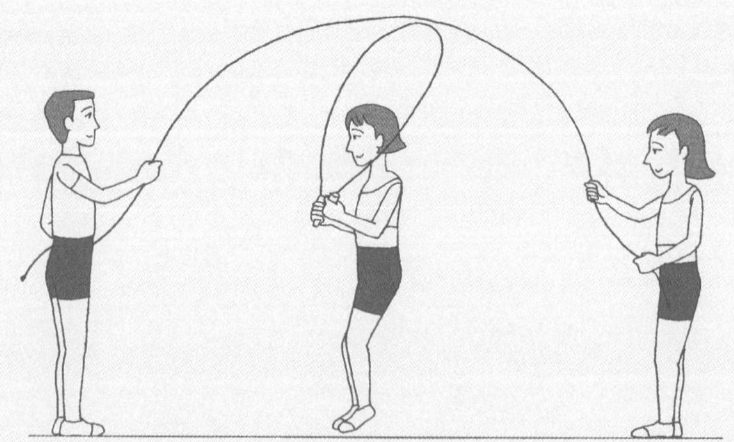

3. 방향전환 복합뛰기

긴 줄의 리듬에 맞춰 방향전환의 방법으로 개인줄넘기를 하는 복합뛰기이다. 긴 줄 돌리는 사람은
움직여서는 안 된다.

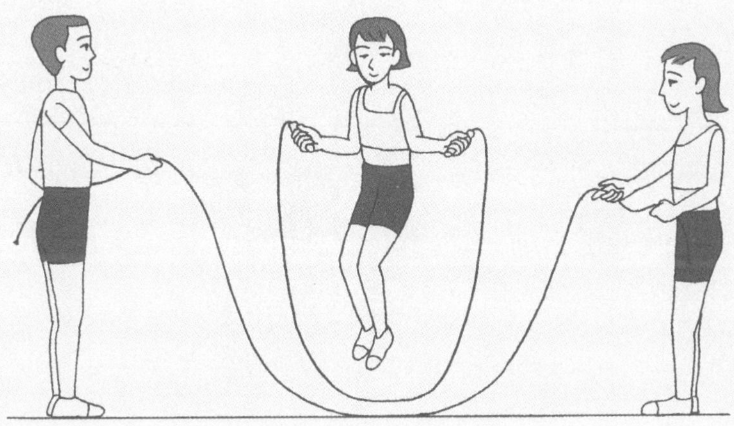

4. 긴줄 후프 뛰기

1회선 2도약의 리듬으로 한다. 긴 줄을 1도약, 후프를 1도약으로 넘는다. 후프는 너무 꼭 잡지 말
고 돌린다.

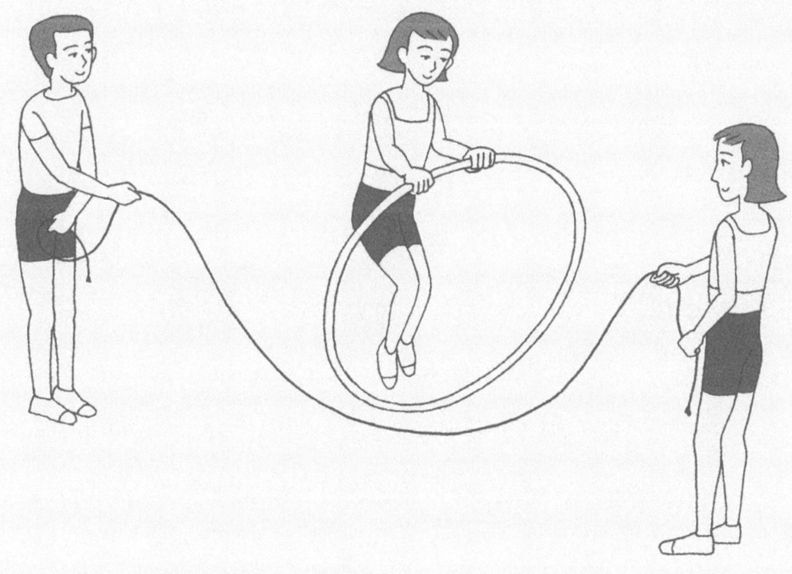

5. 두사람 어깨동무 복합뛰기

처음에는 긴 줄 속에서 시작한다. 신호에 따라 앞으로 물러날 때는 돌리면서 또는 줄을 잡고 나온다.

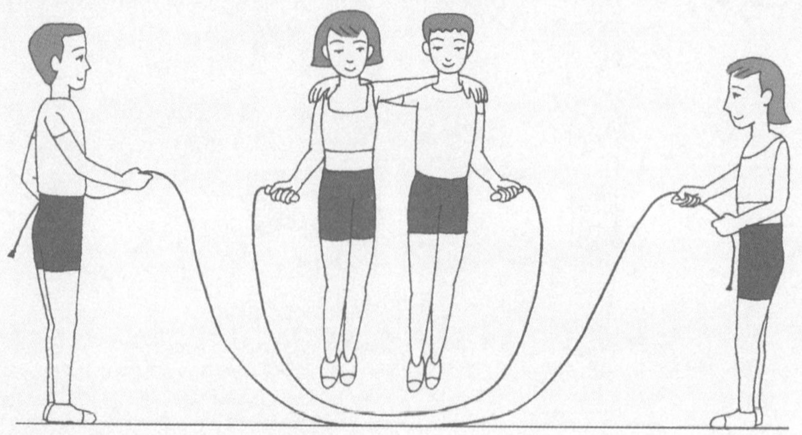

6. 두사람 단독 복합뛰기

1회선 2도약의 리듬이 뛰기 쉽다. 뒤쪽으로 물러날 때는 줄을 쥔 채로 나온다.

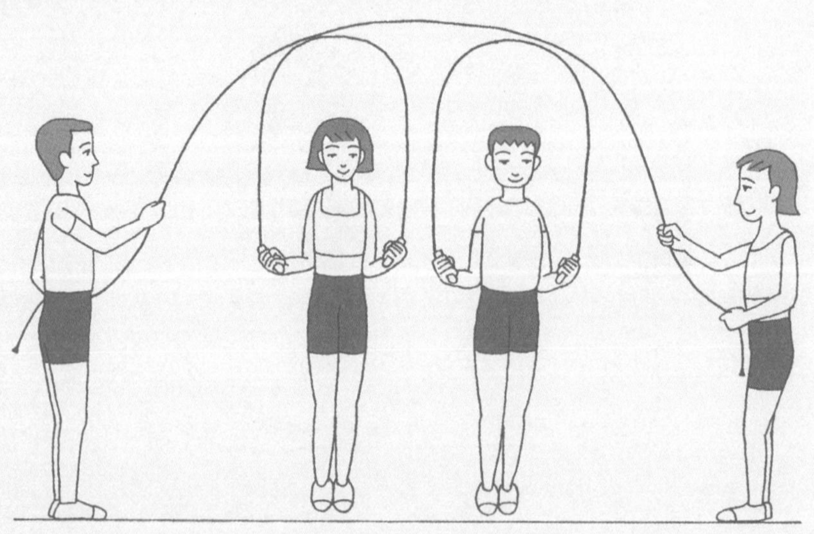

7. 두사람 앞 나란히 복합뛰기

긴줄을 돌리고 있는 사람의 손 움직임을 잘 보고 그 리듬에 맞추도록 한다. 여러 가지 복수뛰기를
해 본다.

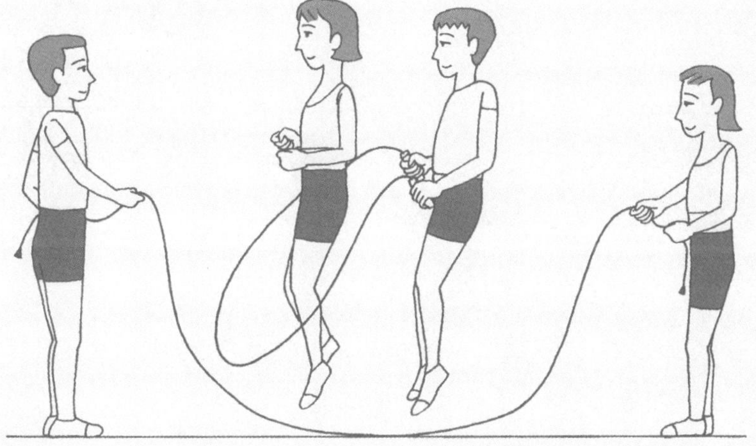

8. 세로 나란히 복합뛰기

줄을 길게 하면 더 많은 사람이 뛸 수 있다. 긴 줄을 돌릴 때 팔을 크게 돌려야 잘 된다. 두줄 엇걸
어 세사람 복합뛰기도 있다.

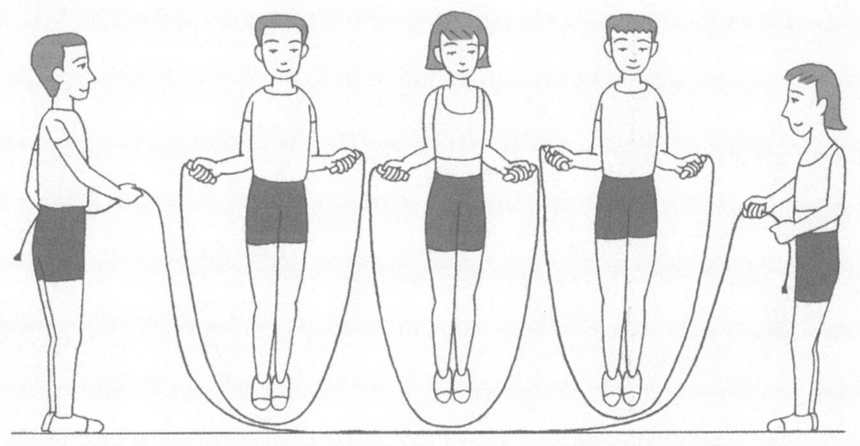

9. 세사람 옆 나란히 한사람 복합뛰기

줄 안에서 뛰는 좌우사람이 긴 줄 돌리는 사람의 팔 움직임에 맞춰서 돌리는 것이 중요하다.

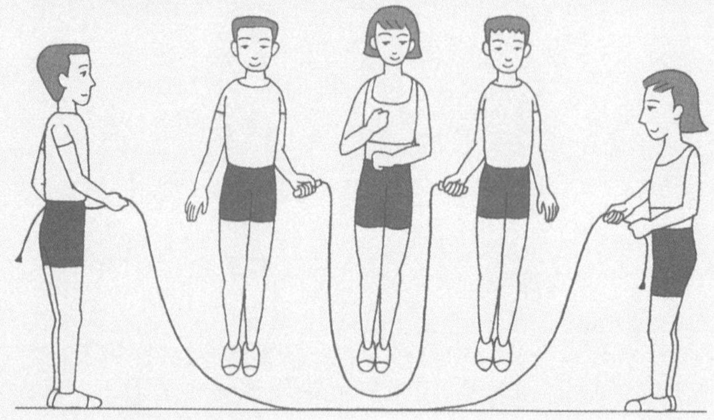

10. 복합 3중 뛰기

긴 줄안에 세 사람이 들어가 긴줄, 중간줄, 짧은 줄을 동시에 뛰어 넘는 복합줄넘기 종목이다. 긴줄 안에 두 사람이 먼저 들어가서 줄을 돌리면 그 가운데로 한 사람이 개인줄을 갖고 들어가서 돌리게 된다. 이 복합 3중 뛰기는 서로를 배려하는 마음과 동시에 함께 뛴다는 생각이 우선되어야 가능하므로 협동심 배양에 아주 좋은 종목이다.

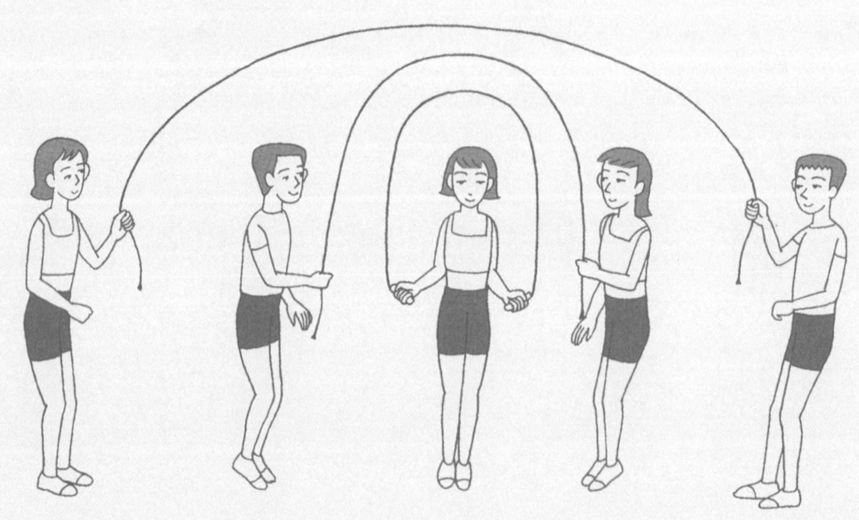

쌍줄넘기(더블더치)

두 사람이 긴줄 두 개를 양 손에 잡고, 반회선의 차이를 두고 돌리면 회전하는 줄 안에서 다른 사람이 뛰는 줄넘기 종목으로서 긴줄 더블 회선 뛰기라고도 불리운다. 가운데서 한사람이 뛰는 것을 더블더치 싱글스(Double Dutch Singls-쌍줄 한사람 뛰기), 두 사람이 뛰는 것을 더블더치 더블스(Double Dutch Doubles-쌍줄 두사람 뛰기)라고 한다.

이 쌍줄넘기는 타이밍 감각, 리듬감각, 민첩성, 순발력, 협동심 등 신체 지배력을 기르는데 매우 좋은 운동이다. 직접 해 보면 뛰는 사람, 보는 사람 모두에게 즐거움과 재미를 주는 매력이 있다.

줄 돌리는 방법

줄 돌리는 방법에는 안 돌리기와 바깥 돌리기의 두가지가
있다. 보통 안 돌리기가 쉽기 때문에 많이 사용한다. 안 돌
리기란 두 손을 안쪽을 향하여 동시에 돌리는 방법이다.
서로 반회선의 차이를 두고 오른손은 몸 가운데 중심선의
오른쪽에서, 왼손은 왼쪽에서 각기 작은 원을 만들면서 돌
려준다.

처음 줄을 돌릴 때는 한사람은 중심줄, 다른 한사람은 보
조줄로 나누어 보조줄 잡은 사람은 그대로 있고 중심줄을
잡은 사람이 조금씩 안쪽으로 원을 그리며 앞으로 나아가
줄이 바닥에 닿을 정도의 거리를 두고 돌린다.

줄을 잘 돌려 주어야 안에서 뛰는 사람이 쉽게 잘 할 수 있
다. 이 쌍줄넘기는 줄을 얼마나 잘 돌려 주는가가 매우 중
요하다.

긴줄 두개를 각각 반 바퀴의 차이를 두고 돌리는 것은 쉽
지가 않다. 먼저 줄이 없는 상태에서 양손 주먹을 반회선
의 차이를 주면서 계속 원을 그리는 동작을 연습한다. 왼
손은 시계방향으로, 오른손은 시계 반대방향으로 손목을
이용하여 돌린다. 이때 손목에 힘을 빼고 돌려야 쉽게 오
래 돌릴 수 있다.

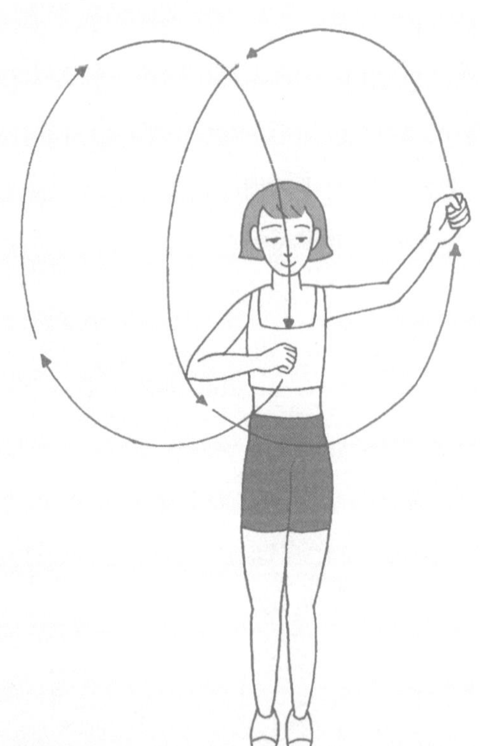

뛰어들고 나가기의 요령

뛰어드는 사람은 좀 더 먼 쪽에 있는 배웅줄의 리듬과 타이밍을 잘 파악하고 줄에 맞추어 뛰어 들어간다. 들어가는 시점은 먼쪽의 배웅줄이 바닥을 치는 순간인데 가까운 마중줄이 머리 위에 있기 때문에 걸리지 않고 줄을 넘을 수 있다. 줄안에 들어갈 때 왼발을 앞에 놓고 오른발로 뛰어들어가 ①오른발②왼발③오른발 세 번 뛰고 왼발을 길게 뻗어서 왼쪽방향으로 뛰어 나간다. 숙달이 되면 좌우 어느 방향으로도 나갈 수 있는데 왼쪽 방향은 왼발을, 오른쪽 방향은 오른발을 길게 뻗어 나가면 된다.

줄을 돌리는 사람은 줄이 휘청거리지 않고 둥글고 크게 잘 돌아가도록 조절을 한다. 뛰는 사람이 줄 안에서 뛸 때는 줄의 가운데에서 뛰어야 편안하게 뛸 수 있다. 줄 안으로 들어갈 때와 나갈 때는 줄 돌리는 사람의 옆에서 반대쪽 대각선 방향으로 가로질러 뛰는 것이 좋다.

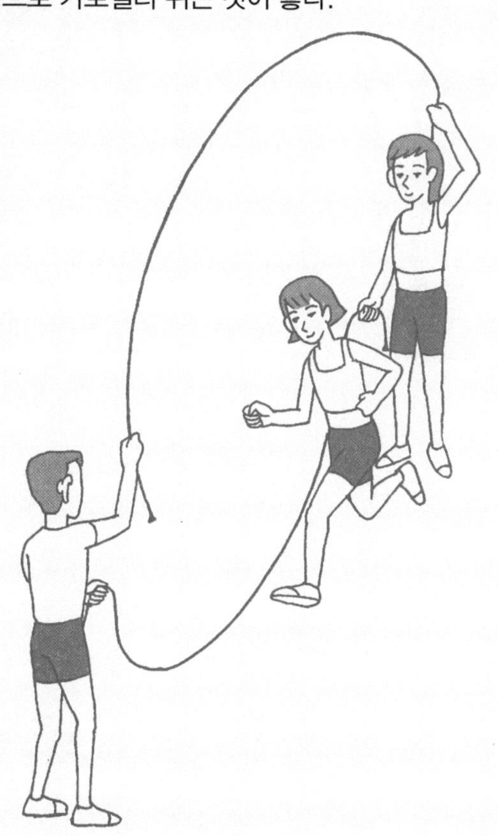

쌍줄 한사람 뛰기

회전하고 있는 두 줄 안에서 한사람이 뛰는 방법이다. 멀리 있는 배웅줄을 보고 들어가서 오른발로 넘고, 그 다음에 마중줄이 내려오면 왼발로 넘는다. 이렇게 계속 구보로 뛰기로 한발씩 번갈아서 뛰다가 박자에 잘 적응이 되면 양발을 모아서 양발모아뛰기를 해 본다.

구보로 뛰기는 줄 하나에 한발씩 뛰어 넘으므로 여유가 있다. 반면 양발모아 뛰기는 구보로 뛰기보다 두 배 더 빨리 뛰어야 하므로 운동량이 더 많다. 양발 모아 뛰기를 하다가 줄 안에서 나올 때는 구보로 뛰기 방법으로 한다.

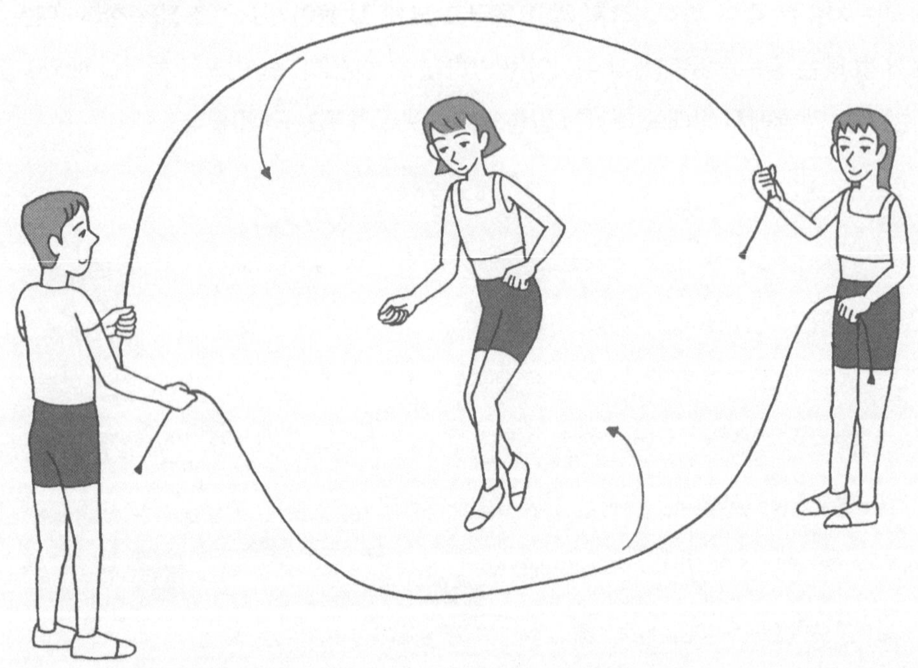

쌍줄 두사람 뛰기

두 줄이 도는 가운데 먼저 한 사람이 들어간다. 그리고 맞은편 방향에서 또 다른 한 사람이 들어간다. 줄 안에서 두 사람이 마주보거나 같은 방향을 바라보고 뛸 수 있다. 또 박수도 치고, 팔짱끼고 360도 돌기도 하면서 두 줄을 박자에 맞춰서 뛰어넘는다. 두 사람이 한꺼번에 줄 안에 있게 되므로 줄이 바닥에 많이 닿도록 크고 넓게 돌려주어야 한다.

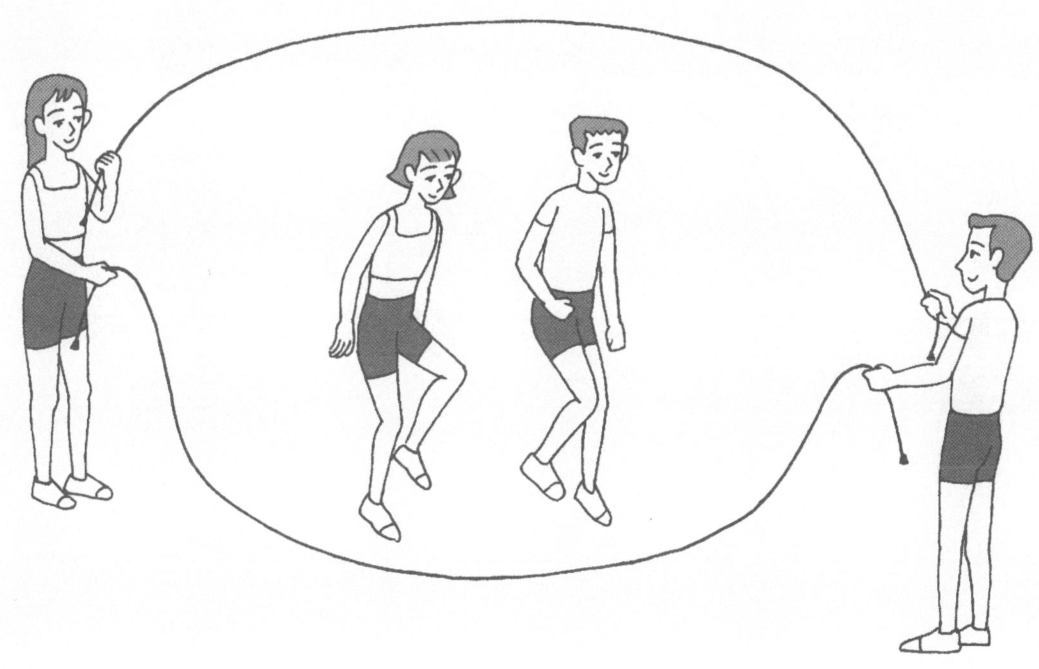

쌍줄넘기 8자 마라톤

쌍줄넘기 마라톤은 줄을 한 번만 넘으면서 달려나가는 것이다. 일단 줄을 넘게 되면 반대편 줄 돌리는 사람의 옆에 서서 기다리다가 마지막 사람이 다 넘게 되면 반대편에서 다시 뛰어 들어간다.

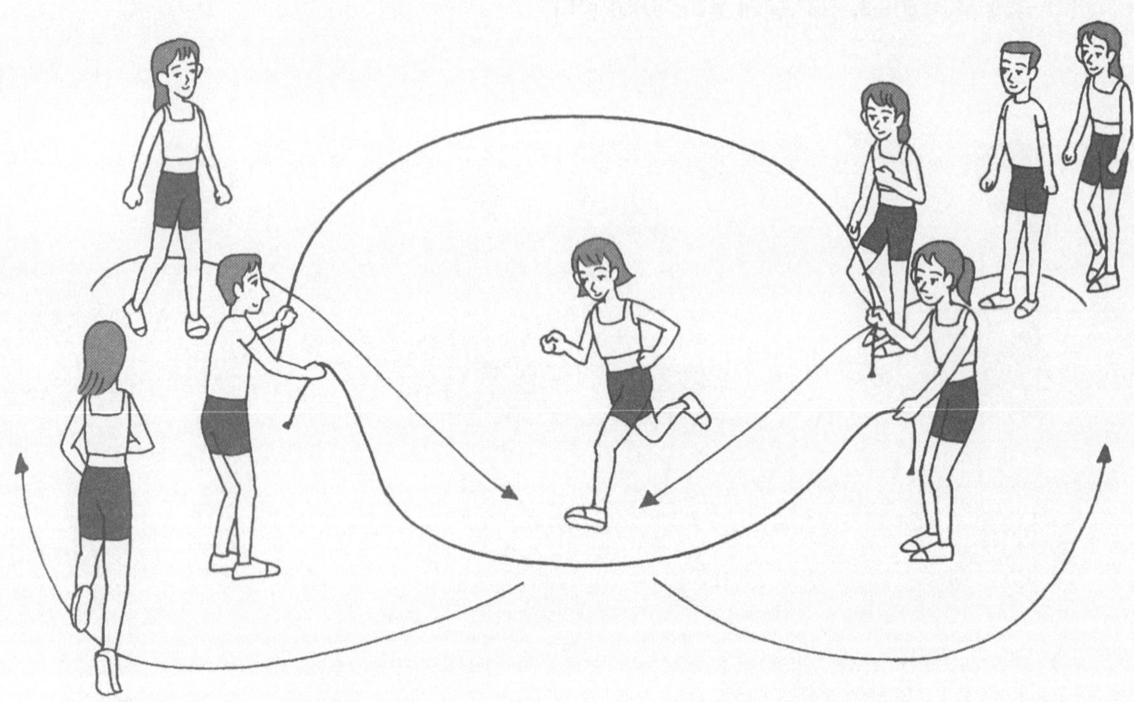

줄넘기 운동의 응용

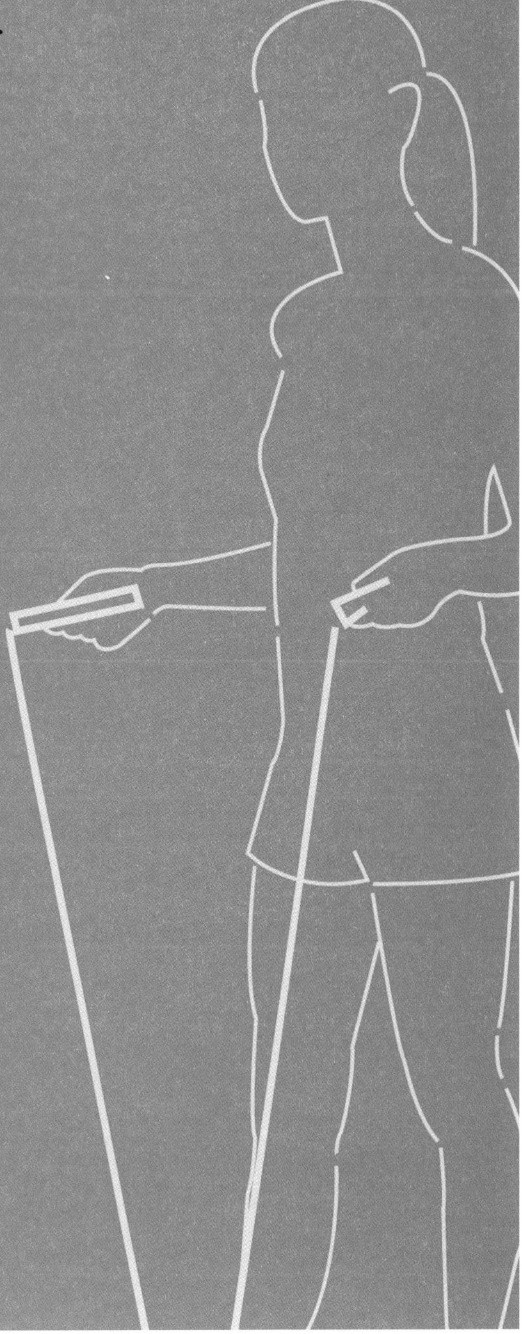

음악줄넘기

음악줄넘기란 흥겨운 음악에 맞춰 리듬감 있고 즐겁게 줄넘기를 하는 것이다. 일본에서는 '리듬줄넘기'라고 하고, 미국에서는 '점프에어로빅', 우리나라에서는 '음악줄넘기'라고 부른다.

줄넘기를 음악에 맞추어 계속하면서 그 가운데 음악의 변화에 따라 뛰지 않는 부분을 두어 운동량을 조절한다. 음악줄넘기는 리듬감각, 운동신경, 건강체력 만들기에 좋을 뿐만 아니라 포크댄스 줄넘기나 레크댄스 줄넘기와 같이 어울려서 하기도 하고, 가위바위보 등의 놀이 요소도 갖추고 있다. 누구나 쉽게 안무할 수 있어 창작의 즐거움이 있는 종목이다.

음악줄넘기의 종류

음악줄넘기는 단독음악줄넘기, 음악줄넘기게임(가위바위보 등), 포크댄스줄넘기, 긴줄음악줄넘기, 음악줄넘기체조 등으로 나눌 수 있다. 음악줄넘기 운동은 누구나 쉽게 배우고 함께 뛸 수 있는 즐거운 줄넘기 종목이다.

음악줄넘기의 기본

스텝

음악줄넘기는 리듬과 스텝이 접목된 줄넘기 운동이다. 기존의 줄넘기가 주로 두 발을 모아서 뛰었다면 음악줄넘기에서는 두 발을 번갈아 쓰면서 다양한 스텝을 연출하게 된다. 스텝의 종류는 40~50종을 헤아릴 수 있지만 누구나 쉽게 할 수 있는 기본적인 뛰기 방법의 예를 몇가지 들면 다음과 같다. 또 이 스텝은 1회선 2도약이나 1회선 1도약, 또는 앞돌리기와 뒤돌리기 어느 방법으로나 가능하다.

< 기본적인 스텝의 예 >

① 구보로 뛰기

② 가위바위보 뛰기

③ 번갈아 2박자 뛰기(좌우, 전후, ✚자)

④ 앞으로 흔들어 내어 뛰기

음악

음악줄넘기에 적합한 음악은 누구나 잘 알고 있는 곡이 좋다. 다음에 곡의 속도, 곧 템포가 중요하다. 음악에 맞춰서 줄을 뛰어넘어야 하므로 아무리 좋은 곡일지라도 곡의 템포가 너무 빠르거나 너무 느리면 리듬에 맞춰 뛰기가 어렵다.

템포는 1분간 120~150회 정도가 알맞다. 이 템포보다 느리거나 빠르면 맞춰서 뛰기가 힘들다. 템포는 뛰기의 종목에 따라 양발모아뛰기, 짧은 줄 복수 뛰기, 긴줄넘기, 2중뛰기 등에 따라 달라지고, 1회선 2도약이나 1회선 1도약에 따라 달라지게 된다. 또 대상에 따라 선곡을 달리 해야 함은 물론이다.

안무

선곡이 되면 곡의 구성을 살펴본다. 전주, 간주, 후주 부분과 곡의 중심 부분의 박자를 체크하고 곡의 리듬과 템포가 바뀌는 곳을 조사한다. 다음에는 줄넘기를 하는 부분과 뛰지 않는 부분을 구분해서 뛰지 않는 부분에는 댄스적인 안무나 줄을 사용한 동작 등으로 구분하여 구성한다. 그리고 줄을 잡고 뛰어보면서 곡의 리듬이나 속도가 안무한 동작과 맞도록 수정작업을 거쳐서 안무를 완성한다.

뛰기의 요령

음악줄넘기는 댄스적인 줄넘기이므로 리드미컬하게 뛰어야 한다. 리드미컬한 동작은 어깨와 다리의 힘을빼고 자연스럽게 뛰어야 가능하다. 음악줄넘기 연습은 스텝연습을 먼저 하고 줄을 사용하여 뛰는 것이 순서이다.

음악줄넘기 만드는 방법

종목의 선택

유아처럼 가장 초보적인 음악줄넘기는 기능 단계로 봐서 제일 쉬운 1회선 2도약 종목을 주로 해서 구성하는 것이 좋다. 특히 리듬을 맞추기 쉬운 1회선 2도약 양발 모아뛰기나 구보로 뛰기, 되돌려 뛰기 등을 조합한다.

초등학생의 경우 1회선 2도약, 양발모아뛰기, 엇걸었다 풀어뛰기, 엇걸어뛰기, 옆 떨쳐뛰기, 되돌려 뛰기의 줄넘기와 함께 스텝이나 이동을 위한 번갈아 뛰기 종목을 활용한다. 또한 기본적으로는 같은 뛰기라도 2박자, 3박자, 4박자 등 리듬을 변화시켜 발전시킨 뒤 뛰기 방법을 적극적으로 엮어 넣는 것이 중요하다.

중학생 이상 남녀의 체력차가 생기면 줄넘기 형태도 변화를 주어야 한다. 특히 격렬한 스포츠를 선호하는 남자에게는 고도한 다회선 뛰기나 엇걸었다 풀어 연속뛰기등으로 발전시키는 것이 좋다.

여자는 남자와 달리 오히려 댄스적인 줄넘기에 흥미를 가지게 된다. 그러나 남녀 공통으로 2~5분 정도의 음악줄넘기를 즐기면서 체력을 조성하는 것이 매우 중요하다.

선곡

음악줄넘기는 노래나 음악에 맞춰서 줄넘기 스텝을 하기도 하고 춤도 추는 방법이다. 계속 뛰기만 하는 것이 아니라 중간중간 음악의 변화에 따라 쉬면서 호흡 조절도 한다. 음악에 맞추어 운동량과 강도를 스스로 조절하는 것이다. 음악줄넘기를 하는데 가장 중요한 것이 음악의 선곡이다.

다음과 같은 점에 주의해서 선곡하면 좋을 것이다.

① 뛰는 자의 발달단계에 어울리는 내용의 노래나 곡

② 뛰는 방법에 알맞은 템포의 곡

③ 운동량으로 봐서 적당한 시간

줄넘기에 알맞는 곡은 템포가 빠르고 박자가 정확하게 맞는 것이 좋다. 또한 선곡시 대상자의 기능단계와 나이도 고려해야 한다.

유아처럼 가장 초보적인 음악 줄넘기는 노래나 동요를 부르면서 뛰거나 어머니의 노래에 맞춰서 뛰는 것이 시작이다. 초등학교 3~4학년 이상이 되면 번갈아 뛰기 방법이 중심이 되며 곡의 템포나 내용도 폭넓게 변해간다.

알맞은 시간

줄넘기는 같은 뛰기 방법이라 할지라도 나이, 기술, 체력 등에 따라 운동강도의 차이가 크다. 또 수백종에 이르는 각종 뛰기 방법도 모두 다른 운동강도를 가지고 있다. 초보단계의 대상자에게 1회선 2도약 양발모아뛰기로 1~2분간 뛰게 하면 대개 최고 심박에 가까운 180회/분 이상으로 나타난다.

그러나 어느정도의 기술을 가진 사람에게 앞으로 흔들어 뛰기를 2~3분 뛰게 하고 같은 방법으로 조사하면 심박수는 130~140/분 정도로 그 이상은 잘 올라가지 않는다. 따라서 운동강도와 시간을 적절하게 조합해야 한다.

에어로빅 운동이란 유산소운동을 말한다. 미국의 케네스 H. 쿠퍼는 「에어로빅 건강법」속에서 "매우 격렬한 운동으로서 심박수가 150/분 이상의 경우 운동효과는 운동개시 후 5분에서 나타나 운동하고 있는 동안 계속된다"고 하였다.

음악줄넘기에 적합한 시간

구 분	시 간	구 분	시 간
유 아	30초 ~ 2분	중 학 교	3 ~ 5분
초교 1,2학년	30초 ~ 2분	고등학교	3 ~ 5분
3,4학년	1분 ~ 3분	대 학	3 ~ 5분
5,6학년	2분 ~ 4분	일 반	3 ~ 5분

뛰기방법과 이상적인 템포

스 텝	뛰 기 종 목	템 포
양발 및 번갈아뛰기 (1회선 2도약)	양발뛰기, 좌우(전후)벌렸다 붙여뛰기, 한발뛰기, 옆에 내어뛰기, 앞으로 흔들어 뛰기 등	120~140
양발로 뛰기 (1회선 1도약)	양발뛰기, 전후(좌우)벌렸다 붙여뛰기, 크로스뛰기, 엇걸었다 풀어뛰기, 엇걸어뛰기, 옆떨쳐뛰기 등	110~130
번갈아 뛰기 (1회선 1도약)	구보로 뛰기, 번갈아 2박자뛰기, 앞으로흔들어뛰기, 넓적다리들어뛰기, 엇걸었다풀어뛰기, 엇걸어뛰기 등	130~160
되돌려 뛰기		50~180
3박자 뛰기		130~160
스킵뛰기		110
2인 3인 복수뛰기	1회선 2도약	110~140
긴줄뛰기	1회선 2도약	120~140
2중 뛰기	양발로 2중 뛰기, 번갈아 2중 뛰기, 엇걸었다풀어 2중 뛰기, 엇걸어 2중 뛰기 등	100~115

음악줄넘기 안무의 예 8가지

안무 : 차은영

올챙이와 개구리

번호	박자	가사	운동 설명
1	8	개울가에 올챙이 한 마리	1회선 2도약
2	8	꼬물꼬물 헤엄치다	양발 모아 뛰기
3	8	뒷다리가 쏘옥~ 앞다리가 쏘옥~	다리 들어 되돌려 뛰기
4	8	팔딱팔딱 개구리 됐네	8자 돌리기 후 줄 목에 걸기
5	8	꼬물꼬물 꼬물꼬물	올챙이 춤
6	8	꼬물꼬물 올챙이가	목에 있는 줄 풀고 줄넘기 자세 준비
7	8	뒷다리가 쏘옥~ 앞다리가 쏘옥~	다리 들어 되돌려 뛰기
8	4	팔딱 팔딱	1회선 2도약
9	4	개구리 됐네	양발 모아 뛰기

우유송

번호	박자	가사	운동 설명
1	8	전주	오른쪽으로 4회, 왼쪽으로 4회 손을 흔든다.
2	8	전주	오른쪽으로 4회, 왼쪽으로 4회 손을 흔든다.

3	8	전주	손과 발은 크로스와 펴기로 반복한다.
4	4	전주	목에 걸린 줄을 풀어 준비한다.
5	8	전주	8자(왼쪽, 오른쪽) 되돌려 뛰기
6	8	콜라 싫어 (싫어) 홍차 싫어 (싫어)	구보로 뛰기 (전진)
7	8	새까만 커피 오~노	구보로 뛰기 (제자리)
8	8	핫쵸코 싫어 (싫어) 사이다 싫어 (싫어)	되돌려 뛰기 2회
9	8	새하얀 우유 오~예	되돌려 뛰기 2회
10	8	맛 좋고 색깔 좋고 영양도 최고	옆 흔들어 뛰기 (후진)
11	8	따끈한 내입맛에 우유가 딱이야	옆 흔들어 뛰기 (제자리)
12	8	단백질 칼슘도 왕 비타민 가득	되돌려 뛰기 2회
13	8	건강한 내입맛에 우유가 딱이야	되돌려 뛰기 2회
14	4	간주	왼발 앞으로 찍고, 오른발 앞으로 찍고
15	8	우유 좋아 우유 좋아	뒤 들어 모아 뛰기 (왼쪽)
16	8	우유 주세요 다 주세요	뒤 들어 모아 뛰기 (오른쪽)
17	8	우유 좋아 우유 다 좋아	되돌려 뛰기 2회
18	8	세상에서 제일 좋아	되돌려 뛰기 2회

19	8	우유 없는 세상은 상상하기도 싫어 (싫어)	4보 전진 후 줄넘기로 ×를 그린다.
20	8	우유가 제일 좋아 우유만 줘	오른손 위로 펀치(1,2) 왼손 위로 펀치 (3,4). 손내밀어 손바닥을 밖을 향한채 오른쪽으로 돌기 (5,6,7,8박자)
21	8	MILK MILK	구보로 뛰기 하면서 후진
22	8	영어로 밀크 오 ~ 우유	왼쪽 오른쪽 되돌리기 (8자 돌리기)
23	8	공부하다 한잔 게임하다 한잔	뒤 들어 모아 뛰기 (왼쪽)
24	8	항 상 내 곁에 오~ 우유	뒤 들어 모아 뛰기 (오른쪽)
25	8	우유는 우유병에 먹어야지만	되돌려 뛰기 2회
26	8	신선한 우유만이 진짜 우유야	되돌려 뛰기 2회
27	8	우유 먹고 튼튼해져 얼른 자라서	왼쪽으로 두 번 줄 돌리기 (오른발 들기)
28	8	새나라 새일꾼이 되볼랍니다.	오른쪽으로 두 번 줄 돌리기 (왼발 들기)
29	4	간주	되돌려 뛰기 1회
30	8	우유 좋아 우유 좋아	구보로 뛰기 (전진)
31	8	우유 주세요 다 주세요	구보로 뛰기 (제자리)
32	8	우유 좋아 우유 다 좋아	되돌려 뛰기 2회
33	8	세상에서 제일 좋아	되돌려 뛰기 2회
34	8	우유 좋아 우유 좋아	옆 흔들어 뛰기 (후진)
35	8	우유 주세요 다 주세요	옆 흔들어 뛰기 (제자리)
36	8	우유 좋아 우유 다 좋아	되돌려 뛰기 2회
37	8	세상에서 제일 좋아	되돌려 뛰기 2회

| 38 | 8 | 세상에서 제일 좋아 | 다리 들어 뒤돌려 뛰기 4회 |
| 39 | 3 | | 마무리 |

불꽃

번호	박자	가사	운동 설명
1	16	(신지) 미안하다는 그런 말들로	준비 자세
2	16	모든 걸 다 잊을 수 없는 거잖아	줄을 반으로 접어 양손으로 잡고 만세2번, 앞으로 손을 뻗으며 2번, 아래로 향해2번, 앞으로 2번
3	16	(빽가) yeah, is y"all feeling that right here let"s do it like the last album right	손잡이 부분을 모두 오른손으로 잡고 옆으로 7번 돌린 후 왼쪽 다리 사이로 통과하여 왼손으로 7번 돌린 후 다시 오른 다리사이로 통과한다.
4	16	come on say ha ha come on say ha ha let"s rock this party down let"s go now	8자 돌리기
5	16	간주	8자 되돌려 뛰기
6	16	(다함께)짜짜짜짜짜~~~ 짜짜짜짜짜~~~	양발 모아 뛰기(1회선2도약)
7	16	(김종민) 모든 게 잘못된 걸 이제야 난 알아 버렸어	양발 모아 뛰기(1회선1도약 16호간)
8	16	그동안 너와 사랑에 정신없어 아무것도 몰랐어	8자 되돌려 뛰기
9	16	내 친구의 연인이라는 너와 사랑한다는 게	구보로 뛰기 16호간

10	16	너무나 힘들어 너를 정리해도 끝이 보이질 않아	8자 되돌려 뛰기
11	4	간주	양발 모아 뛰기 (1회선1도약 4호간)
12	16	(신지) 그러지마 난 너와 행복해 날 버리고 가지 마	십자 뛰기 16호간
13	16	오랜 시간 만난 건 아니지만 너 하나면 행복해	8자 되돌려 뛰기
14	16	짧지만 내 모든 걸 주었고 널 위해 희생 했어	앞으로 흔들어 넓적다리 들어 뛰기 16호간
15	16	그러지마 이제 와서 떠나면 난 어떡하란 말야	8자 되돌려 뛰기
16	16	(빽가) 자 이제 모두 이곳에 일어 나 더 크게 소리를 질러봐	줄을 접고 앞으로 전진 4보, 제자리 뛰기 4회 줄을 위로 아래로 박자에 맞춰 반복한다.
17	16	걱정 따윈 하지 마 자 내 손을 잡아 시간이 다가왔어 자 목소릴 높여봐 now	줄을 접고 앞으로 후진 4보, 제자리 뛰기 4보 줄을 위로 아래로 박자에 맞춰 반복한다.
18	8	3,2,1 let"s turn the party ye	8자 되돌려 뛰기
19	16	간주	손잡이 부분을 모두 오른손으로 잡고 옆으로 7번 돌린 후 왼쪽 다리 사이로 통과하여 왼손으로 7번 돌린 후 다시 오른 다리 사이로 통과한다.
20	16	간주	8자 되돌려 뛰기
21	16	(김종민) 잊지 마 내가 태운 사랑을 널 위해 태웠던	양발 모아 뛰기 (1회선2도약 16호간)
22	16	까맣게 타버린 나를 어떤 이유로도 잊어선 안돼	8자 되돌려 뛰기
23	16	나 지금은 널 떠나지만 기다려 달라 말할게	구보로 뛰기 16호간

24	16	우리 사랑하기에 넌 내 것이기에 꼭 네 곁으로 올게	8자 되돌려 뛰기
25	4	간주	양발 모아 뛰기 (1회선1도약 4호간)
26	16	(신지) 그러지마 난 너와 행복해 날 버리고 가지 마	십자 뛰기 16호간
27	16	오랜 시간 만난 건 아니지만 너 하나면 행복해	8자 되돌려 뛰기
28	16	짧지만 내 모든 걸 주었고 널 위해 희생 했어 앞으로 흔들어 넓적다리 들어 뛰기 16호간	
29	16	그러지마 이제 와서 떠나면 난 어떡하란 말야	8자 되돌려 뛰기
30	16	(김종민) 하늘이 잠시 갈라놓아도 우린 운명일거라고	줄을 접고 앞으로 전진 4보, 제자리 뛰기 4보 줄을 위로 아래로 박자에 맞춰 반복한다.
31	16	(신지) 너에 대한 내 사랑을 절대 변하지는 않아	줄을 접고 앞으로 후진 4보, 제자리 뛰기4보 줄을 위로 아래로 박자에 맞춰 반복한다.
32	4	간주	줄 풀어 줄넘기 자세
33	16	그래 걱정마 언제든지 돌아와 내 걱정은 하지마	1회선 2도약
34	16	영원히 너만을 기다린다고 내 사랑은 너라고	양발 모아 뛰기
35	8	내 사랑은 너라고	양발 모아 뛰기
36	32	(다함께) 짜짜짜짜짜~~~짜짜짜 짜짜~~~	되돌려 뛰기 후 줄 멈춤

대한건아 만세

순서	박자	가사	운동 설명
1	8	전주	뒤로 돌아서 시작 한다. 줄을 목에 감고 양팔을 뒤로 뒷짐 자세로 시작 한 후 옆으로 올렸다 내린다. 팔을 구부리지 않고 절도 있게 펴서 해야 멋있다.
2	8	전주	오른발을 왼쪽으로 크로스하면서 뒤로 돌고 빠르게 양팔을 올렸다 내린다.
3	8	앞으로 가라!(I want you go) 깨우치리라!(I Want you fly)	앞으로 나란히 자세처럼 양팔을 앞으로 내밀며 전진하고 오른손 검지를 내밀며 후퇴한다.
4	8	하나로 뭉쳐 승리하리라!!! 대한건아 만세!!!	오른팔을 옆으로 뻗어 내리고(1,2) 왼팔을 옆으로 뻗어 내린 후(3,4) 오른팔 옆으로 뻗어(5) 경례 후(6) 팔을 내리고(7) 만세 자세(8)한다. 동작을 하면서 계속 제자리 걸음을 한다.
5	8	다같이 모여 (I want you go) 노래하리라 (I Want you fly)	목에 감은 줄을 천천히 푼다. 동작을 하면서 계속 제자리걸음을 한다.
6	8	손에 손 잡고 함께 하리라 대한 열녀 만세!!!	8자 되돌려 뛰기. 줄을 왼쪽으로 한번 바닥을 치고 오른쪽으로 바닥을 친 뒤 되돌려 뛰기를 한다.
7	8	그대여 우리 세계 중심이여 의심하지 말고 합심 바로 결심	옆으로 내어뛰기(오른발). 오른발을 살짝 옆으로 내밀 며 한번 뛰고 발을 모아 한번 뛴다. 발을 너무 벌려 뛰면 줄에 걸리기 쉽다.
8	8	내 가슴에 시동을 걸어 뱃고동 소리와 함께 울려 퍼져 R.P.M Power	뒤들어 모아뛰기(왼쪽). 왼발을 뒤로 들어 뛰고 다시 모아뛰기를 반복한다(4박자).방향전환(앞-뒤-앞)
9	8	자기 절제 하지 마 쭉쭉 나가 1Step 2Step 계속 밟아 나가다가	옆으로 내어뛰기(왼발). 왼발을 살짝 옆으로 내밀며 한번 뛰고 발을 모아 한번 뛴다.

10	8	밖으로 앞으로 옆으로 새지 말고 지구촌 세계로	뒤들어 모아뛰기(오른쪽) 방향전환(앞-뒤-앞). 줄을 그물을 던지듯 바닥에 탁 치면서 한쪽방향으로 180도 몸을 돌려 뒤로 뛰고 다시 180도 몸을 돌려 앞으로 뛴다.
11	8	풍류가무도 우리 민족이 제일 어깨동무로 바로 하나로 통일	구보로 뛰기. 조깅 하는 것처럼 가볍게 한 발 한발 뛴다. 왼발부터 뛴다.
12	8	매너 최고라네 어진 선비 왕비 미모 외모도 한국여자가 제일	앞으로 흔들어 뛰기. 왼발로 두 번 뛰는 사이에 오른발을 뒤로 들어 뛰고 한번은 앞으로 내어 뛴다. 처음부터 뛰기 어려우므로 줄 없이 충분히 연습한다.
13	8	너의 열풍은 여기저기 퍼져 모두의 기쁨으로 내공이 커져	옆으로 흔들어 뛰기. 좌우의 발을 옆으로 흔들면서 줄을 넘는다. 오른발로 줄을 뛸 때에는 왼다리를 옆으로 벌리고 붙일 때에는 오른쪽 다리가 튕기는 것처럼 흔든다. 상체가 너무 크게 흔들리지 않아야 안정적이면서 아름다운 모습이 된다.
14	8	춤의 진수를 보여 끼를 막뿌려 결국은 성공해서 대박이 터져	몸 옆 돌리기(오른손). 줄을 오른손으로 모으고 옆으로 줄을 돌린다. 줄을 앞에서 뒤로 돌린다.
15	8	망설이지 마라 네 모든 것을 던져	몸 옆 돌리기(왼손). 줄을 왼손으로 모으고 옆으로 줄을 돌린다.
16	8	그 가슴을 불태운 너의 열정으로	줄 돌리기(옆2회, 위2회), 줄 허리 감기. 오른손으로 줄을 잡고 몸 옆으로 2회 돌리고 머리 위로 반 시계방향으로 2회 돌린 후 왼쪽 허리에 줄을 감았다 푼다.
17	8	더 뒤쳐지지 마라 네 세상이 기다려.	8 자 되돌려 뛰기. 줄을 왼쪽으로 한번 바닥을 치고 오른쪽으로 바닥을 친 뒤 되돌려 뛰기를 한다.

18	8	아무 생각하지 말고 앞으로 앞으로	옆 흔들어 되돌려뛰기. 되돌려 뛰기를 하면서 한쪽 다리를 90도 각도로 들어 뛰는 스텝이다 줄이 몸 앞까지 왔을 때 오른손을 왼쪽에 돌리고, 왼손은 몸 뒤 오른쪽으로 돌려서 줄이 오른쪽 바닥을 치게 한다. 앞으로 줄을 돌리는 손이 얼굴 위 부분까지 올라가지 않아야 자연스럽게 돌릴 수 있다.
19	8	뱃놀이 가세 (어기여차) 노 저어 가세 (저기여차)	8 자 되돌려 뛰기. 줄을 왼쪽으로 한번 바닥을 치고 오른쪽으로 바닥을 친 뒤 되돌려 뛰기를 한다.
20	8	어깨가 들썩 얼씨구 좋다. 대한건아 만세!!!	뒤들어 모아뛰기(왼쪽). 왼발을 뒤로 들어 뛰고 다시 모아뛰기를 반복한다.
21	8	뱃놀이 가세 (어기여차). 노 저어 가세 (저기여차)	뒤 들어 모아뛰기(오른쪽). 오른발을 뒤로 들어 뛰고 다시 모아뛰기를 반복한다.
22	8	어깨가 들썩 지화자 좋다. 대한열녀 만세~	구보로 뛰기. 조깅하는 것처럼 가볍게 한 발 한발 뛴다.
23	8	인생이란 가끔은 복잡해 되는 일도 안되면은 답답해	앞으로 흔들어 뛰기. 왼발로 두 번 뛰는 사이에 오른발을 뒤로 들어 뛰고 한번은 앞으로 내어 뛴다.
24	8	너의 삶에 스케줄이 빡빡해 뒤에서 힘껏 밀어줄게 전진해	옆으로 흔들어 뛰기. 좌우의 발을 옆으로 흔들면서 줄을 넘는다. 오른발로 줄을 띌 때에는 왼다리를 옆으로 벌리고 붙일 때에는 오른쪽 다리가 튕기는 것처럼 흔든다.
25	8	더 이상의 외도 네 능력 밖의 궤도 아무리 그 누가 뭐라 말을 해도	뒤 떨쳐 돌리기. 왼쪽 몸 옆 돌리기를 2회 돌리고 오른쪽으로 줄을 바닥에 친 후 팔을 벌리면서 앞으로 돌린다.
26	8	버티는 게 힘이다 우리만의 제도 악으로 깡으로 그게 너의 태도	좌우 옆 떨쳐 돌리기. 줄을 한쪽 방향으로 모아서 왼쪽 2번 오른쪽 2번씩 번갈아 돌린다.

 차은영의 Ｆｕｎ 줄넘기

27	8	이 순간을 즐겨봐 오늘 하루만 모든 것을 잊어봐 Happy tonight	뒤 떨쳐 돌리기. 왼쪽 몸옆 돌리기를 2회 돌리고 오른쪽으로 줄을 바닥에 친 후 팔을 벌리면서 앞으로 돌린다.
28	8	머리를 흔드는 너는 Sensation 음악은 우리들의 Communication	좌우 옆 떨쳐 돌리기. 줄을 한쪽 방향으로 모아서 왼쪽 2번 오른쪽 2번씩 번갈아 돌린다.
29	8	강한 여자 늠름한 남자 원한다면 진짜 한 방에 가자	옆 흔들어 되돌려 뛰기. 되돌려 뛰기를 하되 한쪽 다리를 90도 각도로 들면서 뛰는 스텝 이다. 줄이 몸 앞까지 왔을 때 오른손을 왼쪽으로 돌리고, 왼손은 몸 뒤 오른쪽으로 내밀어 줄이 오른쪽 바닥을 두들기도록 한다.
30	8	앞 뒤 재지 말고 눈치 보지말고 손을 머리 위로 으샤 으샤~	8자 되돌려 뛰기. 줄을 왼쪽으로 한번 바닥을 치고 오른쪽으로 바닥을 친 뒤 되돌려 뛰기를 한다.
31	8	후회하지 마라 너의 전부를 걸어	뒤들어 모아뛰기(왼쪽). 왼발을 뒤로 들어 뛰고 다시 모아뛰기를 반복한다.
32	8	그 가슴을 불태운 너의 열정으로	뒤들어 모아뛰기(오른쪽). 오른발을 뒤로 들어 뛰고 다시 모아 뛰기를 반복한다.
33	8	또 다시 일어서라 네 미래가 기다려	구보로 뛰기. 조깅 하는 것처럼 가볍게 한 발 한발 뛴다.
34	8	아무 생각하지 말고 앞으로 앞으로	앞으로 흔들어 뛰기. 왼발로 두 번 뛰는 사이에 오른발을 뒤로 들어 뛰고 한 번은 앞으로 내어 뛴다.
35	8	앞으로 가라!(I want you go) 깨우치리라!(I Want you fly)	옆으로 흔들어 뛰기. 좌우의 발을 옆으로 흔들면서 줄을 넘는다. 오른발로 줄을 뛸 때에는 왼다리를 옆으로 벌리고 붙일 때에는 오른쪽 다리가 튕기는 것처럼 흔든다.
36	8	하나로 뭉쳐 승리하리라!!! 대한건아 만세!!!	몸 앞 돌리기. 줄을 앞으로 모아서 시계 반대 방향으로 돌린다.

37	8	다같이 모여 (I want you go) 노래 하리라 (I Want you fly)	앞으로 돌리면서 대형을 변화시킨다. V자 모형이나 일자(숫자1) 모형으로 대형을 변화시킨다.
38	8	손에 손잡고 함께 하리라. 대한 열녀 만세!!!	자리 이동 후 계속 돌리기. 자리를 정렬 하면서 돌린다.
39	8	간주	몸 앞 돌리기. 줄을 앞으로 모아서 시계 반대 방향으로 돌린다.
40	8	간주	몸 왼쪽과 몸 앞 방향으로 8자 돌리기. 왼쪽 방향으로 90도 몸을 틀어서 8자로 왼쪽부터 4회 돌린 후 정면을 보고 4회 반시계 방향으로 돌린다.왼쪽으로는 8자 돌리기 왼쪽 오른쪽 번갈아 돌리고 정면은 한방향으로 돌린다.
41	8	아직은 아픔도 남아있기에	몸 오른쪽과 몸 앞 방향으로 8자 돌리기. 오른쪽 방향으로 90도 몸을 틀어서 8자로 왼쪽부터 4회 돌린 후 정면을 보고 4회 반시계 방향으로 돌린다. 오른쪽으로 8자 돌리기를 할 때에는 왼쪽부터 치되 안에서 위로 쳐들듯이 한다.
42	8	너무 힘든 게 현실이기에	몸 왼쪽과 몸 앞 방향으로 8자 돌리기. 왼쪽 방향으로 90도 몸을 틀어서 8자로 왼쪽부터 4회 돌린 후 정면을 보고 4회 반시계 방향으로 돌린다.일자 대형으로 선 후 한 명씩 번갈아 한사람은 왼쪽 한 사람은 오른쪽부터 반대로 서서 한다.
43	8	부족하지만 내 어깨에 날개를 달아	몸 오른쪽과 몸 앞 방향으로 8자 돌리기. 오른쪽 방향으로 90도 몸을 틀어서 8자로 왼쪽부터 4회 돌린 후 정면을 보고 4회 반시계 방향으로 돌린다.
44	8	하늘을 향해 소리 칠거야 Uh~	앞으로 돌리면서 대형을 변화 시킨다.한 일자 모양으로 대형을 변화 시킨다.

45	8	이제 힘껏 날아가리라!!!	줄을 목에 건다. 8자 돌리기 왼쪽 오른쪽 한 번 씩 친 후에 줄을 목에 건다.
46	8	망설이지 마라 네 모든 것을 던져	오른팔을 리듬에 맞추어 위로 아래로 움직인다. 왼쪽 어깨에 손을 얹고 오른팔로 위로 아래로 올렸다 내린 후 8박자에 뒤로 돈다. 다리도 사이드 스텝으로 오른쪽 한번 왼쪽 한번 왔다 갔다 한다.
47	8	그 가슴을 불태운 너의 열정으로	왼팔을 리듬에 맞추어 위로 아래로 움직인다. 오른쪽 어깨에 손을 얹고 왼팔로 위로 아래로 올렸다 내린다.
48	8	더 뒤쳐지지 마라 네 세상이 기다려	제자리 찾아가기
49	8	아무 생각하지 말고 앞으로 앞으로	오른발 왼발 크로스하며 돌기. 오른발을 왼발에 엇걸면서 왼팔을 옆으로 펴고 왼발을 오른발에 엇걸고 오른팔을 옆으로 펴면서 한바퀴 돈다.
50	8	뱃놀이 가세 (어기여차) 노 저어 가세 (저기여차)	왼발 오른발 크로스하며 돌기. 왼발을 오른발에 엇걸면서 오른팔을 옆으로 펴고 오른 발을 왼발에 엇걸고 왼팔을 옆으로 펴면서 한바퀴 돈다.
51	8	어깨가 들썩 얼씨구 좋다 대한건아 만세!!!	목에 감은 줄 풀며 되돌리기. 목에 감은 줄을 풀면서 줄넘기 자세를 취한다. 제자리 걸음을 걸으면서 한다.
52	8	뱃놀이 가세 (어기여차) 노 저어 가세 (저기여차)	8자 되돌려 뛰기. 줄을 왼쪽으로 한번 바닥을 치고 오른쪽으로 바닥을 친 뒤 되돌려 뛰기를 한다.
53	8	어깨가 들썩 지화자 좋다 대한열녀 만세~	마무리 (줄걸기). 같은 발을 내밀며 줄을 건다.

영 맨 (Y.M.C.A)

1) 대 상 : 유아로부터 성인까지 누구든지 뛸 수 있음.

2) 대 형 : 혼자서 자유로

3) 구성의 특징 : "Y.M.C.A"를 사람 글자로 구성하고, 기본적인 뛰기로 누구든지 뛸 수 있도록 하였다.

4) 안 무 :

전 주

16호간 : [1] 앉은 자세에서 몸 오른쪽으로 8회, 왼쪽으로 8회, 줄을 잡고 돌린다.

16호간 : [2] 일어서면서 몸 오른쪽으로 8회 돌린 후, 8자 되돌려 뛰기를 한다.

32호간 : [3] 구보로 뛰기

32호간 : [4] 번갈아 2박자 뛰기

8호간 : [5] 줄을 목에 걸고 사람글자 준비를 한다.

8호간 : [6] Y.M.C.A의 사람 글자를 만든다. (5~8)은 리듬을 취한다.

8호간 : [7] [6]과 같음

8호간 : [8] 오른발부터 앞으로 3보 나와, 4보 째에 오른손을 앞으로 내밀며 태권도 동작 앞지르기를 한다.(1~4) 그리고 왼발부터 3보 물러나, 4보 째에 발을 모은다.(5~8)

8호간 : [9] [8]과 같음. 앞으로 나와서 태권도 동작 금강 막기를 한다.(1~4) 그리고 왼발부터 3보 물러나, 4보 째에 발을 모은다.(5~8)

8호간 : [10] [6]과 같음

8호간 : [11] [6]과 같음

8호간 : [12] 시계 반대방향으로 한 바퀴 돈다.

8호간 : [13] 8자 되돌려 뛰기

136호간 : [14] [3] ~ [13]을 반복한다.

128호간 : [15] [3] ~ [12]를 반복한다.

8호간 : [16] 시계방향으로 한 바퀴 돈다.

8호간 : [17] [6]과 같음

8호간 : [18] [6]과 같음

곡의 끝 : [19] 호흡 조절하면서 양손을 위로 올렸다 내리며 마무리

오브라디 오브라다

1) 스텝 : 번갈아 2박자 뛰기, 앞으로 흔들어 뛰기, 옆으로 흔들어 뛰기, 가위바위보뛰기, 엇걸었다 풀어 뛰기

2) 곡의 구성과 특징 : 전주 20호간, 본주 64×5=320호간, 후주 8호간, 합계 348호간 리드미컬한 곡조에 부합하는 레크리에이션용 음악줄넘기

3) 안 무 : 1회선 1도약

전 주

20호간 : [1] 줄을 잡고, 4호간은 전주를 듣고 16호간은 무릎은 가볍게 굽혀 리듬을 취한다.

16호간 : [2] 왼발부터 왼쪽으로 1,2,3으로 나가, 4에서 오른다리를 직각으로 든다. 오른 다리를 오른쪽으로 5,6,7로 나가 마찬가지로 왼쪽 다리를 직각으로 들었다 놓는다. 이것을 반복한다.

8호간 : [3] 왼다리를 축으로 하여 오른발을 뒤에 들어 그 발의 발바닥을 줄을 잡은 왼손으로 두들긴다. 왼발 때도 마찬가지

8호간 : [4] 8자 돌리기에서 되돌려 뛰기로 뛰기 자세

8호간 : [5] 번갈아 2박자 뛰기

8호간 : [6] 앞으로 흔들어 뛰기

8호간 : [7] 번갈아 2박자 뛰기

8호간 : [8] 엇걸었다 풀어 뛰기

64호간 : [9] [2]~[8]의 되풀이

8호간 : [10] 줄을 멈춰 앞에 잡고 8호간 전진

8호간 : [11] 줄을 위로 들어 가위바위보 뛰기

8호간 : [12] 줄을 내리고 8호간 후퇴

8호간 : [13] 줄을 위로 들어 가위바위보 뛰기

96호간 : [2]~[13]의 반복

64호간 : [2]~[8]의 반복

8호간 : 8자 돌리기 마무리

다이어트 줄넘기

불과 100여년 전만 하더라고 인류의 주된 이동수단은 걷고, 달리고, 뛰는 것이었다. 그러나 과학문명의 발달은 각종 생활도구의 혁신을 가져왔고, 인간의 노동을 대신하게 되었다. 결국 우리 인간은 육체의 편리함을 받아들이는 대신 비만이라는 질병을 만나게 된 것이다. 스트레스와 신체활동의 감소, 칼로리 섭취량의 증가 등 각종 복합적 요인이 비만을 더욱 부추기고 있다.

걷기, 달리기, 뛰기는 우리 인간의 기본 운동이자 생활이었다. 그러나 '걷기'와 '달리기'는 물질문명의 대명사인 '자동차'에게 이미 그 자리를 내주었다. 이제 남은 것은 '뛰기운동', 즉 누구나 어디서나 손쉽게 할 수 있는 생활스포츠인 줄넘기 운동만이 남게 된 것이다.

줄넘기 운동을 통해 비만을 퇴치하고 날씬한 몸매로 건강한 생활을 해 나가는 것, 이것이 바로 다이어트 줄넘기의 등장 배경이다. 비만은 질병이라고 한다. 이 질병은 줄넘기 운동을 통해서 예방과 치유가 가능하며, 평생 건강을 유지해 나갈 수 있다.

다이어트 줄넘기의 특징

비만인의 증가와 여성들의 날씬한 몸매 추구는 수 많은 다이어트법을 만들어냈다. 그렇지만 식이요법과 약물요법을 바탕으로 한 기존의 다이어트 방법은 근본적이고 완전한 대책이 되질 못하고 있다. 요요현상이 나타나고 신체에 부작용이 생겨 건강을 해치는 경우도 종종 발생한다. 줄넘기 운동 다이어트는 줄넘기를 통하여 하는 다이어트 방법으로서 다음과 같은 특징이 있다.

운동을 통해서 하므로 믿을 수 있고 확실하다.

운동부족으로 심폐기능과 하체가 약해지고 운동능력의 퇴화현상마저 나타나는 것이 현실이다. 비만의 주원인은 운동부족에 있으므로 운동을 통해서 하는 다이어트가 정도이자 최상의 방법이라 할 수 있다.

땀 흘려 하는 다이어트이다.

땀은 운동에 따른 신진대사의 산물이다. 원활한 신진대사 없이는 건강을 유지할 수가 없다. 즉, 건강은 땀에서 얻을 수 있는 것이다. 땀을 외면하고 건강을 찾거나 살빼기는 매우 어려운 것임을 명심하자.

평생 건강을 보장받는 다이어트이다.

줄넘기는 유산소 운동으로서 심폐기능이 강화되어 체력이 증진되고 순환기 질환을 예방한다. 또 다리의 힘이 세어져서 노화를 방지하므로 평생건강을 유지할 수 있다.

레크리에이션을 겸한 즐거운 운동이다.

줄넘기 다이어트는 흥겨운 음악리듬을 즐기면서 하는 다이어트 방법이자 즐겁

게 뛰면서 체력조성을 동시에 하는 운동방법이다. 현대인의 정신적 스트레스와
육체적 스트레스를 재미있고 즐겁게 음악과 땀을 통해 풀어낼 수 있는 것이다.

혼자서 또는 여럿이 어울려 할 수 있다.
혼자서 할 수도 있고 10명 단위의 동아리로 어울려 하면 효과도 좋고 스트레스
도 잘 풀린다. 스트레스는 함께 어울려야 잘 풀리기 때문이다.

다이어트 줄넘기 운동이 좋은 이유

① 남녀노소 누구나 시간과 장소에 구애없이 즐 길 수 있는 평생 생활체육운동이다.

② 강도 높은 유산소 운동이며 다이어트 효과가 큰 반면 신체에 주는 부담은 적다.

③ 몸에 불필요한 체지방이 줄어들어 날씬하고 탄력있는 몸매를 만들어 준다.

④ 심폐기능이 강화되고 체력이 증진된다.

⑤ 성장기 청소년의 키를 크게 하는데 도움이 된다.

⑥ 뼈를 튼튼하게 해서 골다공증을 예방한다.

⑦ 다리힘이 강화되므로 노화방지 효과가 있다.

⑧ 운동을 통해 땀을 흘리므로 스트레스 해소가 된다.

⑨ 온가족이 함께 즐 길 수 있는 가정스포츠이다.

⑩ 비만, 당뇨, 고혈압, 우울증, 위장장애와 같은 문명병의 치유 및 예방효과가
　크다.

⑪ 리듬감각, 타이밍감각, 순발력이 강화되어 기초체력 훈련으로 적합하다.

다이어트 스텝

1. 구보로 뛰기(앞뒤이동)

제자리에서 조깅하는 것처럼 가볍게 뛴다.

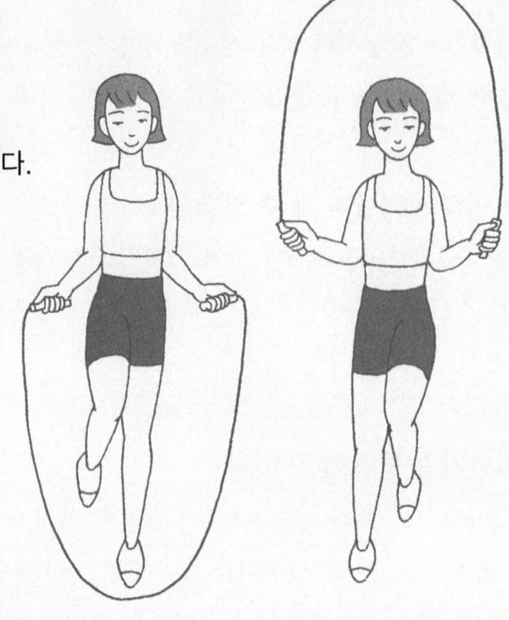

2. 번갈아 2박자 뛰기(앞뒤이동)

왼발로 두 번 오른발로 두 번 번갈아 뛴다. 제자리에
서 가볍게 뛴다.

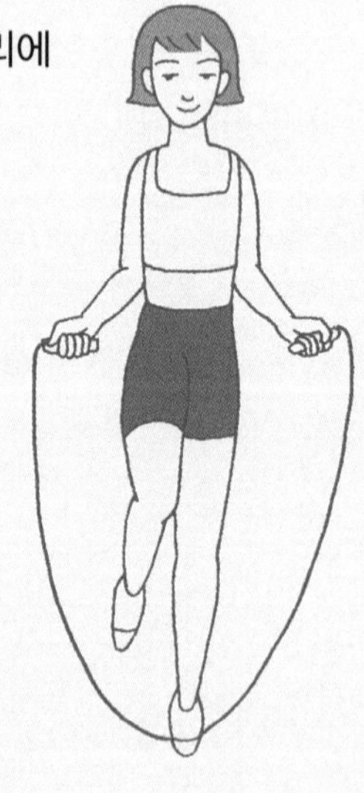
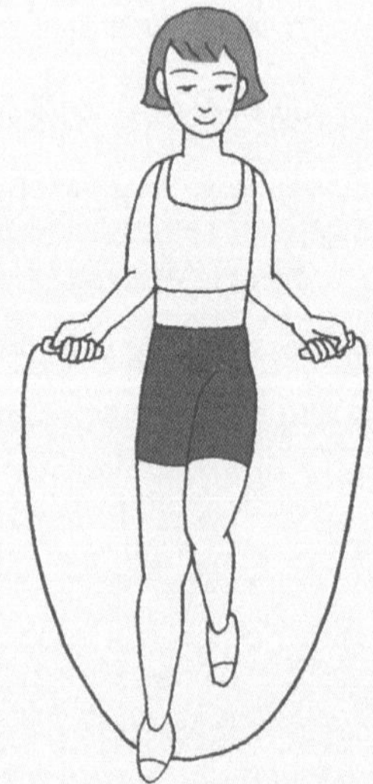

3. 십(十)자 뛰기

번갈아(좌우) 2박자 뛰기와 앞뒤로 2박자 뛰기를
짝지은 뛰기이다. 보폭은 너무 크게 하지 않는다.

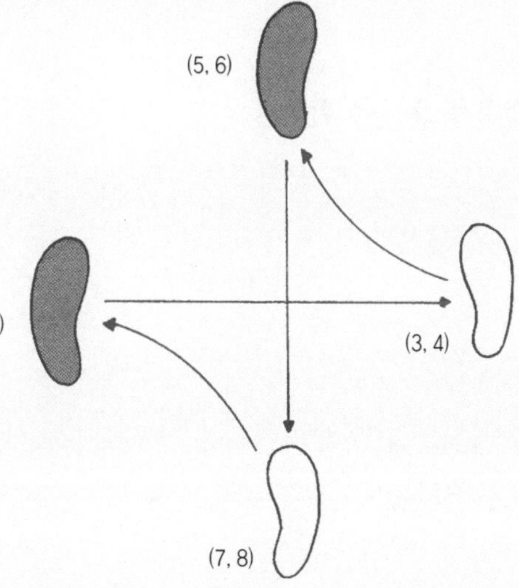

4. 옆으로 흔들어 뛰기

좌우의 발을 옆으로 튕기는 것처럼 흔들면서 뛴다. 다리의 힘을 빼고 너무
크게 흔들지 않도록 한다.

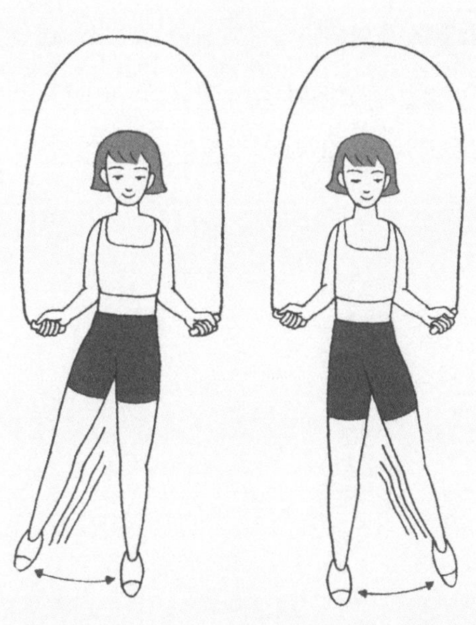

5. 앞으로 흔들어 뛰기

뒤에 든 다리는 깊이 굽혔다가 살짝 놓는다. 발
끝은 지면을 향한다.

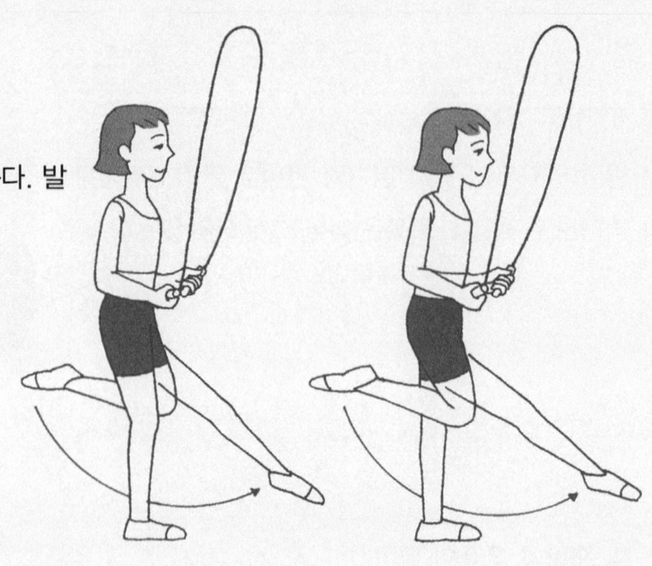

6. 뒤들어 모아뛰기

A처럼 발을 들고 B와 같이 양발을 모아 뛴
다. 장시간 뛰거나 좌우 이동할 때 적합한
스텝이다.

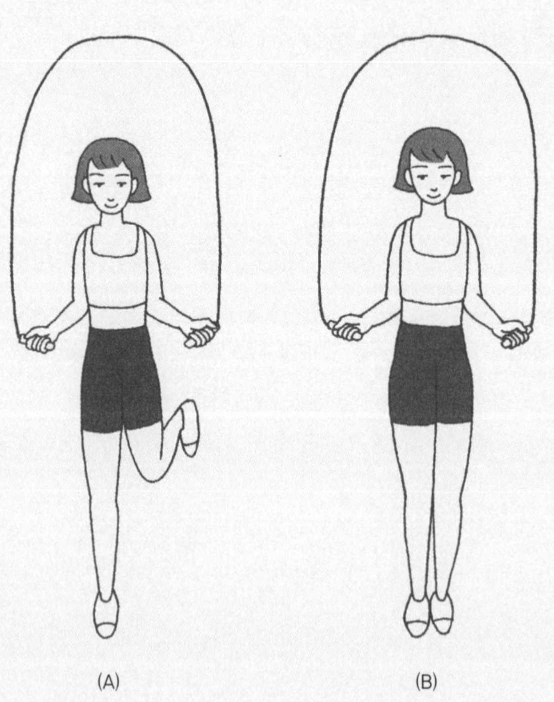

되돌려 뛰기(숨고르기, 연결동작)

8자 돌리기와 8자로 돌려 되돌려 뛰기(8호간)

줄을 몸앞에서 8자를 그리는 것처럼 좌우로 헛돌린다. 8자 돌리
기 4호간, 왼쪽 되돌려 뛰기 4호간으로 뛰기 시작한다.

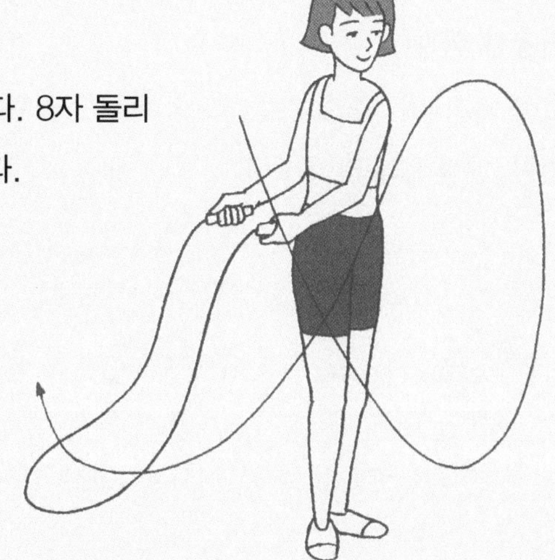

되돌려 멈춤

오른손은 앞, 왼손은 뒤로 뒤돌려서 줄을 멈춘다. 오른발을 앞에 내어
발끝을 돌려 줄을 건다.

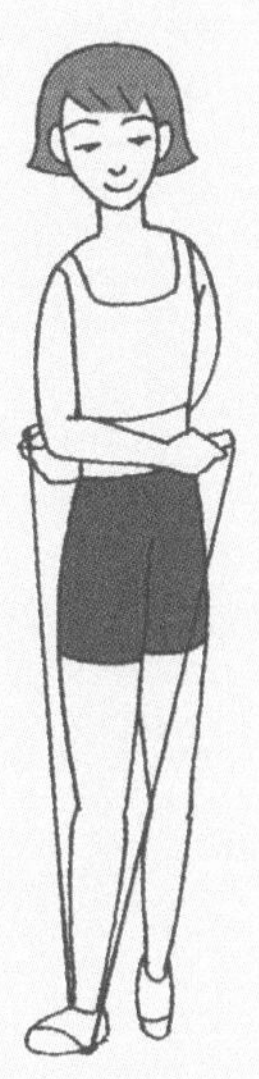

되돌려 뛰기

줄을 넘지 않는 줄넘기의 대표적 종목으로 활용도가 높다. 운동량 조절, 호흡조절, 몸돌림, 줄방향 전환, 이동 등에 많이 쓰인다.

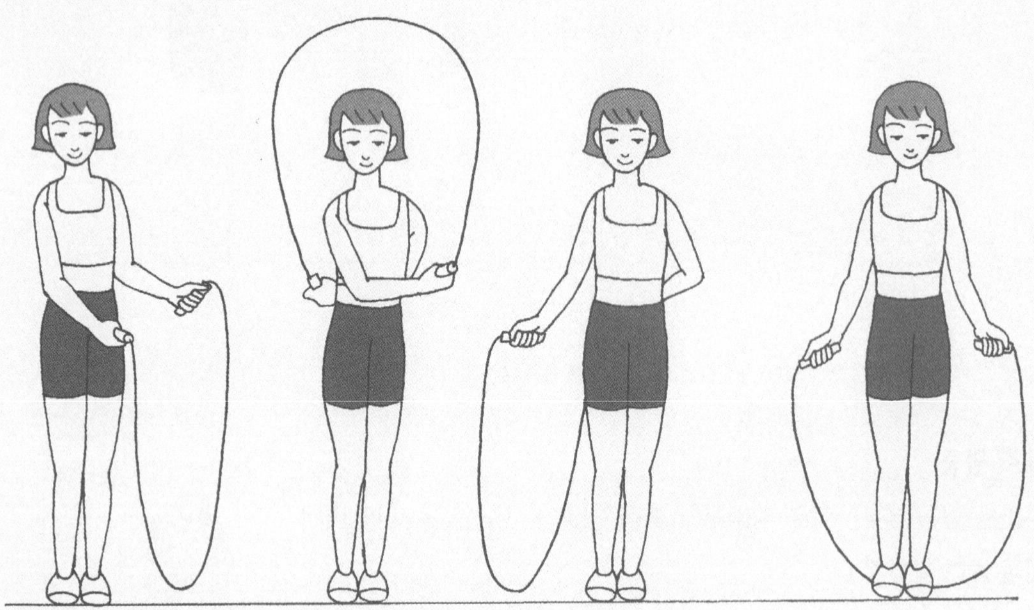

되돌려 엇걸어 앞에 내어 뛰기

왼쪽 되돌려 뛰기를 할 때 오른발을 왼발 앞에 엇거는 것처럼 낸다.

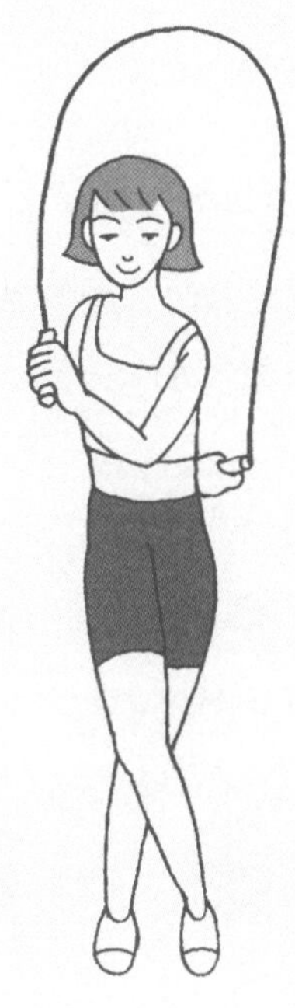

되돌려 옆으로 들어 뛰기

왼쪽 되돌려 뛰기를 할 때 왼쪽으로 줄을 헛돌리고 되돌려서
줄이 위로 올라 갈 때를 맞춰 왼발을 왼쪽에 든다.

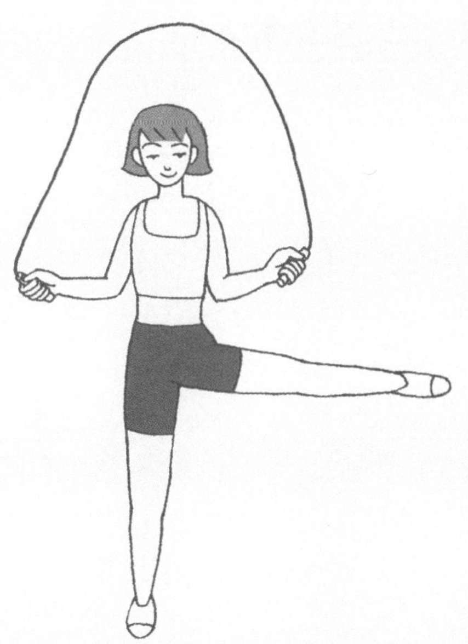

되돌려 옆 흔들어 뛰기

되돌리기에서 줄이 오른쪽 바닥을 두들기고 있을 때에 왼발을 왼쪽 옆으로 흔들어 올린다. 가장 화려하고 역동적인 되돌려 뛰기이다.

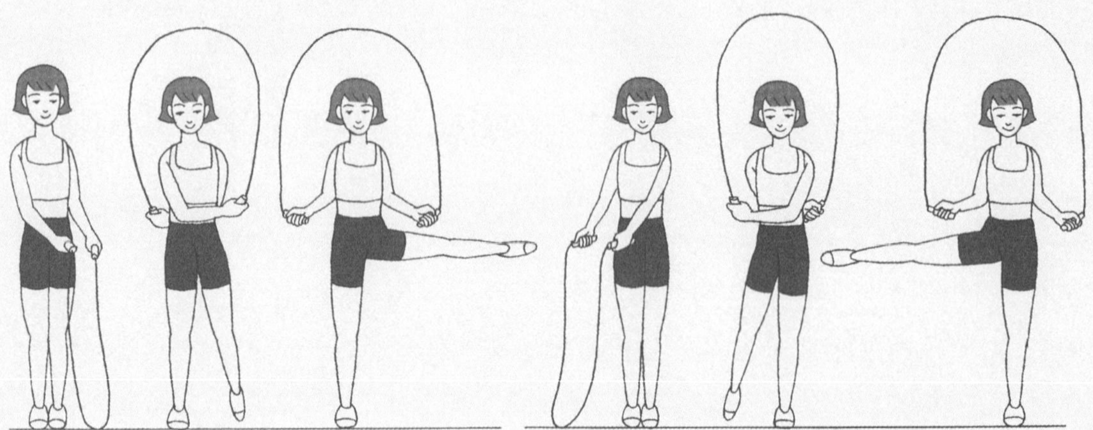

줄넘기 다이어트를 돕는 식이요법

운동량이 많아지면 칼로리 소비가 늘고 더불어 음식섭취량도 많아지게 된다. 당연히 섭취칼로리가 늘게 되므로 다이어트의 효과는 기대할 수 없다. 따라서 효과적인 다이어트를 위하여 보다 개선된 식이요법이 필요하다.

줄넘기 운동은 공복시 오래 할 수가 없으므로 기존의 식이요법으로는 한계가 있다. 결국 식사량은 동일하게 하면서 저칼로리 식품 섭취를 늘려서 섭취칼로리량을 줄이는 것이 최선책이라 하겠다.

정상인의 경우 1일 하루 칼로리섭취량은 남성이 2,000~2,600cal, 여성이 1,800~2,100cal 가 된다. 이 중 10% 정도인 200cal를 매일 적게 섭취하면서 다이어트 줄넘기 운동과 병행하면 체중감량을 손쉽게 이룰 수가 있고, 더불어 탄력있고 건강미 넘치는 몸매를 만들어 나갈 수 있다.

저칼로리 식품인 야채를 많이 먹고 당질과 지방질의 섭취를 줄인다.

야채에는 엽채류(배추, 시금치, 미나리, 산나물, 파 등), 근채류(감자, 고구 마, 무, 당근, 앙피, 미늘), 과채류(호박, 오이, 참외, 수박, 도마토 등)가 있다. 모두 저칼로리 식품으로 섬유질이 많고 비타민과 미네랄 성분이 들어 있어 다이어트 식품으로 적합하다. 특히 감자는 소화가 잘되고 조금만 먹어도 포만감을 느낄 수 있어서 다이어트 식품으로 적합하다. 감자에는 비타민과 무기질이 풍부하게 들어있어 동맥경화를 막아주고, 당뇨병 예방, 감기 저항성 증진 등의 역할을 한다. 또한 탄수 화물 식품 중에 칼로리가 높지 않으면서 알카리성 식품이므로 산성식품인 육류, 유제품, 생선 등과 함께 먹으면 영양의 균형을 유지할 수 있다.

당질과 지방질의 섭취를 줄이고 콩이 든 현미식이나 잡곡밥, 콩제품, 생선류를 많이 먹는다. 과도한 동물성 지방질이나 단 음식은 비만의 주요원인 중 하나이므로 피하고, 대신 단백질을 충분히 섭취하기 위하여 고기, 생선, 우유 외에

콩 종류의 식품을 많이 먹는다.

콩은 단백질이 풍부할 뿐만 아니라 식물성 지방은 양질이어서 동맥경화, 고혈압, 당뇨, 비만 방지와 골다공증 예방 치료에도 효과가 있다.

비만의 1차적 원인이 되는 잘못된 식생활을 개선하여 건강이상 증상을 예방한다.

칼로리의 과잉 섭취가 비만의 원인임에는 분명하나 이 사실만으로는 비만의 원인을 전부 해명할 수 없다. 1차적으로 잘못된 식생활이 그 원인이며, 이것이 2차적으로 수분대사 이상, 저혈당 증세, 호르몬 분비 이상, 갑상선 기능 저하, 혈액순환장애, 변비 등 건강 이상 증상을 유발시켜 복합적인 비만 원인으로 작용한다.

다음은 잘못된 식생활의 대표적인 예인데 이와 같은 식습관은 체내 에너지의 불규칙적인 공급과 영양불균형을 만들어 세포의 활동 저하, 즉 기초대사 저하로 '물만 먹어도 살이 찌는' 비만의 직접적인 원인이 된다.

비만의 원인이 되는 잘못된 식생활의 예

불규칙한 식사 습관

일정하지 않은 식사 시간과 늦은 밤에 먹는 것, 간식을 자주 하는 것은 비만의 원인이 된다. 하루의 식사량은 아침, 점심, 저녁으로 나누고 지방을 규칙적으로 소비시키는 것이 이상적인 식사법이다.

아침식사는 반드시 하도록 한다.

밤에 잠자는 동안 뇌의 활동을 위해 탄수화물을 사용하였으므로 아침밥을 먹게 되면 활기찬 하루를 시작할 수 있다. 아침식사를 거르는 사람이 하루 세끼 꼬박 먹는 사람보다 살이 더 찌기 쉽다.

한끼를 굶은 후 다음 식사는 폭식을 한다.

한번에 많이 먹으면 지방 섭취량이 증가된다. 스트레스에 의한 폭식도 비만의 원인이 된다.

편식

밀가루 음식이나 양식을 자주 먹는 것, 고칼로리 인스턴트 식품을 선호하는것, 또 편식은 영양의 불균형을 초래하고 비만의 원인이 된다.

식사 속도가 빠르다.

속식은 과식을 초래한다. 천천히 먹으면 포만감도 더해져 적게 먹게 된다. 적당량의 식사를 즐기면서 먹도록 한다.

짜고 맵게 먹는다.

자극적인 것은 식욕을 증진시키므로 과식의 원인이 된다. 순한 맛을 좋아하는 것이 감량의 지름길이다.

비만은 질병이다. 건강한 몸매는 운동으로 다져진 탄탄한 근육과 다양한 종류의 음식을 골고루 섭취하는 균형잡힌 식생활, 부지런한 생활습관이 조화를 이룰 때 만들어진다. 특히 식이요법을 개선해 나가면서 줄넘기 운동을 꾸준히 한다면 체지방을 줄이는 것은 물론 멋진 모습의 몸매로 체중감량에 성공할 수 있을 것이다.

레크리에이션 줄넘기

줄넘기 운동이 오랜 옛날 아동들의 놀이에서 비롯되었음을 이미 밝힌 바 있다.

이하에서는 줄넘기 운동을 레크리에이션의 한 범주로서 놀이적 측면을 부각시켜 살펴보고자 한다. 줄이라는 도구를 이용하여 땀과 웃음이 병행될 때 진정한 스트레스 해소가 이루어질 수 있다.

스트레스와 레크리에이션

현대 인류 문명의 발전은 인간에게 막대한 편리함도 주었지만 반면에 운동부족과 과도한 정신 자극 등 해로운 스트레스를 가져왔다.

스트레스라는 것은 뒤틀림, 곧 신체와 마음의 뒤틀림을 말한다.

스트레스를 푸는 방법으로는 레크리에이션이 효과적이다. 레크리에이션이란 말은 되돌려 놓는다는 뜻을 내포하고 있다. 곧 스트레스에 의해 뒤틀린 심신을 정상 상태로 되돌려 놓아 안정시킨다는 뜻이다.

신체활동의 부진에서 오는 스트레스는 운동을 통해 풀어야 한다. 운동을 통해 땀을 흘리면 체내의 신진대사가 왕성하게 되어 혈압을 정상화시켜 줌은 물론 각종 성인병 등 여러 질병을 완화 내지 치유해 준다.

레크리에이션으로서의 줄넘기 운동

줄넘기 운동은 본질적으로 레크리에이션으로서의 요건을 풍부하게 갖추고 있다. 첫째, 줄넘기 운동의 3요소는 리듬과 타이밍과 밸런스인데 줄넘기의 반복 리듬은 음악과 잘맞아 누구나 즐길 수 있다. 둘째, 줄넘기 운동, 특히 긴줄넘기는 자연발생적으로 어린이들에 의해 창작된 놀이에서 비롯되었고, 오늘날까지 세계 각국에서 그 나라의 전래동요와 함께 전승되어 훌륭한 놀이문화를 형성하고 있다. 셋째, 줄넘기 운동은 줄이라는 장애물을 뛰어넘는 도약운동으로서 본능적으로 즐거워지는 운동이다. 넷째, 줄넘기 운동은 종합적인 전신 운동으로서 신체 각기관의 균형적인 발달을 가져온다. 또한 신체 기능의 조절 역할을 할 뿐만 아니라 5분만 뛰어도 땀이 나고 신진대사가 왕성해 진다. 다섯째, 줄넘기 운동은 실행하기가 쉽다. 운동량의 자유성이 있다. 남녀노소 신체적 조건을 가리지 않고 함께 참여하여 어울려서 같은 리듬으로 뛸 수 있고, 단체줄넘기의 경우 공동체의식과 협동심 등의 사회성이 길러진다. 이 사회성은 스트레스 해소에 매우 중요하다. 스트레스는 어울려야 잘 풀리기 때문이다.

이상과 같이 줄넘기 운동은 본질적으로 레크리에이션으로서의 요건을 갖추고 있다. 레크리에이션으로 활용할 수 있는 다양한 줄놀이와 후프놀이를 살펴본다.

줄 빠져 나가기 놀이

빠져나가는 운동은 뛰어넘는 운동과는 대칭적인 운동이다. 빠져나가기 위해서는 도약력보다는 스피드, 스피드보다는 타이밍을 포착하는 것이 더 중요하다.

1. 긴줄 빠져 나가기

긴줄넘기 지도의 앞단계 과정이다. 줄을 넘지않고 빠르게 줄 밑을 빠져나간다. 처음엔 긴줄과 90도로 마주 보고 있는 상태에서 뛰어 들어가고, 익숙해지면 대각선 방향으로 줄 빠져 나가기를 해본다.

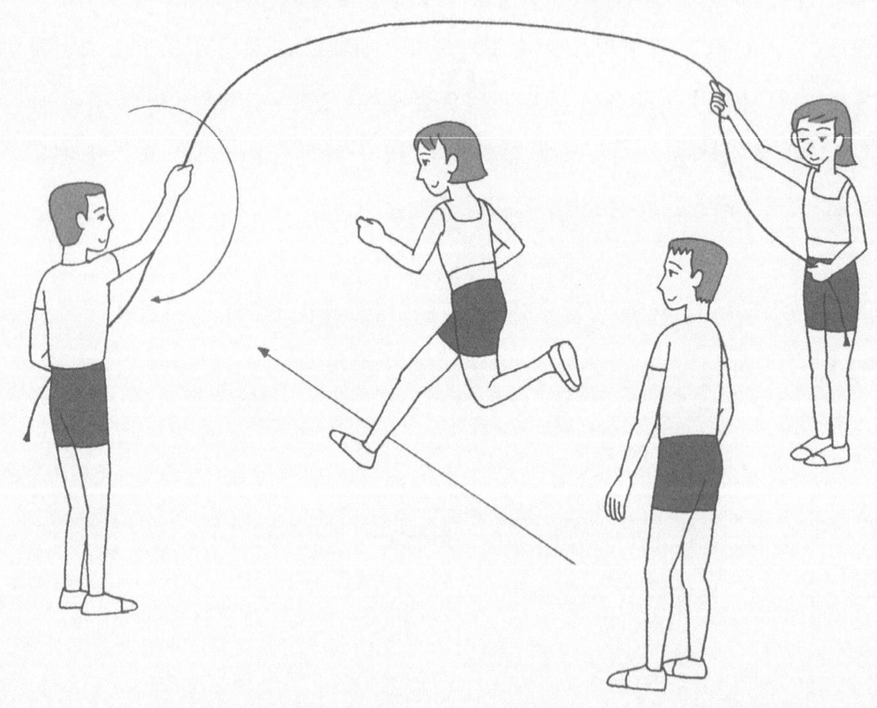

2. 복선 줄 빠쪄나가기

여러개의 복선 줄을 같은 방향으로 일제히 돌리고 빠져나간다. 줄 돌림을 점점 빠르게 한다. 같은
방향 같은 속도로 돌리는 것이 중요하다.

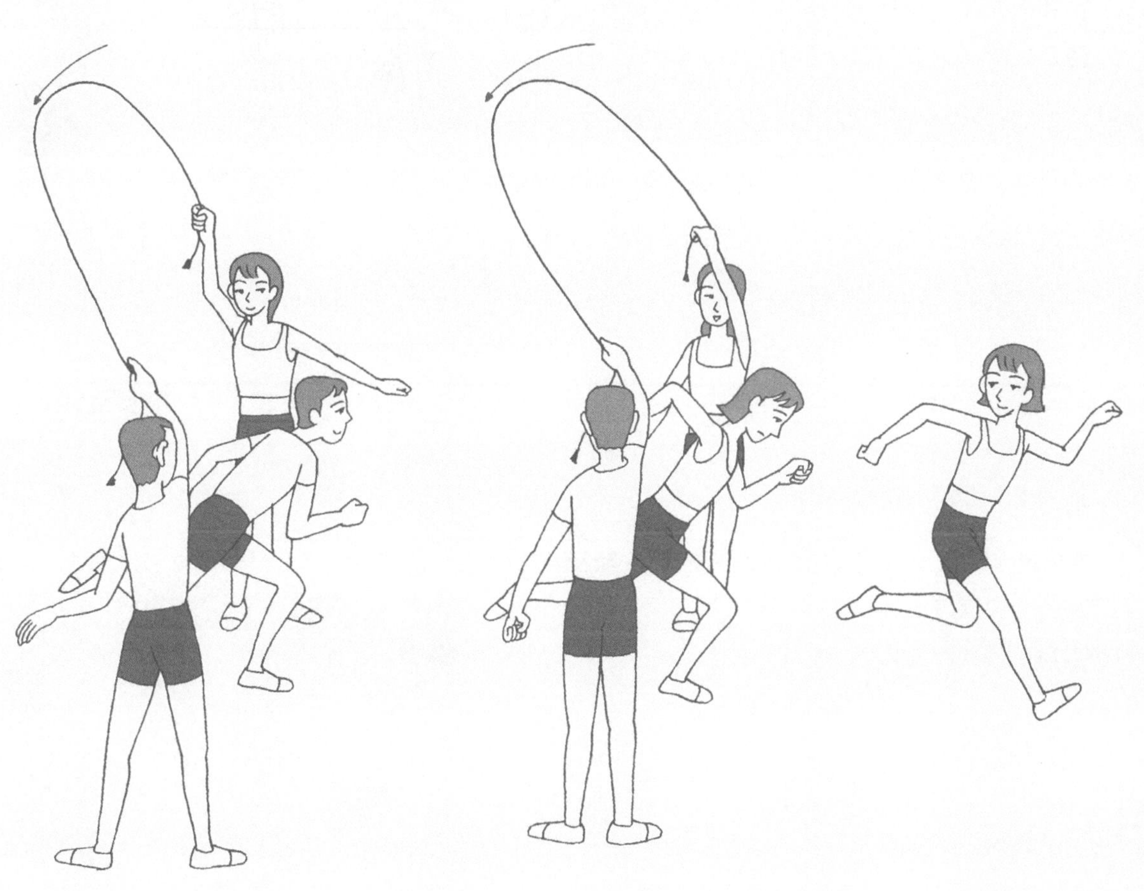

3. 한발 잡고 빠져나가기

배웅줄이 바닥을 칠 때 한발을 잡고 빠져나간다. 빠져
나가는 찬스를 만들어 주는 것과 같은 줄돌리기가 필
요하다. 발을 바꿔서 해 본다. 처음에는 발을 붙잡지
말고 요령이 생기면 잡고 한다.

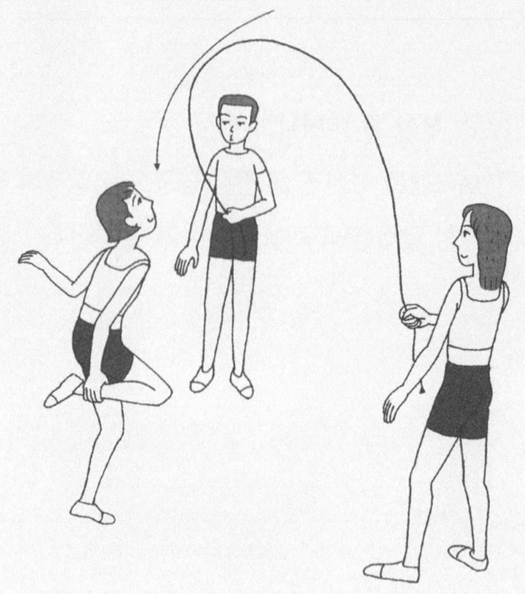

4. 양손 맞잡고 빠져나가기

양손을 맞잡고 사이드 스텝으로 배웅줄을 빠져나간
다.

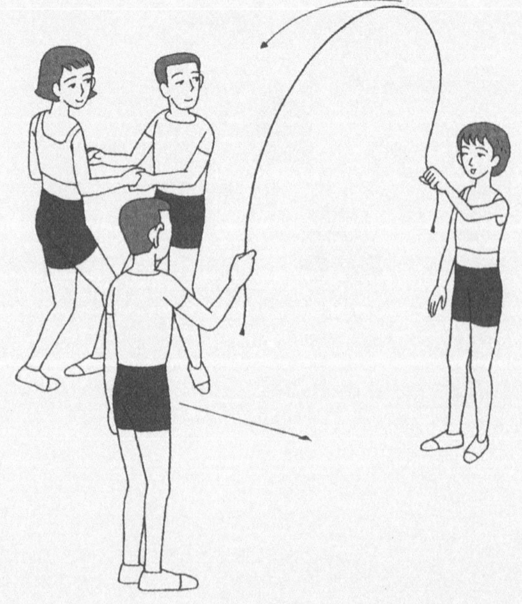

차은영의 Fun 줄넘기

5. 등에 업고 빠져나가기

배웅줄이 바닥을 칠 때 빠져 나간다. 처음에는 천천히 크게 돌린다. 걸리면 줄 돌리는 자와 교대한다.

업는 사람도 교대한다. 파워를 필요로 하는 운동으로서 힘과 지구력을 기르는데 효과적이다.

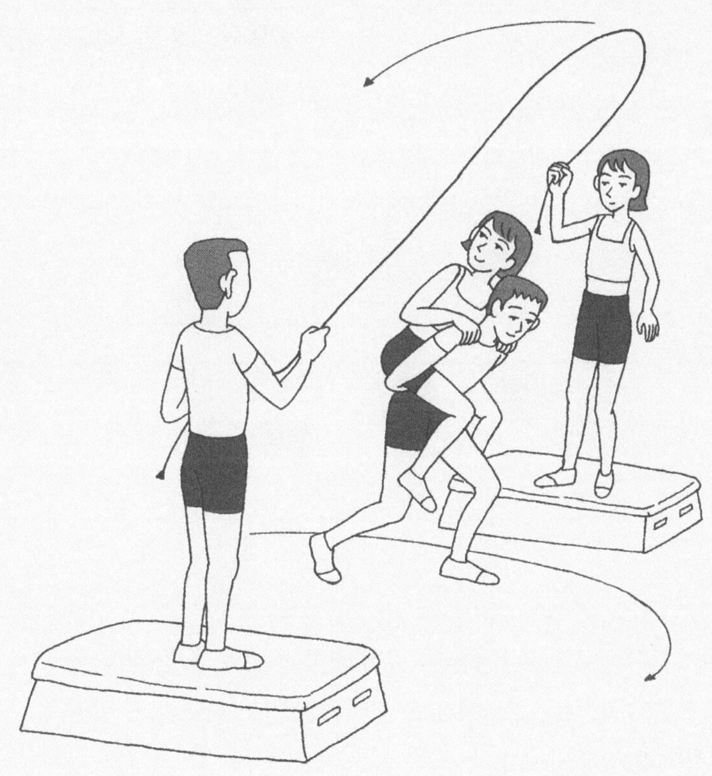

줄다리기, 줄타기

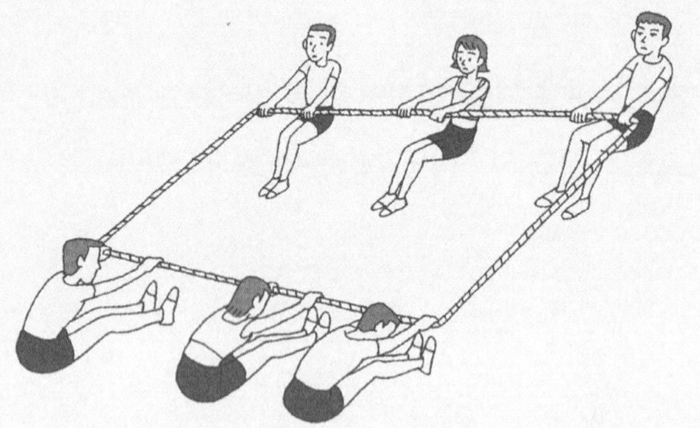

줄다리기

전통적이며 대중적인 승부오락의 한 놀이
이다. 학교나 단체에서 협동심을 기르는
데 매우 유용한 놀이방법이다. 줄다리기
는 전통적인 방법 외에 4각 줄다리기 방
법도 있다.

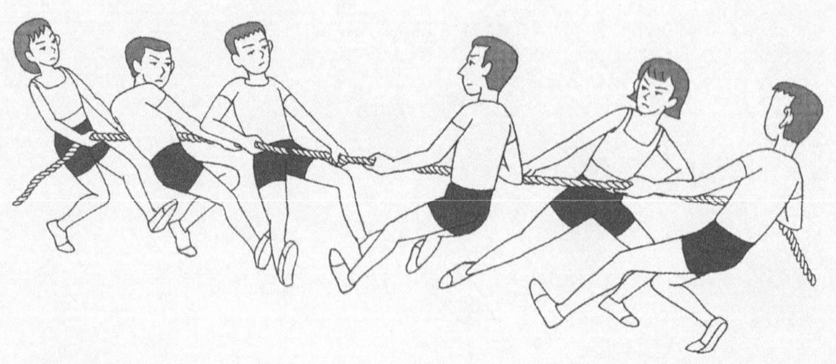

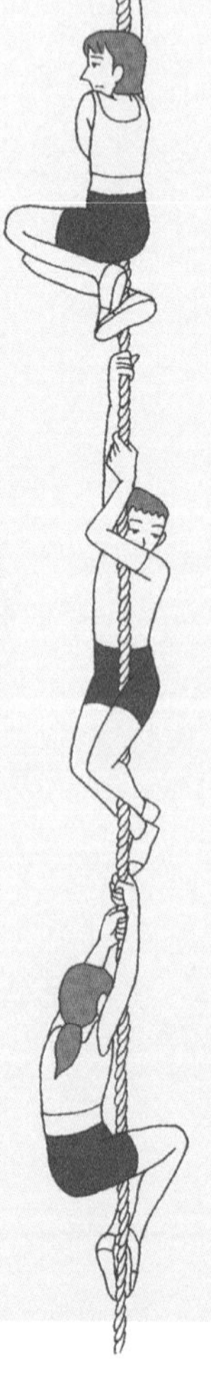

줄타기

각 팀의 경기자는 1열로 정렬해 각각 줄타기용 줄 앞에 선다. 신호로 줄을 잡고 줄타
기를 시작한다. 미리 줄에 표시를 해둔 위치에 닿으면 다음 사람이 실시한다. 악력증
진과 팔근육 발달에 더없이 좋은 운동이다.

후프놀이

1. 굴리기(2인)

맞서서 동시에 굴리고 상대편 것을 잡는다. 후프의 진로가 같으면 부딪히므로 방향조절이 필요하다.

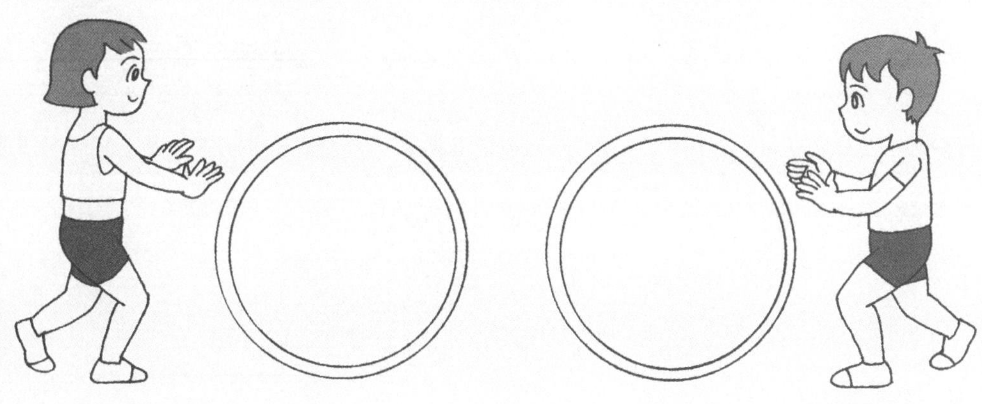

2. 후프 뛰어넘기

줄넘기 배우기 전에 실시하면 좋다. 줄넘기하는 식으로 양손으로
잡고 후프를 돌려서 뛰어 넘는다.

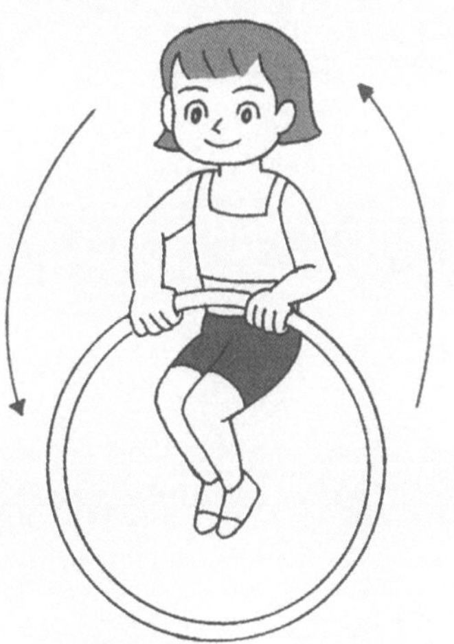

3. 훌라후프

허리로 돌리거나 목, 손목으로도 돌릴 수 있다.

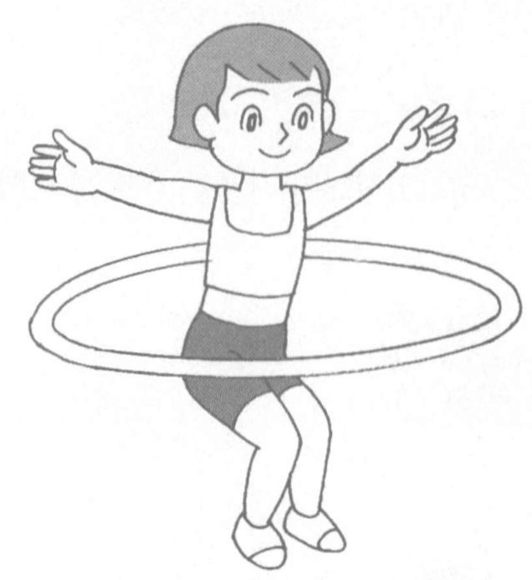

4. 터널 빠져나가기

후프를 약간 높여서 손부터 뛰어 들도록 한다. 후프의 높이를 여
러 가지로 하여 달리면서 빠져나가거나 타넘거나 한다. 이어달리
기 경주로도 유용하다.

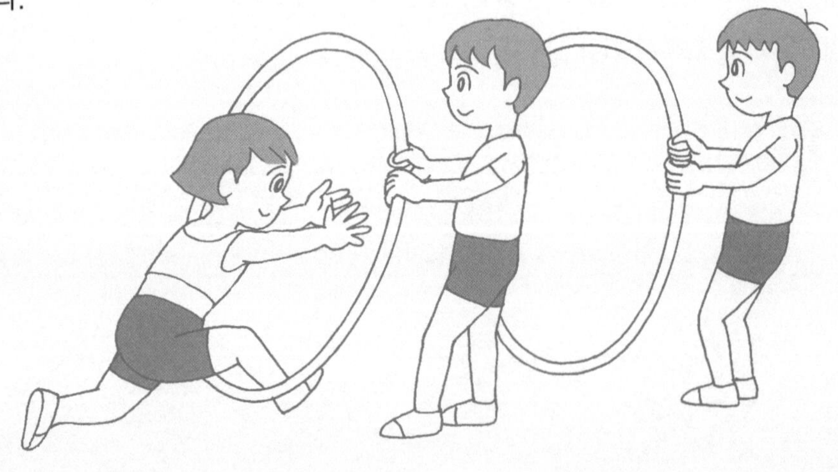

5. 앞배로 후프 운반

두사람이 후프를 배와 배 사이에 대고 떨어지지 않게 하면서 옆으로 이동한다.

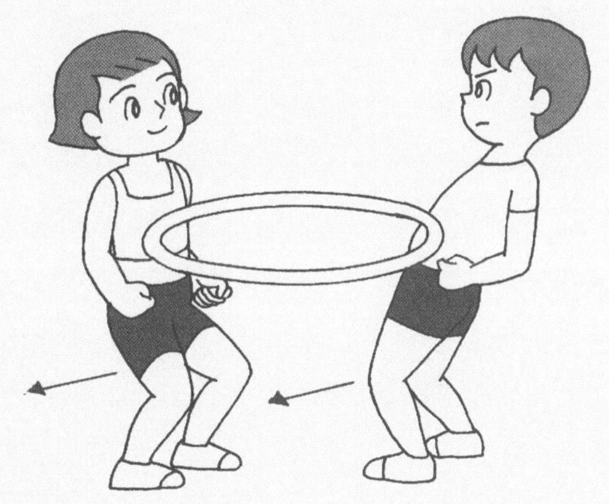

6. 엉덩이로 밀어내기

후프 속에서 등을 돌리고 엉덩이로 밀어낸다. 한발이라도 나가면
진다. 작은 후프인 경우 엉덩이를 맞대고 큰 후프에서는 떨어져
시작한다.

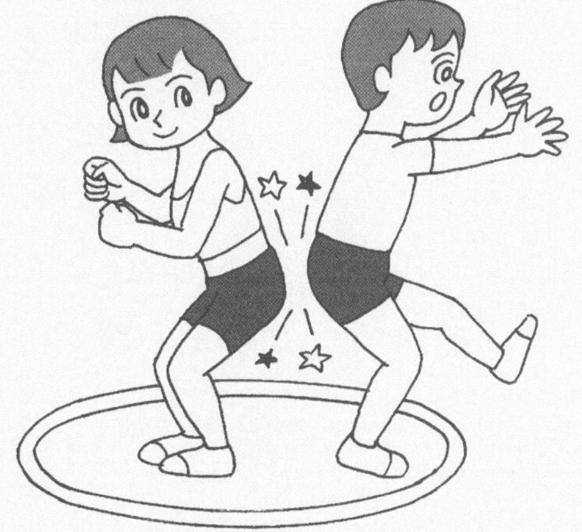

7. 밀어내기

4~5명이 후프 속에서 팔짱을 끼고 밀어내기를 한다. 후프에서 밀려난 사람은 빼고 마지막까지 남은 사람이 승자가 된다.

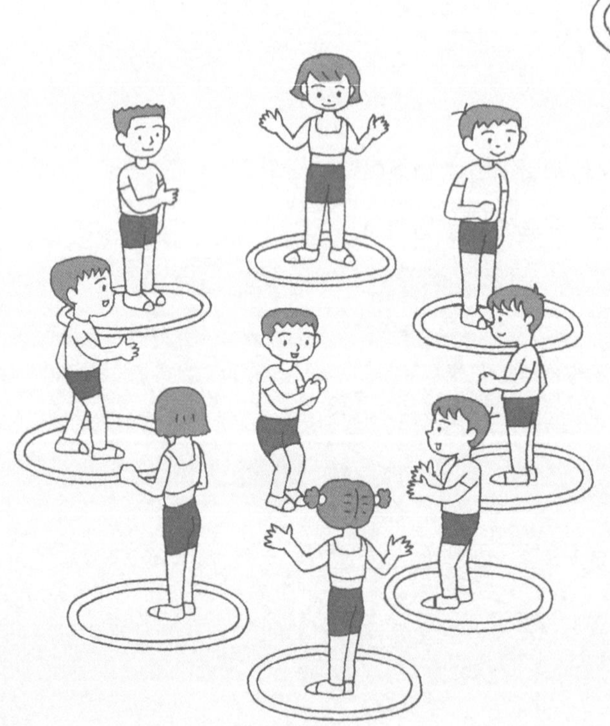

8. 섬 이동 게임

후프 8개 정도를 준비하여 원형으로 놓는다. 원 가운데로 술래가 들어가 그 신호로 다른 후프로 이동한다. 신호로는 "한발뛰기로 이동", "양발모아 뛰기로 이동"등으로 바꿔서 한다.

 차 은 영 의 **Ｆ ｕ ｎ** 줄 넘 기

발라프 놀이

놀이방법은 링을 발목에 끼우고 공을 돌린 후 반대쪽 발에 부딪히지 않도록 재빨리 발을 번갈아 떼면서 뛴다.

어느 정도 숙달되면 그림과 같이 한사람이 '발라프'를 돌리고 다른 사람이 옆이나 뒤에서 함께 뛰면서 2~3명이 같이 놀이할 수 있다.

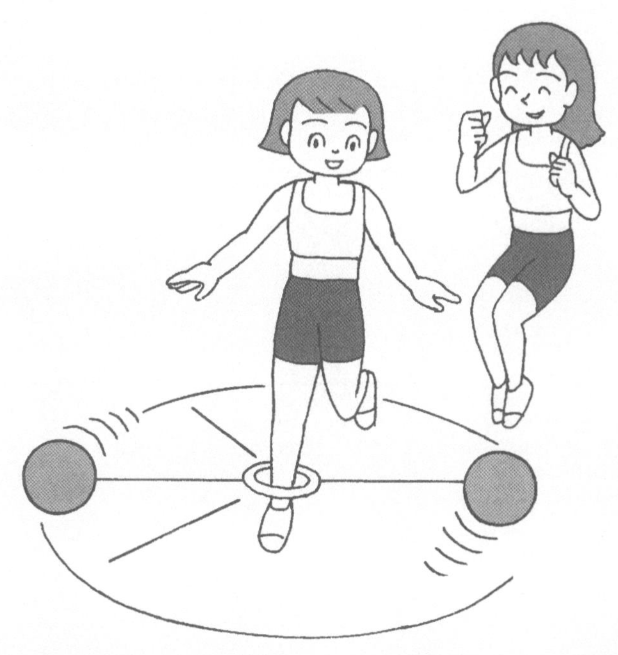

PART 6

줄넘기 가르치기

줄넘기 지도 개관

지도의 기본

줄넘기는 남녀노소 누구나 배울 수 있고 개인이나 단체에서 즐길 수 있는 보편적인 운동이다. 줄넘기 운동을 보다 효과적으로 하기 위해서는 기술습득 및 특성에 대한 이해가 필요하다.

그러나 기술습득이 줄넘기 운동의 최종목적이 아니므로 지도자는 줄넘기 운동의 효율적 지도를 통해 올바른 기술 습득은 물로 실생활에서의 활용과 심폐기능의 강화, 협동심 함양 등 줄넘기 운동의 가치를 알게 해야 한다.

'지도'란 자신이 아는 것을 잘 알지 못하는 상대방에게 전하는 것이며, 각자의 개성을 고려해서 계획적으로 인도, 육성하는 일이라 할 수 있다. 즉 일정한 소재를 매개체로 가르치는 자와 배우는 자 사이에 성립하는 사회적 신뢰관계인 것이다.

따라서, 지도자는 뚜렷한 목표를 세우고, 목표달성을 위한 세부적인 계획을 수립해서 구체적으로 지도해야 한다.

지도의 기본적인 사항

줄넘기 지도의 기본적인 사항은 다음과 같다.

① 기술적 부분

- 타이밍, 리듬 감각의 습득과 활용

- 줄 조작의 습득과 활용

- 자세, 동작의 습득과 활용

② 환경

- 장소, 용구, 복장

- 심리상태 (흥미의 지속, 적극성 조장)

- 생리적인 면 (운동에 적합한 상태)

지도자의 자질

자기중심적인 언동이나 비판적인 태도는 좋은 효과를 기대할 수가 없다. 지도에 있어서는 항상 부드러운 분위기 속에 때로는 엄격함을 병행하는 것이 중요하다. 지도자의 중요한 조건은 신뢰받는 인간성, 정확한 기술의 시범, 적절하고 풍부한 지도법이라 하겠다.

기술의 이해와 지도

안전성에 대한 배려

줄넘기는 그렇게 위험한 운동은 아니지만 짧은 시간동안 심하게 운동하는 경우 근육통이나 피로감의 문제가 발생할 수 있다. 아무리 즐겁고 재미있는 운동일지라도 신체의 고통이 수반된다면 흥미를 잃게 된다. 지도자는 안전의 확보, 피로의 예방 등 현장지도에 있어서 개개의 학습자에 대한 보살핌에 신경을 써야 한다.

수준에 맞게 지도	학습대상자의 수준을 고려한다. 초보자의 줄넘기는 짧은 시간에 대량의 에너지를 소비하므로 지도자는 항상 학습자의 입장에서 지도해야 한다. 기술수준을 높일 경우 단계적으로 진행한다. 급하게 수준을 높이면 대상자가 심한 피로를 느끼게 되므로 주의한다.
자신감 고취	기술의 미숙이나 연습부족은 집단 속에서 불안감, 위화감, 수치심을 낳고 효과를 기대하기 어렵다. 참가하고 있는 학습자의 입장이나 사정을 이해하고 자신감을 갖게 해준다.
장소의 조건	줄넘기의 학습성과는 환경의 영향을 많이 받는다. 실내, 실외, 바닥면의 조건, 풍향등 지도장소로 적합한지 고려해야 한다.

기술의 이해

줄넘기의 기술은 여러 가지 운동요소를 포함하고 있다. 타이밍, 리듬, 줄다루기, 줄의 회전, 자세, 팔다리의 동작 등 어느 것을 빼도 기술은 불안정한 것이 되고 만다. 이러한 요소가 서로 어우러져 양적, 질적, 시간적으로 변화함으로써 각종의 기술이 형성되어 간다.

운동요소간의 관계와 총체적인 구조를 이해하고 종합적으로 연습하는 것이 필요하다. 기술에 나타난 형태만을 본 받는 것은 과오를 범하기 쉽다. 반면 이론과 동작의 정확하고 구체적인 이해는 과오를 줄이고 바른 기술의 파악에 도움을 준다.

동작의 분석

다리와 팔의 동작은 다음과 같이 분석된다.

① 1박자, 2박자, 3박자, 4박자 등

② 양발 모아뛰기, 구보로 뛰기, 앞으로 흔들어 뛰기, 옆으로 흔들어 뛰기, 뒤들어 모아뛰기

③ 앞돌리기, 뒤돌리기, 앞엇걸어 뛰기, 뒤엇걸어 뛰기, 앞뒤 엇걸어 뛰기

④ 앞뒤 좌우로의 이동

⑤ 큰 동작, 작은 동작 : 어깨, 팔꿈치, 손목, 무릎관절, 무릎, 발목

⑥ 빠른 동작, 느린 동작

⑦ 강한 동작, 약한 동작

이것들은 그 사용법이나 짝짓기에 따라 기술의 특징이 되고 목적이나 용도를 결정짓는 중요한 요소가 된다. 이렇게 동작의 분석을 하는 일은 기술의 이해를 도와주며 정확하게 지도할 수 있는 바탕이 된다.

동작의 의미

하나의 동작은 여러 가지 의미를 지니고 있다. 예를 들면 큰 동작은

① 미숙하기 때문에 생기는 것

② 하기 쉽도록 하기 위한 것

③ 알기 쉽게 하기 위한 것

④ 교정의 의미를 가지고 있는 것

⑤ 필요성에서 하는 것

등을 나타내고 있다. 이와 같은 동작의 의미를 바르게 이해해야 한다.

지도법에 대해서

기술은 끊임없이 발전해 가는 것이다. 따라서 지도법도 목적에 맞게 보다 나은 방법을 연구하고 변화시켜 나가야 한다. 누구나 새로운 것을 시작할 때는 다소 불안감을 갖는다. 초보자 가운데 "나는 태어날 때부터 운동신경이 둔하니까"라는 선입견 때문에 줄넘기의 지속 시간, 횟수, 2회선 이상의 다회선 등 학습이 소극적으로 되는 경우도 있다. 피로의 고통, 다회선 뛰기의 어려움 등 학습과정에서 발생하는 스트레스를 물리치면서 연습에 대한 의욕을 갖게 하고, 발전의 속도를 높이면서 목적에 도달시키는 것이 바로 지도이다.

기술지도의 요점은 알기 쉽게, 쉬운 것부터 어려운 것으로, 또 동작은 커다란 것에서부터 정확하고 부드러운 것으로 진행시키는 것이다.

지도의 형태

지도의 형태에는 일괄지도, 개별지도, 소집단(그룹)지도 등이 있고, 지도자와 학습자의 인원 비례나 목적에 관련하여 상응하는 형태를 취하게 된다.

① 일괄지도

지도자의 인원수에 비해 학습자가 많을 경우에 쓰인다. 지도가 획일적이 되기 쉬운 반면 학습 내용이 같으므로 다른 것과 비교 검토할 수 있다.

　또 동일시간 내에 일정한 연습법을 많은 사람에게 줄 수 있고, 경우에 따라 학습자간에 경쟁적 분위기가 생기므로 성과에 차이가 생기게 된다. 성공자는 의욕이 더욱 높아지나 부진한 학습자는 반대로 의욕을 상실하게 되는 경우도 생기므로 주의를 요한다.

② 개별지도

대상이 적은 경우의 지도 형태로 지도가 철저하게 이루어진다. 결점의 교정도 하기 쉽고, 초보자의 단계에서 특히 효과가 있다. 다만 지속적인 지도자의 지도를 받게 되므로 지나친 긴장으로 인한 정신적인 부담이나 신체피로에는 주의해야 한다.

③ 소집단(그룹)지도

- 집단과정형 : 지도자의 수가 적을 때 그룹에 과제를 주어 성원의 상호학습에 의한 집단과정에 효과를 기대하는 것이다. 지도자는 주로 조언자로서 그룹을 순회하여 그룹 활동의 활성화를 도모한다. 성원의 한 사람 한 사람을 적극적으로 상대하면 효과는 커지나 그룹 내에서의 역할이 한 쪽으로 치우쳐 의욕을 상실하게 되면 효과를 기대할 수 없게 된다.

- 일괄지도형 : 능력이 비슷한 학습자를 모아 지도자가 개별적으로 지도한다. 기술의 향상에는 적합하나 여러 사람 가운데서 자기의 상대적 위치를 파악하기 어렵다. 보다 높은 단계로의 동기부여가 어려워 더 발전을 못하고 마는 경우가 있다.

- 바터 시스템 : 2인조를 단위로 하며 수영의 안전지도법으로 더 잘 알려져 있다. 줄넘기에서는 서로 배우고 서로 가르치고 서로 도와주는 등 학습자의 주체적 활동에 효과를 기대하는 지도방법이다.

연습법

연습법에는 여러 가지가 있으나 각각의 특징을 살려서 학습자의 상황이나 기술의 정도에 따라서 적절하게 섞어서 행한다.

① 집중 연습법

연습 중 휴식을 넣지 않고 연속적으로 행하는 것과 한 가지 기술을 집중적으로 행하는 두 가지가 있다.

② 분산 연습법

연습 사이에 일정한 휴식을 넣어서 하는 연습법을 말한다. 일반적으로는 분산 연습법이 효과적이다. 장시간의 연습은 싫증이 나거나, 나쁜 버릇이 생기기 쉽다. 분산 연습법을 취함으로써 휴식 중에 반성하고, 생각하는 여유가 생겨 보다 나은 결과를 가져올 수 있다.

③ 전습법

기술의 부분적인 요소를 개별적으로 연습하지 않고, 종합적으로 연습하는 것이다. 전습법은 비교적 많은 시간과 노력이 필요하다. 분습법은 부분적인 요소에 대해 학습하므로 전습법보다 성공감을 맛보기 쉽고, 시간적으로 짧게 끝낼 수 있다. 그러나 부분적인 요소의 모임으로는 기술 전체습득이 미흡하므로 마무리는 전습법으로 지도할 필요가 있다.

④ 병용 연습법

기술 종목의 구성에는 관계없이 앞에서 연습한 종목으로 돌아가거나, 수준과 목적에 맞춰서 같은 기술요소를 포함한 또 다른 연습방법을 쓴다든지 하여 과거에

습득한 기술도 합쳐서 점차 수준을 높여 가는 연습법을 말한다. 싫증을 내지 않
고, 기술수준을 높여주는 효과가 있다.

⑤ 예비 연습법

분습법 속에 포함되는 것도 있지만 줄넘기 도중에 필요한 자세나 동작을 뛰지
않고 사전에 연습시키는 일을 말한다. 또 용구를 사용하지 않고 뛰게 하여 예비
지식적으로 연습시켜 나가는 형식의 것도 포함된다.

줄넘기 학습지도의 원리

줄넘기 학습지도의 효율화를 위해서는 다음과 같은 몇가지 학습지도의 원리를 적용하는 것이 바람직하다.

학습능력에 따라 적기에 지도한다.

줄넘기 학습능력

줄넘기 학습능력이란 손과 발의 협응능력과 줄넘기의 3요소인 타이밍감각, 리듬감각, 밸런스감각이 복합된 능력이라 할 수 있다.

점프력은 3중 뛰기, 4중 뛰기 등 고난이도의 뛰기에서 필요로 하는 학습능력이다. 이러한 학습능력은 줄넘기를 다양하게 배우면서 더욱 발전한다.

줄넘기운동의 목적 중 하나는 손과 발의 동작의 불균형을 극복하고 신체 지배력을 기르는데 있다고 할 수 있다.

줄넘기는 줄이라는 움직이는 장애물을 뛰어 넘어야 하는 운동이므로 줄을 움직이는 손의 동작과 줄을 뛰어넘는 발의 움직임을 일치시키는 타이밍 감각이 필요하고 이 타이밍이 맞지 않으면 줄은 발에 걸리게 마련이다. 그러므로 줄넘기는 타이밍 운동이다.

또 줄넘기는 반복하는 운동이기 때문에 반복의 리듬이 생기게 된다. 따라서 줄넘기는 리듬운동이다.

이 반복리듬의 속도를 "템포"라 하는데 줄을 이 템포에 맞추지 못하면 줄에 걸리게 된다. 결국 줄넘기 학습에는 템포에 맞는 타이밍감각이 필요하며 이것은 곧 손발의 협응능력을 말한다. 또한 줄넘기는 신체의 균형(안정)을 유지해야 다음 동작을 원활히 연결시켜 뛸 수 있다.

따라서 줄넘기할 때의 바른 자세나 폼은 매우 중요한 의미를 가진다.

줄넘기 학습능력은 어릴수록 높다.

줄넘기운동의 지도의 최적기는 학습능력이 높은 유초등학교 시기이며 이 시기에 줄넘기 종목 대부분의 학습이 가능하다.

여섯 살만 되면 손발의 조정능력이 붙어서 연습만 시키면 대개 짧은 줄을 스스로 뛰어 넘을 수 있게 되므로 유치원에서도 줄넘기를 지도할 수가 있다. 그러나 이 시기는 줄넘기의 앞단계인 반돌리기 라든지 또는 줄을 사용한 줄놀이등을 지도하여 줄에 친숙해지도록 하는 것이 더 중요하다.

단계적으로 지도한다.

줄넘기운동에는 손의 변화, 발의 변화, 장소이동, 복합줄넘기등 수많은 종류가 있는데 각각 난이도를 달리하고 있다. 따라서 연습시 유사한 동작은 함께 지도하되, 쉬운 뛰기에서 어려운 뛰기로, 약한 뛰기에서 강한 뛰기로 단계적으로 지도하는 것이 순서이다.

또 짧은 줄넘기는 상하동 뛰기라는 독특한 운동구조를 가지고 있어 처음 배울 때는 어려워하므로 지도단계를 거쳐 무리없는 학습이 이루어지도록 해야 한다.

개별화

줄넘기 학습에 있어서도 다른 운동과 마찬가지로 개인차가 심하다. 따라서 대상에 따른 지도목표가 필요하지만 실제지도에 있어서는 개인별 지도목표를 세우고 자기노력에 의해 달성하도록 하는 것이 바람직하다.

사회화(자발성)

어린이들의 경우 친구들과 줄을 가지고 여러 가지 뛰기방법을 연습하면서 놀다 보면 저절로 줄에 대해 친숙해지면서 줄을 잘 넘게 된다. 이처럼 줄넘기는 다른 사람이 하는 것을 보고 따라 하면서 익히게 된다. 혼자서는 연습이 힘들지만 여럿이 어울려서 하면 즐거워지고 열중하게 되고 쉽게 배우게 된다. 따라서 지도자는 여럿이 어울려서 할 수 있는 학습환경을 마련해 주는 것이 중요하다.

과학화

줄넘기가 어느 정도 숙달이 되면 다회선 뛰기나 횟수뛰기등에 도전한다. 아동의 경우 횟수뛰기, 시간뛰기 등은 무릎관절을 상하기 쉬우므로 피하고, 다회선뛰기를 위해서는 줄의 재질, 길이, 회선방법 등 과학적인 지도를 해야 목적을 달성할 수 있다.

협동학습이 가장 효과적이다.

줄넘기 학습지도에는 리더를 양성하여 리더를 중심으로 한 소집단에 의한 협동학습이 가장 효과적이다.

　지도방법은 지도자가 줄넘기 스텝의 요령을 대상자들에게 가르치고 뛰도록 연습을 시키다 보면 여러 대상자 중에 잘 하는 사람이 나오게 된다. 이 때 잘하는 사람을 리더로 삼아 협동학습방법을 통해 학습 대상자 전원에게 확산시킨다.

줄넘기 운동 지도시 유의사항

줄넘기 운동 지도의 유의점

줄넘기 지도의 목적을 확실히 인식한다.

줄넘기 운동 자체는 자연발생적인 아이들의 놀이로서 보다 즐겁게 보다 사이좋게 지도되어야 하지만 줄넘기 운동의 생리적, 심리적 가치인 도약력의 증대, 지구력의 발달(심폐기능), 신체지배력의 발달(운동신경기능), 민첩성의 육성(운동감각), 건강증진(내장기능의 향상) 등을 염두에 두고 지도해야 한다.

개인별 지도목표를 설정하여 지도한다.

줄넘기운동은 운동량이 많은 종목이며 개인별로 학습능력 차이 또한 크다. 대상 전체의 지도목표를 세우는 것은 필요하나 현실적으로 개개인에게 맞는 지도목표를 세우고, 대상자 스스로 달성 가능한 범위내에서 단계적으로 연습종목을 설정해 주는 것이 보다 중요하다.

열등의식을 갖지 않게 지도한다.

열등의식과 하고자 하는 의욕과는 역상관성을 갖고 있으므로 "나도 하면 된다", "해보겠다"는 의욕과 용기를 갖도록 지도하는 것이 중요하다.

과로하지 않도록 지도해야 한다.

줄넘기를 의욕적으로 지도하다 보면 쉬는 시간에도 연습에 열중하게 되는데 이와 같이 흥미에 빠질 경우 과로하여 심장과 폐, 무릎관절에 무리가 가기 쉽다. 따라서 지도자는 학습대상자들에게 무리한 시간뛰기나 횟수뛰기의 경쟁을 삼가하고 과로에 빠지지 않도록 시간조절을 해주는 등 건강관리에 유념해야 한다.

바른자세로 운동하도록 지도한다.

균형잡힌 자세와 뛰기방법은 줄넘기의 기본요건이자 오래뛰기나 차원 높은 뛰기를 위한 필요조건이다. 기술을 습득한 연후에는 바른 자세가 몸에 배도록 계속 지도해야 한다.

긴줄넘기 지도상의 유의점

줄돌리는 방법이 중요하다.

긴줄넘기는 줄을 돌리는 기술이 좋을수록 뛰는 사람의 기술 숙달이 빠르다. 따라서 줄돌리는 사람은 뛰는 자가 줄 속에서 뛰는 위치가 잘못되었을 때 잘 빠져나오도록 타이밍을 늦춰서 천천히 돌리거나 또는 줄 전체의 위치를 이동하는 등 항상 뛰는 사람의 입장에 서서 동작을 잘 관찰하면서 줄을 돌려야 한다. 줄이 걸렸을 때 줄 돌리는 자와 뛰는 자의 책임은 반반이다. 이처럼 긴줄넘기는 최상의 협력을 요한다.

긴줄넘기를 잘하는 자라야 타이밍 감각이 좋아서 줄을 잘 돌릴 수 있다.

통상 줄에 걸리는 사람에게 줄을 돌리게 하는데 이는 숙달도가 높아 비슷할 경우는 몰라도 그렇지 못할 경우는 비교육적이다. 따라서 타이밍 감각이 뛰어난

자를 선발하여 줄을 돌리게 하고 서투른 자는 뛰는 기회를 많이 줘서 다같이 잘
하도록 지도하는 것이 바람직하다.

대상에 따라서 줄의 길이를 바꿔야 한다.

긴줄넘기의 길이는 뛰는 자의 체격, 나이, 인원수, 기능숙달도, 뛰기 종목,
속도 등에 따라 조절되어야 한다.

줄 끝에 매듭혹을 만들지 않도록 한다.

긴줄넘기에서는 줄이 걸렸을 때 돌리는 자는 바로 줄을 놓아주어야 줄에 걸려
부상당하는 위험이 예방되므로 매듭혹을 만들지 않는 것이 좋다.

서투른자를 위로하고 격려하도록 한다.

운동하면서 웃거나 야유하거나 하면 팀 전체의 분위기가 깨지므로 각자가 노력
해서 함께 잘 할 수 있는 분위기를 조성하는 것이 놀이지도의 가장 중요한 요소
이다.

운동량을 고려하고 땀 처리를 잘하도록 한다.

긴줄넘기는 운동량이 의외로 크다. 8자 연속 뛰기를 5~10분간만 하면 장거리
달리기가 되어 겨울철에도 흠뻑 땀에 젖게 된다. 땀처리를 잘해서 감기에 걸리
지 않도록 한다.

아킬레스건의 상해에 주의 한다.

긴줄넘기에서는 아킬레스건의 부담이 의외로 크므로 준비운동을 충분히 하고
반드시 가벼운 뛰기부터 시작한다.

복합줄넘기 지도상의 유의점

돌고 있는 긴줄넘기 속에서 짧은줄넘기를 하는 방법을 복합줄넘기라 한다. 짧은
줄넘기를 뛰는 자는 긴줄넘기에 맞추어야 하고 긴줄넘기를 돌리는 자는 짧은줄
넘기에 잘 맞게 돌려주어야 한다. 여기에 교육적 의의가 있다.

　돌리는 자와 뛰는 자간의 협동심과 리듬 잡는 방법을 조화시키는 기능이 필요
한 것이다. 리듬을 타게 되면 마치 짧은줄넘기를 하는 것처럼 쉽게 할 수 있다.

줄넘기 초보지도

줄넘기는 유아나 어린이의 경우 처음에 배우기 어려워하는 운동이므로 세심하게 지도해야 한다.

유아나 초등학교 1,2학년생까지는 주로 1회선 2도약이 뛰기 쉬워 알맞다. 이때 줄은 팔을 펴서 크게 돌린다. 이 뛰기 방법은 2박자의 리듬을 갖고 있으므로 동요에 맞춰서 뛰도록 지도한다.

유아나 어린이, 줄넘기를 처음 접하는 성인들도 아래의 방법을 따라하면 줄넘기를 쉽고, 친근한 운동으로 배울 수 있다.

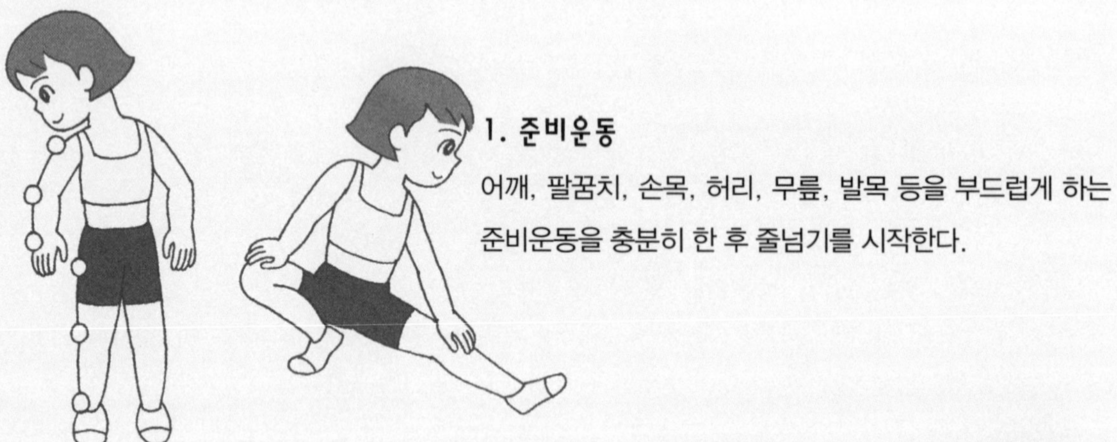

1. 준비운동

어깨, 팔꿈치, 손목, 허리, 무릎, 발목 등을 부드럽게 하는 준비운동을 충분히 한 후 줄넘기를 시작한다.

2. 발에 걸고 돌리기

준비운동이 끝나면 발에 줄을 걸고 빙글빙글 돌리거나 달리기도 한다. 끝나면 줄을 잡는다. 줄넘기 대신 "발라프"를 사용해도 좋다.

3. 줄을 한쪽팔로 돌리면서 걷기

줄을 한손으로 잡고, 앞으로 돌리면서 걷는다. 앞으로 2보씩 걸으면서 리드
미컬하게 줄을 돌린다. 이 돌리기는 1회선 2보주 뛰기의 기초이다.

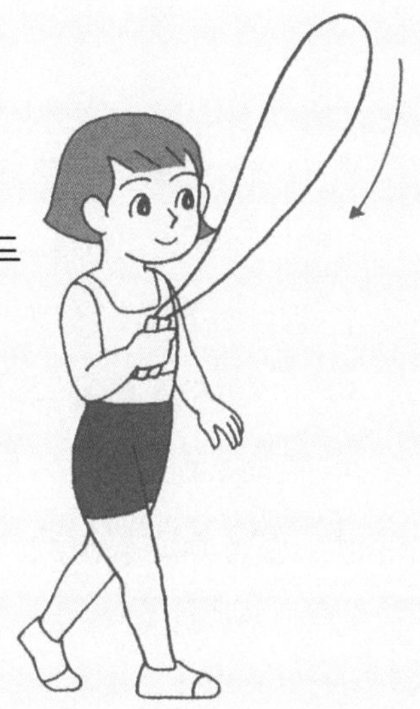

4. 줄을 타넘으면서 걷기

팔을 크게 머리 위로 돌려 줄을 앞에 던지는
것처럼 떨어뜨리고 그것을 타 넘는다. 숙달
이 되면 되도록 빨리 타 넘으면서 걷는다.

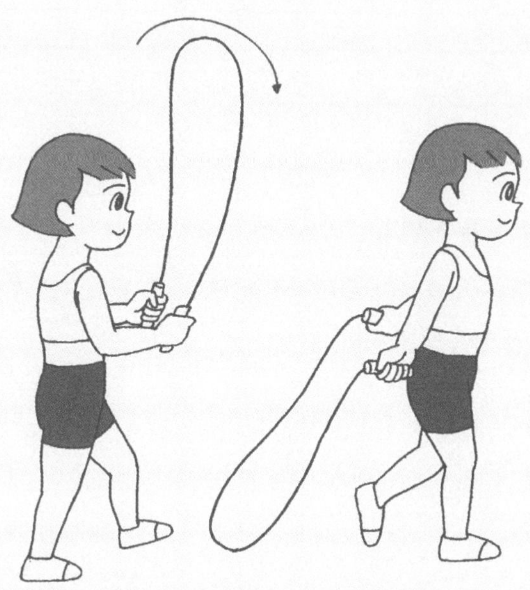

5. 1회선 2보주 – 구보로 뛰기

앞으로 2보 달리면서 뛰어 넘는다. 처음에
는 팔을 크게 돌려 줄을 넘다가 익숙해짐에
따라 팔꿈치를 중심으로 돌리고 더 숙달되
면 손목으로 돌린다. 이 구보로 뛰기는 초
보지도에 효과적인 방법이다.

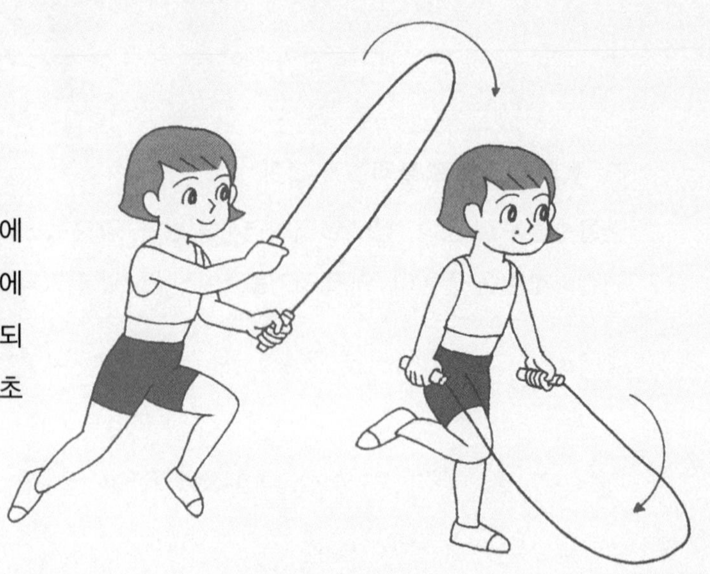

6. 줄 흔들어 뛰기

유아들은 연속하여 뛰기 어려우므로 혼자서 줄을 흔들고 처음에는
한번씩 뛰어 넘게 한다.

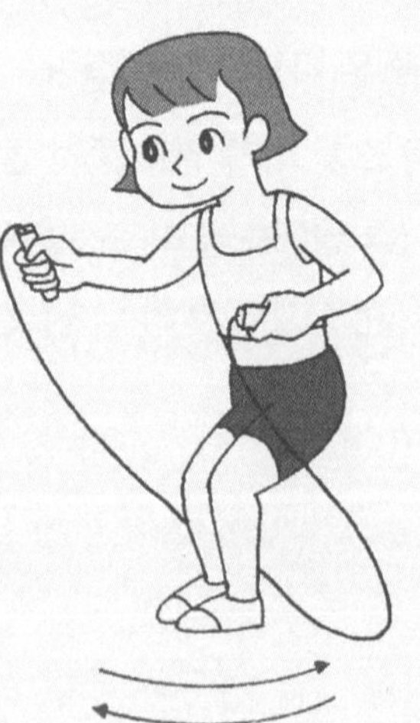

7. 줄 돌려 뛰어넘기

팔을 수평으로 들고 크게 앞으로(뒤로) 돌려뛴다.(1회선 2도약)

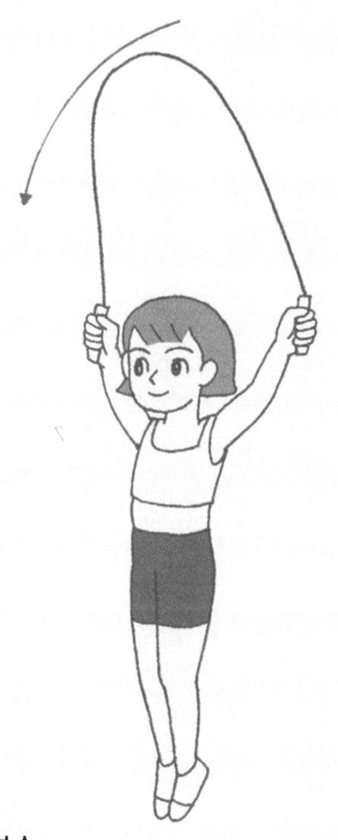

8. 후프 뛰기

후프를 가볍게 잡고 손 안에서 돌려 뛰어 넘는다. 처음에는 5회 연속
뛰면 합격이다. 유아들은 줄을 넘는 것보다 쉽게 받아들인다.

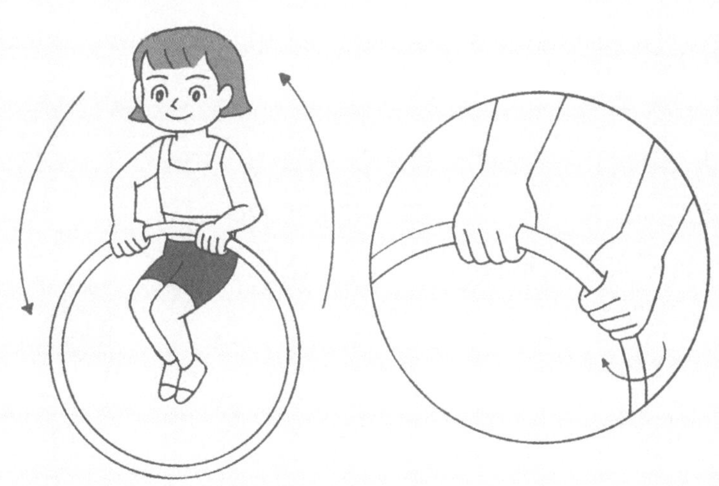

9. 양발모아뛰기(1회선 2도약)

줄을 한번 돌려 두 번씩 뛰는 방법이다. 10번 뛸 수 있으면
바른 자세를 가르쳐 준다.

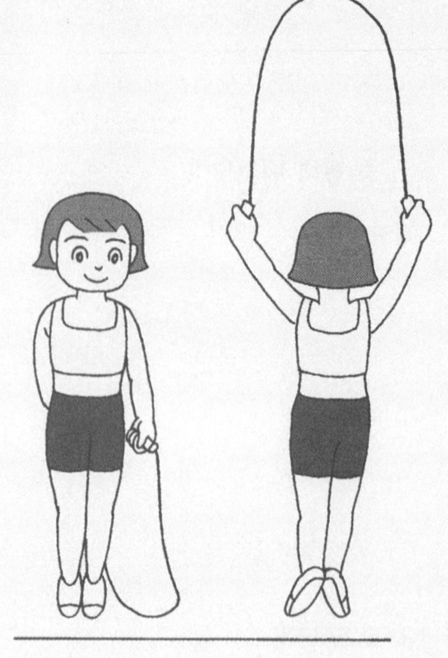

10. 바위 보 뛰기

한번 양발 모아 뛰기를 하고 다음은 좌우로 벌
린다. 이것을 계속한다. 양발모아 뛰기를 50회
계속 할 수 있게 되면 바위 보 뛰기를 가르친다.

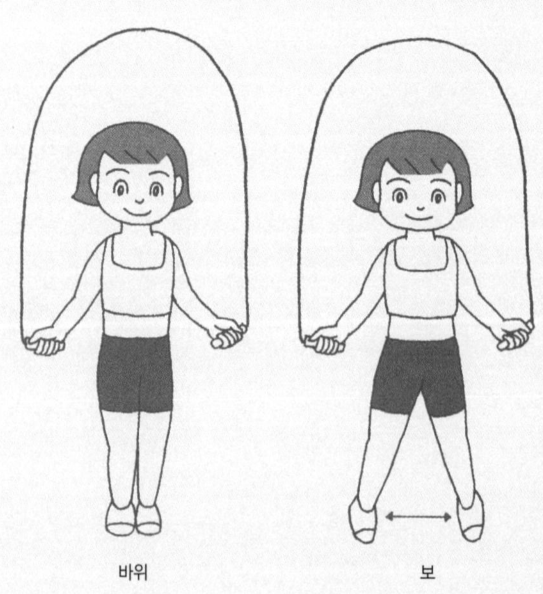

11. 바위 가위 뛰기

바위로 양발을 모아 뛰기, 가위로 발을 앞뒤로
벌린다. 가위바위보 뛰기는 바위가위뛰기와
바위보뛰기를 이어서 연속한다.

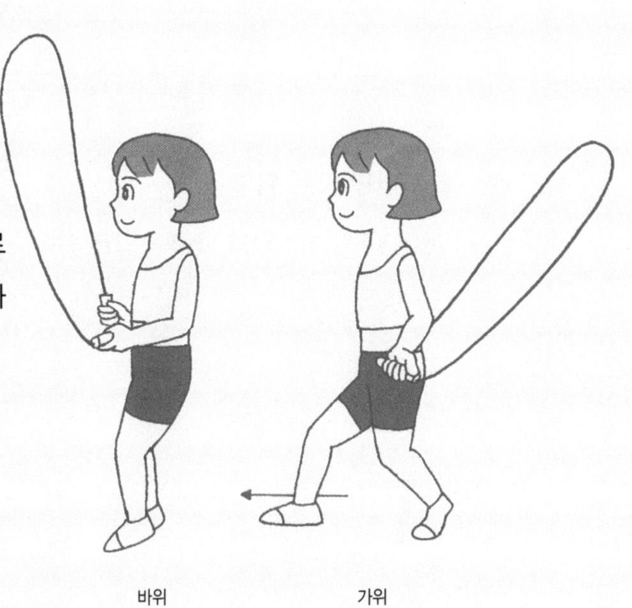

12. 줄넘기 가위바위보

양발 모아 뛰기로 10번 뛰고 11번째 "가위", 12번에 "바위", 13번에서 "보"라 외친다.
13(보)에서 멈추면서 각지 동작을 취한다.

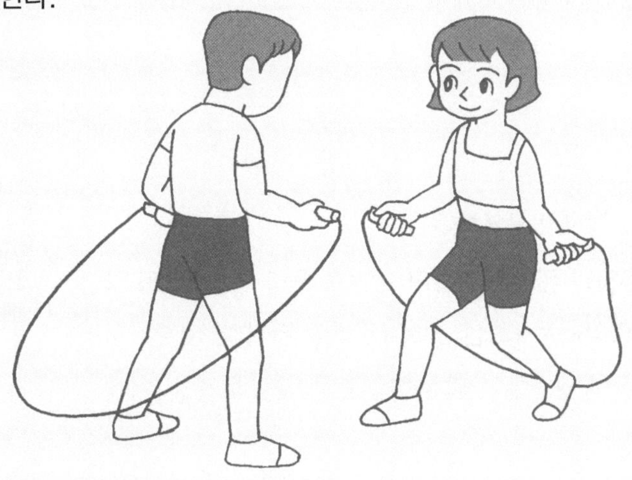

13. 뒤로 돌려 양발 모아 뛰기

줄을 앞에서부터 뒤로 돌려 양발 모아 뛰기를 한다.

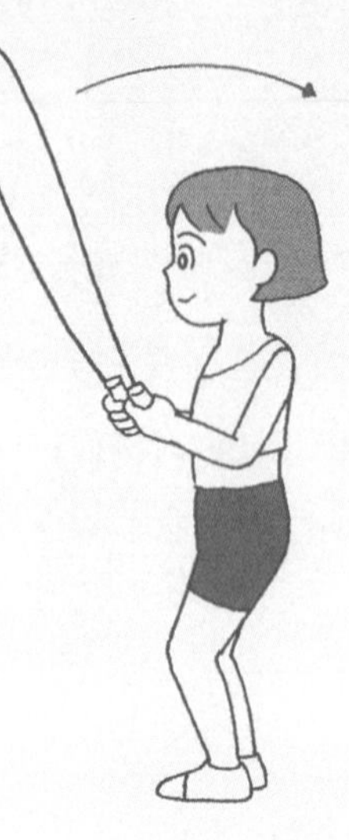

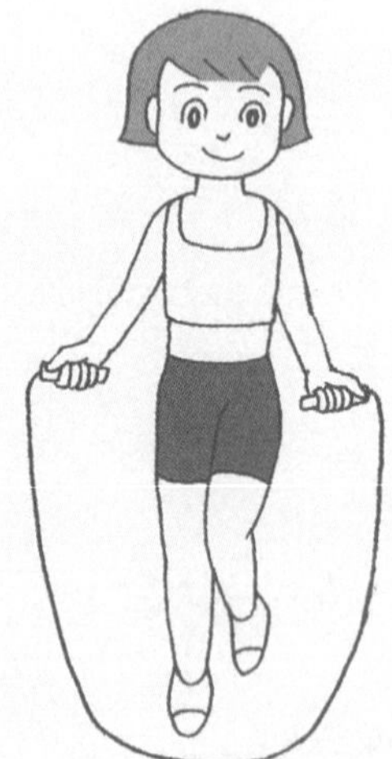

14. 한발로 뛰기

오른발로 10번, 왼발로 10번 뛸 수 있도록 연습한다.

15. 제자리 구보로 뛰기

오른발과 왼발로 번갈아 한발로 뛴다. 1회선 2도약
에 있어서는 1회선 2보주(구보로 뛰기)와 마찬가지
로 줄을 넘는 발은 항상 어느 한쪽 발이 된다.

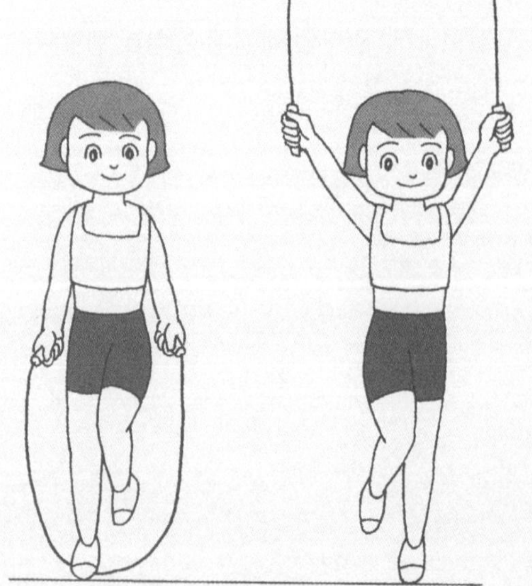

16. 1회선 1보주(步走)

줄 한번 돌려 한 걸음씩 나아간다. 1회선 1도약의
기본이 된다. 숙달되면 넓적다리를 높이 들고 줄
을 빨리 돌려보기도 한다.

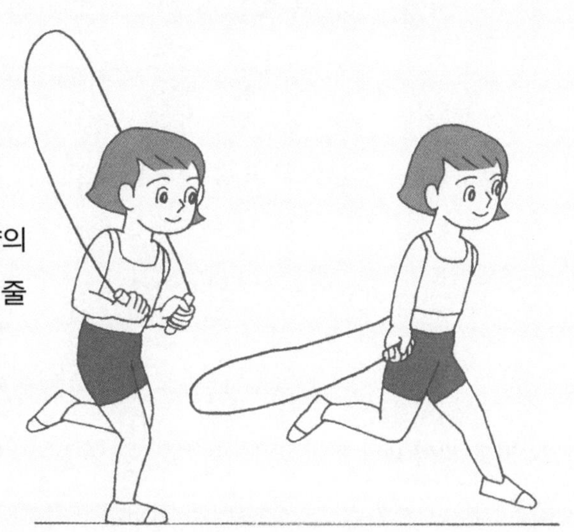

17. 양발 모아뛰기 (1회선1도약)

줄을 한번 돌려 한번씩 뛰는 방법이다. 발바닥 앞부분으
로 뛴다. 뛰어 오를 때 발에 힘을 너무 주면 다리가 구부
러지기 쉬우므로 가볍게 위로 뛰어올라 최고의 위치에서
다리가 퍼져 있는 상태가 되도록 지도한다.

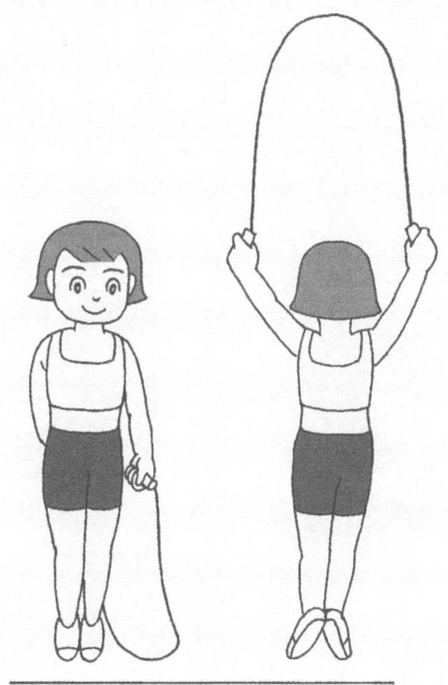

긴줄넘기 초보지도

긴줄넘기 초보 지도과정은 줄넘기 운동 전체를 습득하는데 있어 매우 중요한 의미를 갖는다. 줄에 대한 두려움을 없애 주고 흥미를 불러 일으켜 줄넘기를 재미있는 운동으로 인식하게 되는 계기가 되기 때문이다. 유아나 어린이들에게 줄넘기를 가르칠 때 개인 줄넘기(짧은 줄넘기)보다 긴줄넘기부터 가르치는 것이 바람직하다.

1. 파도 피하기

줄을 좌우로 반돌리기로 흔들어서 파도를 만든다. 파도가 물러갈 때 중앙까지 달려갔다가 파도가 몰려오면 제자리로 나온다. 줄에 대한 친근감과 타이밍 감각을 기를 수 있다.

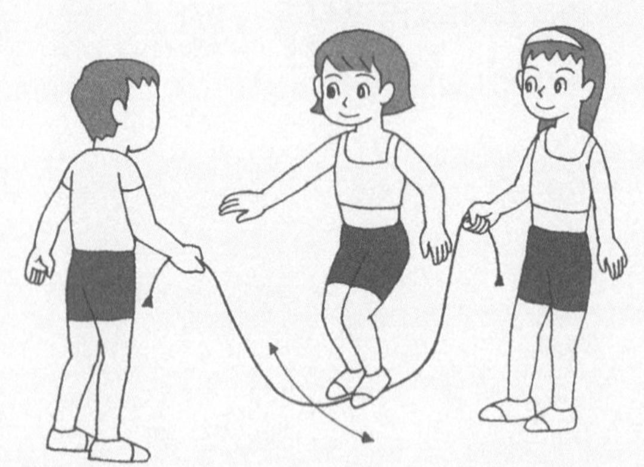

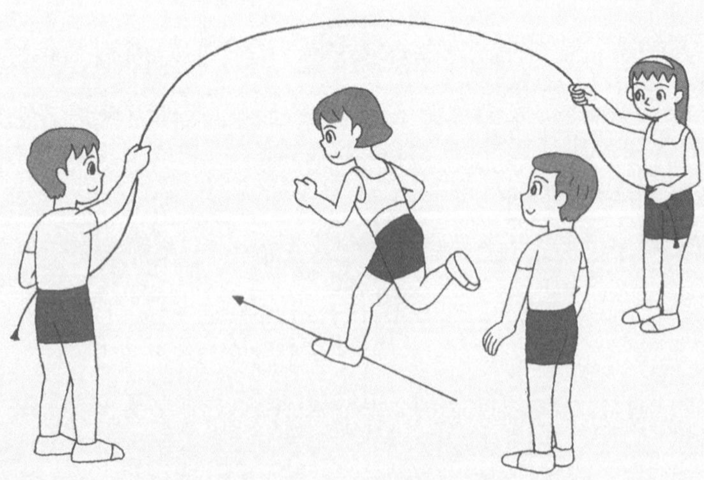

2. 긴줄 빠져나가기

배웅줄을 뛰지 않고 빠져 나간다. 처음에는 줄을 천천히 돌려주고 줄과 90도로 마주 보는 상태에서 뛰어 들어가고, 익숙해지면 대각선 방향으로 줄빠져 나가기를 해 본다.

3. 긴줄 뛰어들기

처음에는 돌리는 사람의 옆에서 가운
데로 뛰어들고 옆으로 빠져나간다.
타이밍을 못 맞추는 사람은 잘하는
사람이 뒤에서 등을 살짝 밀어준다.

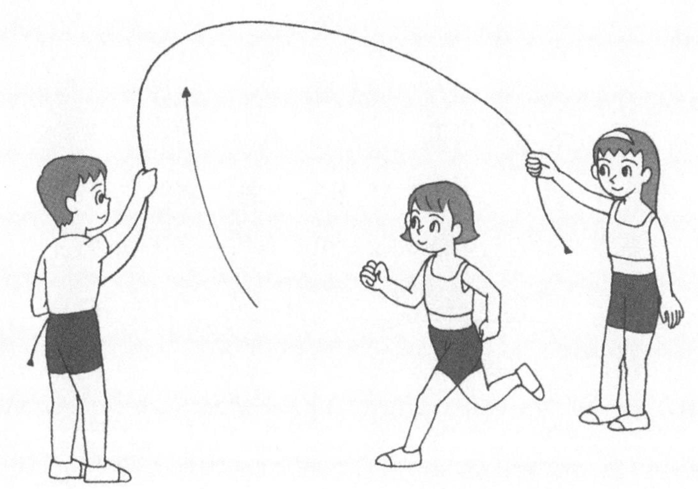

4. 긴줄 뛰기

다음에는 돌리고 있는 줄 속으로 들어가 뛰다가 나온다. 줄돌리기의 속도를 잘 조절하면서 뛰는자
의 타이밍에 맞춰서 돌려 주어야 한다.

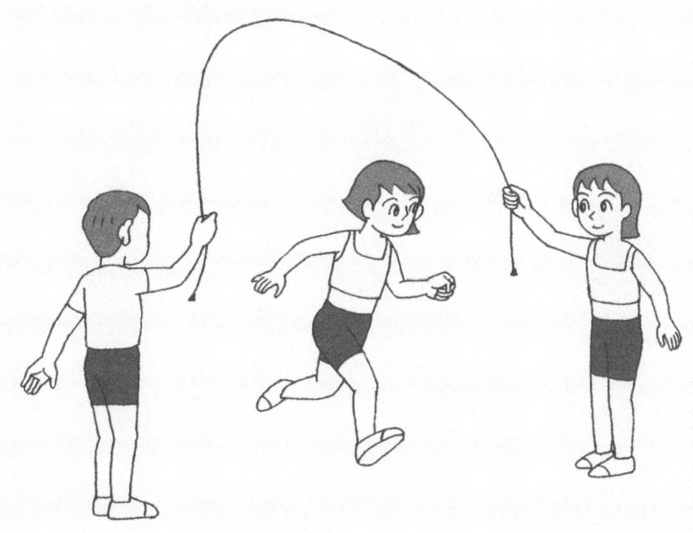

5. 긴줄 빨리 넘기

숙달되면 한사람이 한번씩 잇달아 뛰고 나온다. 헛
돌림이 없이 들어간다. 3~4m 정도의 줄을 사용해
서 빨리 돌리되 팔을 크게 돌리지 말고 손목으로 돌
린다.

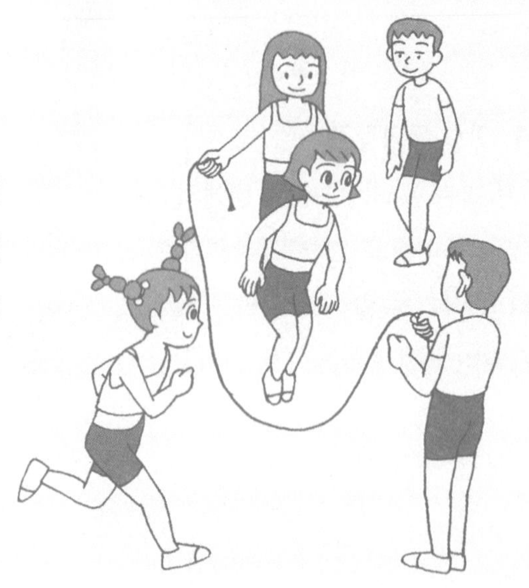

6. 긴줄 여러 사람 뛰기

다음은 여럿이 함께 뛰어 본다. 처음에는 두 사람, 다음에는 세 사람씩 인원수를 늘린다. 팔을 크게
돌려서 줄에 걸리지 않도록 해 준다.

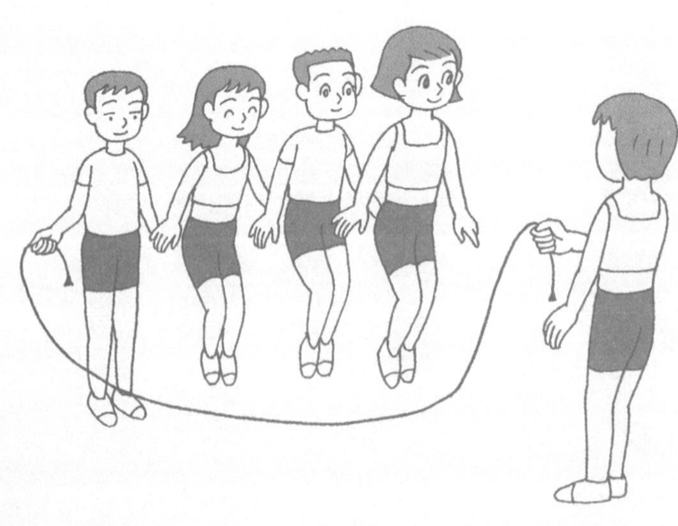

  차 은 영 의 F u n 줄 넘 기

음악줄넘기의
지도법

줄넘기운동이라 하면 같은 뛰기를 장시간 계속한다든지 다회선뛰기나 엇걸었다 풀어뛰기, 엇걸어뛰기등으로 뛰기 횟수에 도전하는 경우가 일반적이다. 그러나 이러한 경우 단조롭고 쉽게 피로하여 운동의 의욕을 잃기가 쉽다.

누구나 줄넘기를 즐겁게 하기 위해서는 놀이적 요소를 중심으로 한 모습으로 되돌아갈 필요가 있다. 즉, 노래에 맞춰 가위바위보를 한다든지 여러 장소를 돌거나 방향과 인원수를 바꾸기도 하는 등 변화와 창조의 다양성이 있어야 한다.

이것이 바로 곡이나 노래에 맞춰 스텝과 흔듬을 주체로 한 변화있는 줄넘기운동인 음악줄넘기의 시작이다. 이러한 특징을 염두에 두고 학습대상, 기술의 숙달도, 인원수 등에 따라 지도법을 다양하게 변화시켜 나가는 것이 필요하다.

초보자는 일반적으로 신체적, 기술적으로 미숙한 유치원, 초등학교 저학년에 해당된다. 이런 경우 뛰는 것만으로도 최선이라 할 수 있다. 따라서 음악을 배경음악 정도로 생각하고 또 여럿이 함께 뛰는 것을 즐거움으로 삼아 지도하는 것이 중요하다. 아이들의 상태를 관찰하면서 앞돌리기의 구보로 뛰기를 하게 되면 음악줄넘기와 비슷한 뛰기를 할 수 있게 된다.

초보자의 지도방법

	학습활동	지도내용
제1차	1.시내건너뛰기, 고무줄뛰기를 한다. 2.여러 가지 뛰기방법을 고안한다.	○시내건너뛰기나 고무줄뛰기를 고안해서 한다. · 협력해서 뛸 장소를 만들게 한다. · 용구를 놓는 방법이나 뛰기방법은 그룹에서 고안한다. ○후프나 줄을 가지고 여러 가지 뛰기를 시킨다. · 한팔돌리기로 양발, 한발 등 여러 가지 뛰기를 시킨다.
제2차	3.줄을 넘거나 후프놀이를 한다. 4.긴줄넘기놀이를 한다.	○줄이나 후프를 놓고 제자리뛰기를 리듬에 맞춰 뛰게한다. · 후프의 안과 밖을 번갈아 사용한 뛰기를 시킨다. · 줄을 하나, 둘 늘려서 뛰게 한다. 3인조 등으로 줄을 상하좌우로 흔들어서 뛰게 한다. ○장소나 뛰기방법을 정하고 노래나 음악에 맞춰서 뛰게 한다. · 상하좌우로 움직인 세로파도, 가로파도에 닿지 않도록 음악이나 노래에 맞춰 뛰게 한다.(파도피하기등) · 천천히 돌린 줄 속에서 음악이나 노래에 맞춰 뛰게 한다.(드리블 뛰기, 공주고받기 등)
제3차	5.짧은 줄넘기놀이를 한다.	○1회선 2도약, 1회선 1도약으로 음악에 맞춰서 여러 가지 뛰기방법을 시도한다. · 리듬에 맞춰서 자유로운 뛰기로 뛰고 발 가위바위로블 한다.

상급자의 지도방법

	학습활동	지도내용
제1차	1.음악줄넘기의 방법을 안다.	○부록의 CD 동영상을 보고 음악줄넘기가 어떤 것인가를 알게한다. · 대상자들의 줄넘기 수준을 조사하여 너무 어렵지 않은 것으로 보여준다. 음악줄넘기 작품집에서 골라서 시범을 시킨다.
제2차	2.시범을 한 음악줄넘기를 연습한다. 3.음악에 맞춰 전원이 함께 줄넘기를 한다.	○자기가 하지 못하는 뛰기방법을 그룹등에서 협력하여 연습시킨다. · 시범을 한 사람이나 잘하는 사람을 리더로 하여 그룹을 만든다. · 바른뛰기방법(목선, 발끝등)을 가르친다. ○바른뛰기방법으로 전원이 일제히 아름답게 뛰게 한다. · 왼발,오른발등을 맞추거나 엇거는 시기, 목선, 발을 드는 방법, 내리는 법 등 세밀한 점에도 주의한다.
제3차	4.이동이나 대형짓는 방법을 연습한다.	○공간의 효과적 이용이 보다 아름답게 하는 방법임을 이해시킨다. · 음악줄넘기의 기본적인 뛰기를 연습하면서 이동방법을 알게한다. (전후, 좌우, 인원수 등의 변화) · 이동뛰기를 하면서 여러 가지 대형을 생각하게 한다.(방사형, 원형, 방형, 십자형 등)
제4차	5.음악줄넘기를 창작한다.	○스스로 음악을 골라 뛰기방법, 이동, 대형을 고안하여 음악줄넘기를 창작시킨다. · 그룹별로 창작시킨다. · 음악은 120~150회(분당) 정도의 것을 여러곡 고른다. · 지정곡, 자유곡 등으로 발표회를 가진다.

대집단의 지도과정

	학습활동	지도내용
제1차	1.음악에 맞는 도약 운동을 한다.	O도약운동에 맞는 음악을 들으면서 리듬을 타는 즐거움을 알게 한다. · 자유뛰기, 지정뛰기를 시켜 스텝의 다양함을 가르친다. · 줄을 발 옆에 놓거나 발 가위바위보를 도중에 넣기도 한다.
제2차	2.줄을 사용한 체조를 한다. 3.간단한 음악줄넘기를 한다.	O음악에 맞춰서 자유도약 중에 체조를 넣어서 변화를 갖게 한다. · 등펴기, 몸비틀기, 8자돌리기등 음악에 맞는 것을 한다. O도약부분을 줄넘기로 바꿔 음악에 맞춰 음악줄넘기로 발전시킨다. · 저학년등은 1회선 2도약도 좋다. · 자유뛰기, 지정뛰기 등을 넣는다.
제3차	4.이동을 하는 음악줄넘기를 한다.	O전체가 이동뛰기를 함으로써 집단미를 고양시킨다. · 장소의 크기를 고려하여 교대로 실시한다. · 큰 이동은 혼란이 생기므로 전후좌우 4보 정도로 한다. · 앞에 리더를 내세워 지도한다.

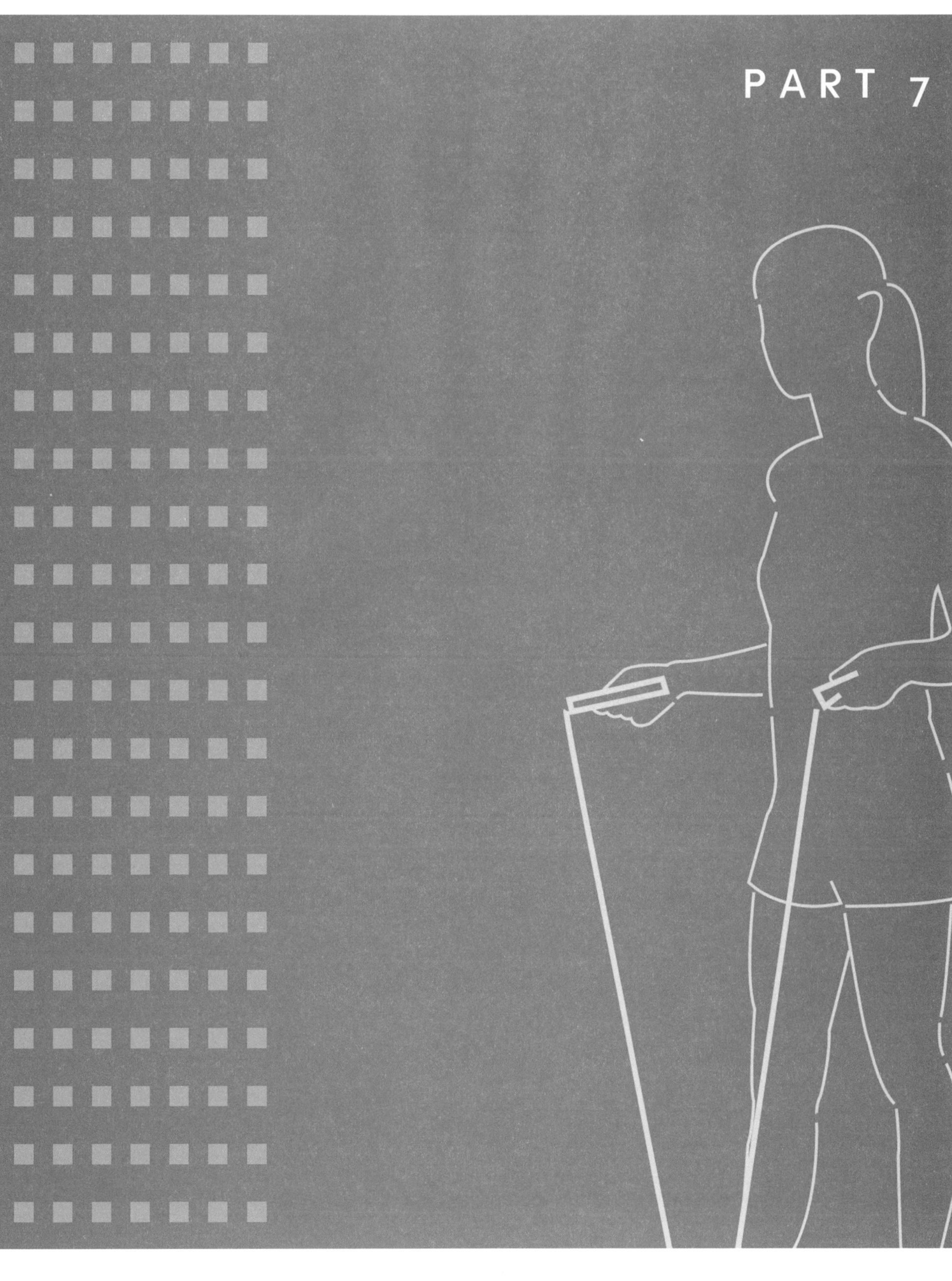

PART 7

스트레칭

스트레칭은 유연체조의 한 종류로서 운동이 부족한 현대인에게 신체의 각 부위를 골고루 움직이게 하여 신체의 균형있는 발달과 유연성을 향상시키는 데 최고의 운동이다. 또한 근육의 긴장을 충분히 풀어주기 때문에 운동 전후의 준비, 정리운동으로서 적합하며 운동에 의한 상해 방지에도 크게 도움을 준다.

스트레칭을 하는 데는 특별한 신체조건이나 기능이 필요하지 않으므로 시간과 장소에 구애받지 않고 남녀노소 누구나 할 수 있다.

최근 스트레칭이 주목되고 있는 이유는 유연성 향상 외에도 상해방지, 특히 근, 건, 인대 등의 아픔과 염증, 근육이 수축되어 끊어지는 등 근육의 과사용으로 인한 상해를 막는 효과가 크기 때문이다.

스트레칭의 각 동작은 긴장을 풀어주고자 하는 근육부위를 신전시켜 그 신전된 상태를 얼마동안 지속시키는 것이다. 그러므로 각 동작이 어느 부위의 긴장을 풀어 주기 위한 것인지를 올바르게 이해하고 정확한 자세로 실시해야 한다. 한번에 많은 효과를 얻고자 하여 격렬한 스트레칭을 하는 것은 절대 금물이다. 이는 근육의 긴장을 풀어주기는 커녕 오히려 근육 조직의 파열로 인해 육체적 손상과 고통을 일으키고 유연성이 상실되기 때문이다.

올바른 스트레칭 방법

스트레칭 요령 : 스트레칭에도 순서가 있다.

- 신체의 큰 부위→작은부위

- 간단한 동작→복잡한 동작

- 운동강도가 낮은 것→강도가 높은 것

- 몸의 왼쪽→몸의 오른쪽

- 심장에서 먼곳→심장에서 가까운 곳

이 순서로 해야 무리 없이 부드럽게 할 수 있다. 예를 들면 손목이나 발목을 먼저 풀어주고 나중에 허리나 옆구리 운동을 하는 것이다.

스트레칭시 주의사항

① 바로 스트레칭에 들어가지 말고 몇분 동안 가볍게 달리든지, 몸을 크게 천천히 움직인다든지, 등을 쭉 펴서 심신을 이완시킨다.

② 반동을 붙이지 않고 천천히 신전시킨다.

③ 심한 아픔을 느끼지 않는 최대 신전자세를 잠깐(15~16초) 동안 유지한다. 아픔을 느낄 정도는 너무 신전하는 것이다. 또 1~2초간의 신전 자세는 효과 가 없기 때문에 체력과 목적에 따라 시간을 조절한다.

④ 스트레칭은 2단계로 한다. 같은 자세라 하더라도 쉬운 스트레치로 30초간 하고, 다음으로 조금 발전된 스트레치를 30초 동안 하는 것이 안전하고 효과적이다.

⑤ 호흡은 멈추지 말고 스트레치한다. 호흡을 멈추어야 될 정도의 스트레치는 너무 강하다.

⑥ 타인과 유연성을 경쟁하지 않는다. 유연성은 개인별로 부위별로 차이가

있다. 자신의 체력에 맞는 자신의 방법으로 기분 좋게 스트레치하는 것이 안전하고 효과도 크다(트레이닝의 개별성원칙)

⑦ 가능하면 하루 중 몇 회라도 하면 좋다. 1회에 장시간 하는 것보다도 하루에 몇 번씩 나누어서 계속하는 것이 효과가 크다. 주 3회 이상 하지 않으면 트레이닝 효과가 떨어진다. (트레이닝의 반복성원칙)

⑧ 스트레치하는 근을 항상 의식하면서 한다. 목적으로 하는 근을 의식하면, 스트레치 효과 뿐만 아니라, 신경근의 작용이 부드럽게 된다.

올바른 스트레칭 방법

① 릴랙스하게 한다.

② 탄성을 붙이지 않고 완만하게 한다.

③ 자기 페이스로 한다.

④ 1회로 끝내지 말고 단계를 밟는다.

⑤ 서서히 시간과 강도를 늘려간다.

⑥ 전신 스트레칭에 항상 주의한다.

⑦ 매일 규칙적으로 한다.

스트레칭 효과를 높이는 방법

① 사전에 근육을 자극한다. 근육은 강하게 수축하면 그 후에 릴랙스하여 펴기 쉽게 된다. 따라서, 근육을 잘 신전시키려면 그 전에 반대로 한번 수축시키면 효과적이다. 굳어진 근육은 펴기 어려우므로 근육의 특성을 이용해야 한다. 특히, 추울 때는 근육을 펴기 어렵고 릴랙스하는 것이 어렵다. 이런 경우 스트레칭을 하기 전에 조깅이나 저항운동으로 근육을 자극한다. 그렇게 하면 근육 내의 혈액순환도 좋아져 근육을 펴기 쉽게 된다.

② 기분 좋게 느껴지는 자세를 유지한다. 무리한 스트레칭 자세는 근육의 긴
장을 일으키므로 오히려 역효과가 난다. 자기 몸의 굳기에 맞춰 스트레칭
자세를 생각하자. 기분 좋은 자세는 동시에 릴랙스할 수 있는 포지션이다.
스트레칭의 기본은 릴랙스한 포지션으로 기분 좋게 그 자세를 유지하는 것
이다. 따라서, 자연스럽게 취할 수 있는 자세가 중요하다. 스트레칭은 머
리로 생각하는 것이 아니라 감각으로 하는 것이다.

③ 숨을 내쉬면서 근육을 편다. 숨을 멈추고 있으면 몸속에서 자연히 긴장이
생겨난다. 스트레칭 도중에 숨을 멈추면 안된다. 근육의 긴장을 일으키지
않는 방법은 숨을 내쉬는 것이다. 숨을 내쉴 때에는 긴장이 일어나지 않는
다. 즉, 숨을 쉬는 것이 릴랙스에 연관된다.

④ 간단한 것에서 어려운 것으로 도전한다. 단순히 구부렸다 폈다 하는 자세
는 특정근육만을 사용할 뿐이다. 그러나 그러한 간단한 동작이 스트레칭
자세를 익혀가는 단계에서는 매우 중요하다. 간단한 자세로 바른 스트레
칭 방법을 이해할 수 있다면 조금씩 복잡한 자세에도 도전해 본다.

25가지 기본 유연성 운동프로그램

25가지 기본 유연성 운동프로그램은 신체 전반의 유연성을 골고루 향상시키기 위한 본격적인 유연성 증진 운동프로그램이다. 처음에는 변화가 나타나지 않을지 모르나 지속적으로 운동을 하면 자신의 관절 움직임 범위가 향상됨을 느낄 수 있을 것이다. 번호순대로 실시하면 보통 10~25분 정도의 시간이 소요되지만 자신의 신체조건에 따라서 휴식시간과 운동시간을 고려하여 실시한다.

운동 1

① 양팔을 가볍게 든 다음 머리 뒤에서 왼쪽 팔꿈치를 우측 손으로 잡고 서서히 당긴다.

② 양팔을 위로 든 뒤 팔을 천천히 내린다. 그리고 반대측도 같은 방법으로 실시한다.

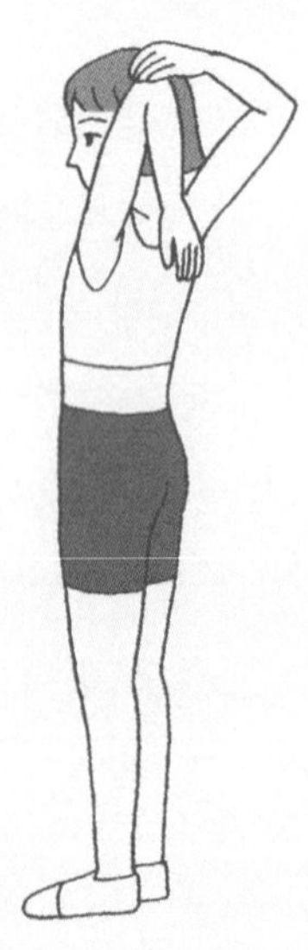

운동 2

① 양팔을 뒤로 편다.

② 손목을 3~5회 털고 손가락을 낀다.

③ 팔꿈치를 펴면서 천천히 가슴을 편다.

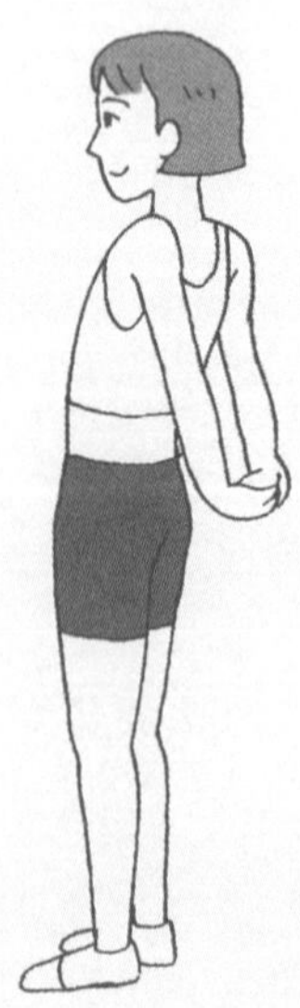

운동 3

① 양팔을 머리 위로 높이 든 다음, 좌측 손목을 잡고 옆으로 잡아당긴

후 잠시 그 자세를 유지한다.

② 천천히 다음 자세로 돌아와 반대측도 실시한다

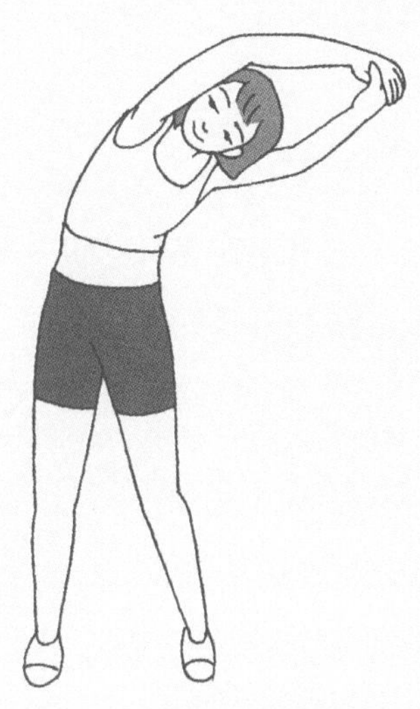

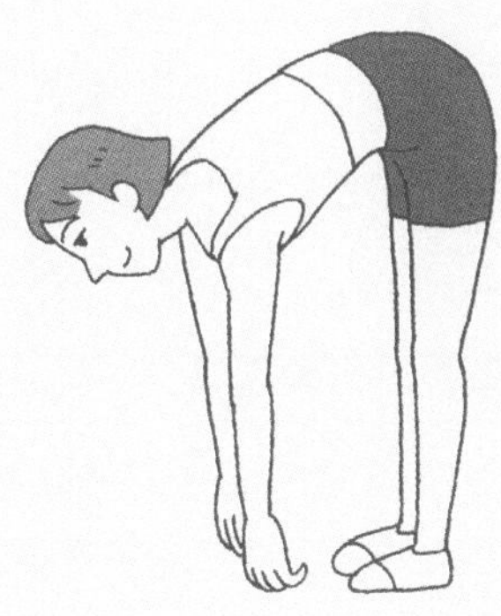

운동 4

① 허리부터 차례로 앞으로 굽힌 다음, 허리와 다리 뒤쪽의 근육을 편다.

② 처음 앞으로 굽힐 때는 가볍게 실시한다.

③ 상체를 세울 때는 반드시 무릎을 깊이 굽히고 허리에 힘을 넣는다.

운동 5

① 양발을 어깨넓이 정도로 벌리고 서서 발바닥 전체를 바닥에

대고 무릎을 "<"로 굽힌다.

② 잠시 후 더욱 깊이 굽힌다.

③ 엉덩이를 뒤로 내밀고 상체를 세우고 실시한다.

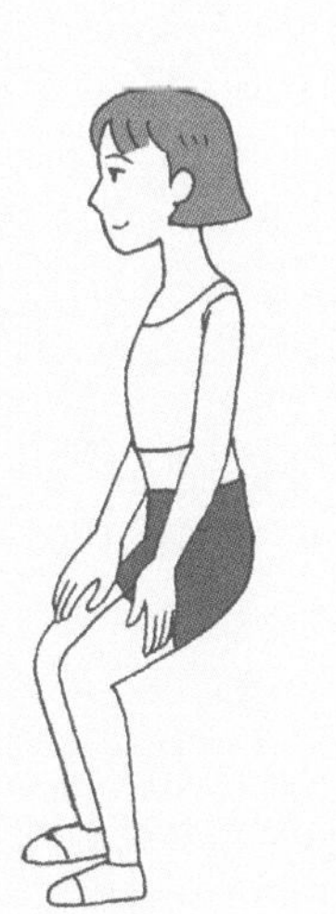

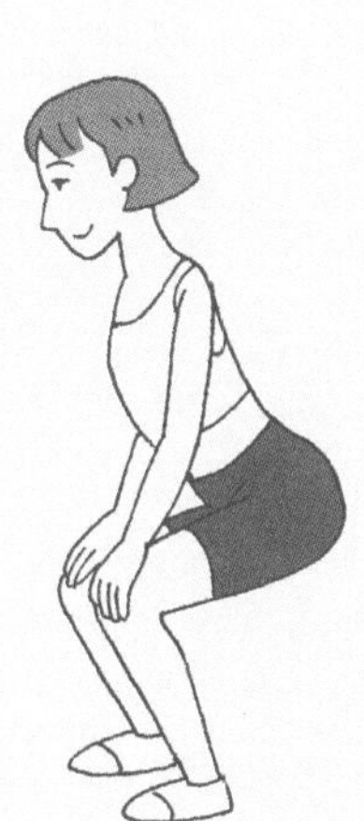

운동 6

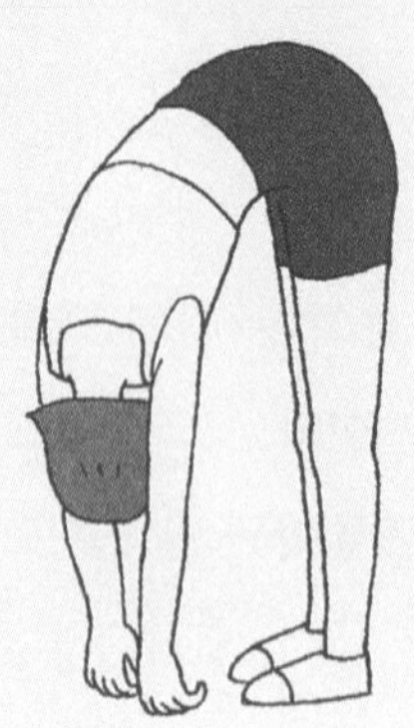

① 반동을 붙이지 말고 앞으로 굽힌다.

② 발뒤꿈치가 지면에서 떨어지지 않도록 하고 실시한다.

③ 상체를 세울 때는 무릎을 완전히 굽히고 나서 세운다.

운동 7

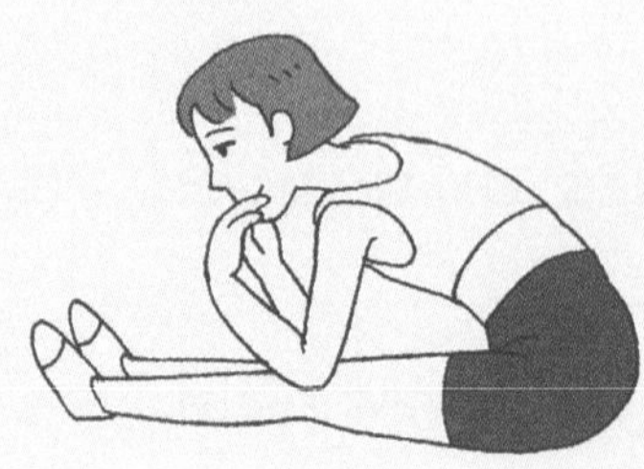

① 양발을 펴고 앉은 다음 허리를 앞으로 숙이고 허리와 다리 뒤쪽의 근육을 편다.

② 팔꿈치를 가볍게 굽히고 상체를 앞으로 깊게 숙인다.

③ 등을 펴고 실시한다.

운동 8

① 양다리를 펴고 앉아 왼쪽 다리를 오른 쪽 다리의 오른쪽에 교차시킨 다음 발 뒤꿈치를 지면에 붙인다.

② 왼쪽 다리를 손 앞에서 미끄러지게 하면서 발바닥 전체를 지면에 붙인다.

③ 가슴과 허리를 펴고 상체를 왼쪽으로 비틀어 편다.

④ 반대쪽도 같은 방법으로 실시한다.

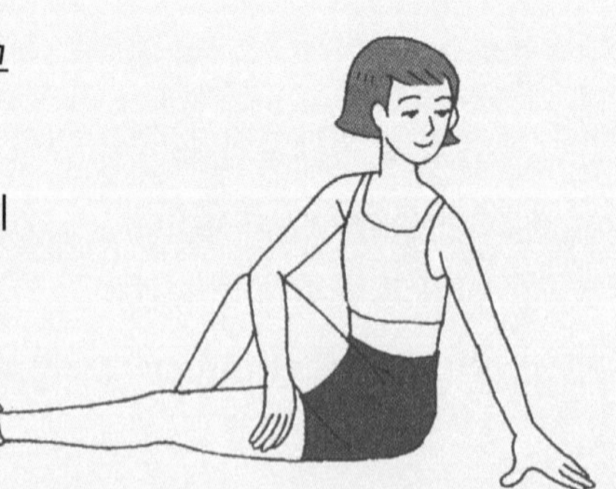

운동 9

① 발바닥을 합치고 앉아 상체를 세운다.

② 오른쪽 무릎을 오른쪽 손 혹은 팔꿈치로 누르
고 넓적다리 관절의 부분을 편다.

③ 발바닥을 붙인 채 등을 펴고 허리부터 숙여서
앞으로 굽힌다.

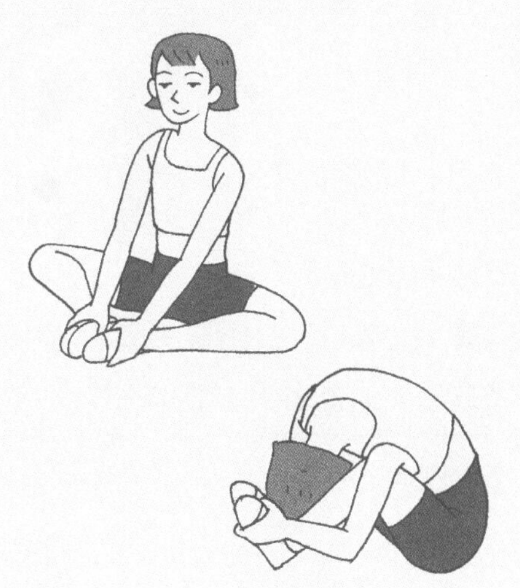

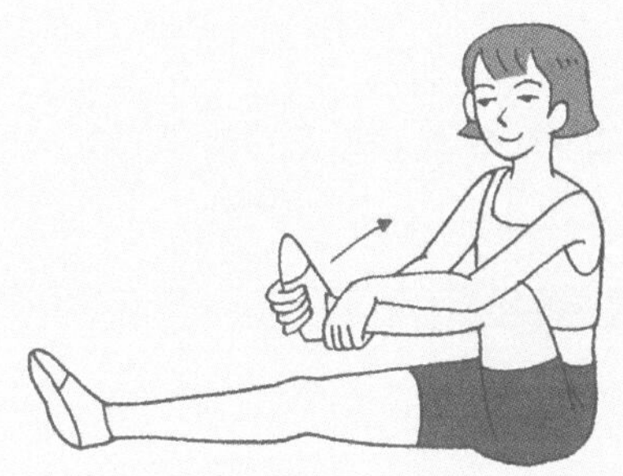

운동 10

① 양다리를 펴고 앉은 다음 왼쪽 발을 잡고 가슴쪽으로 끌어
당긴다.

② 양손으로 비틀듯이 해서 가볍게 겨드랑이에 낀다.

③ 반대측도 같은 방법으로 실시한다.

운동 11

① 왼쪽 손을 팔베개로 해서 옆으로 눕는다.

② 왼쪽 다리를 편 채로 오른쪽 다리를 굽히고, 오른쪽 손으
로 오른쪽 발을 잡고 엉덩이 쪽으로 발뒤꿈치를 당긴다.

③ 왼쪽 손을 펴고 가슴을 앞으로 내밀면서 오른쪽 손으로
오른쪽 다리를 높이 들어올린다

운동 12

① 오른쪽 다리는 펴고, 왼쪽 다리는 잡고 앉아서 손끝을 앞으로 향하게 한 다음 엉덩이 조금 뒤에 손을 붙이고 상체를 뒤로 기울인다.

② 팔꿈치를 뒤로 붙이고, 상체를 뒤로 기울여서 손을 위로 들고 엎드려 눕는다.

③ 반대측도 같은 방법으로 실시한다.

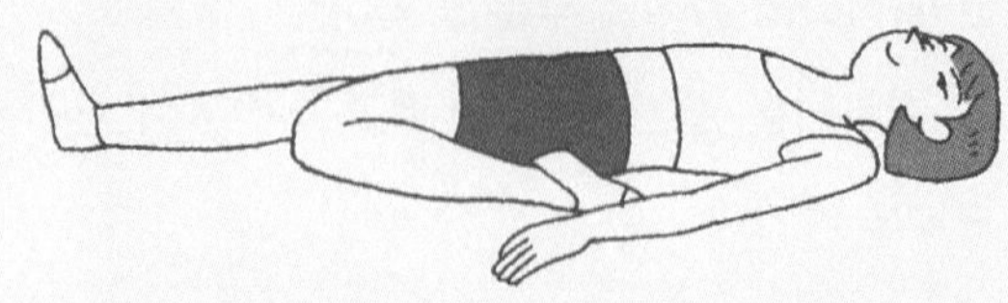

운동 13

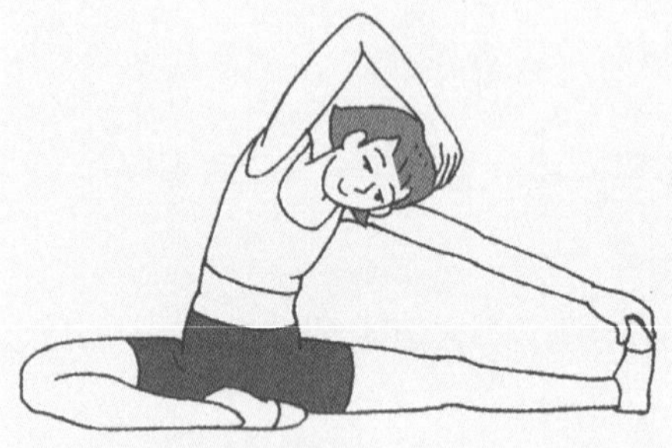

① 오른쪽 발바닥을 왼쪽 다리의 대퇴부에 붙이고, 왼손은 왼쪽 발끝을 향하게 한다.

② 오른손은 왼쪽 어깨에서 왼쪽 발꿈치 까지 내리고, 허리부터 상체를 좌측으로 굽힌다.

③ 반대측도 같은 방법으로 실시한다.

운동 14

① 무릎을 굽히고 앉아 양손으로 발끝을 잡고 뒤로 구른다. 이때 양발 끝을 머리 뒤편에 붙이도록 한다.

② 천천히 앞으로 굴러 양다리 사이로 상체를 앞으로 굽히고, 양팔꿈치를 지면에 붙이도록 한다.

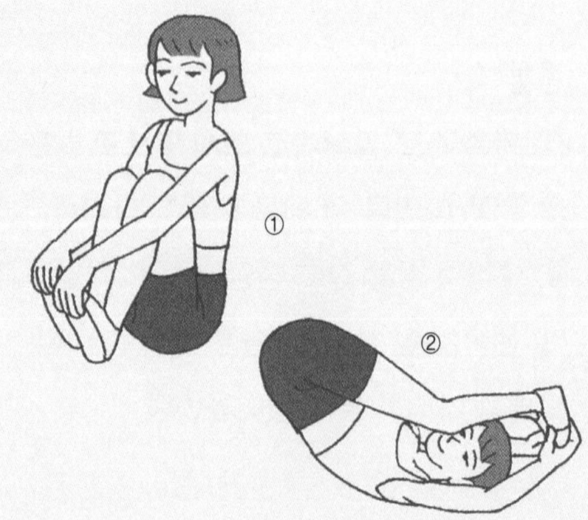

운동 15

① 양손으로 발끝을 잡는다.

② 천천히 뒤로 굴러 무릎을 펴고, 양발 끝을 지면에 붙이도록 한다.

③ 양손을 뒤로 편다.

④ 마지막에 양손을 허리에 댄다.

⑤ 양손을 뒤로 편다.

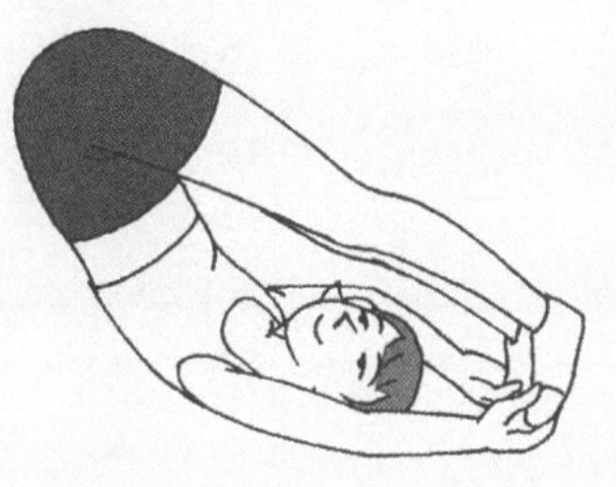

운동 16

① 무릎 밑에 손을 끼고 앉아 몸을 둥글게 하여 천천히 뒤로 구른다.

② 팔꿈치를 펴고 등을 편다.

③ 무릎을 양손으로 잡고 등을 편다.

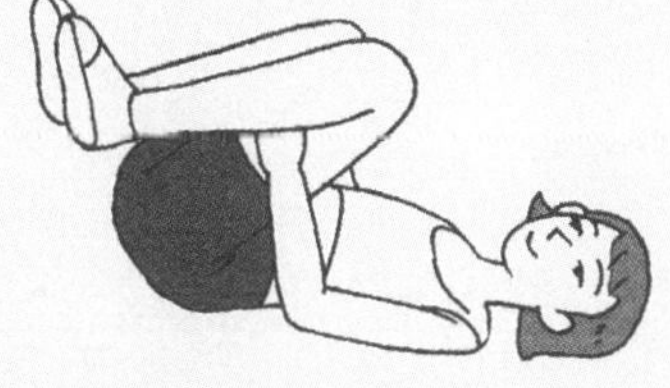
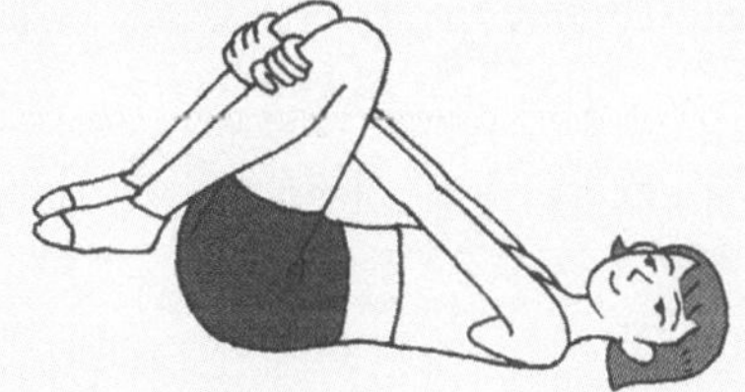

운동 17

① 양팔과 양다리를 펴고 반듯이 눕는다.

② 손끝에서 발끝까지 천천히 편다.

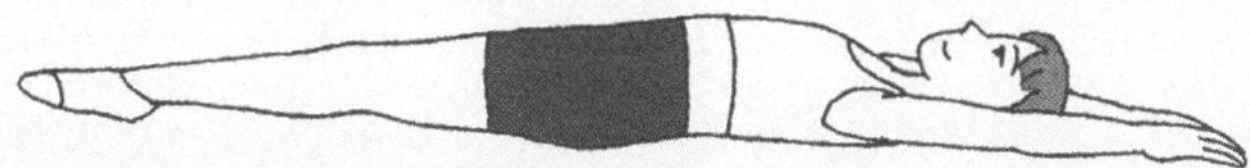

운동 18

① 양다리를 펴고 반듯이 눕는다.

② 오른쪽 무릎을 굽히고 양손으로 무릎을 가슴쪽으로 당긴다.

③ 반대측도 같은 방법으로 실시한다.

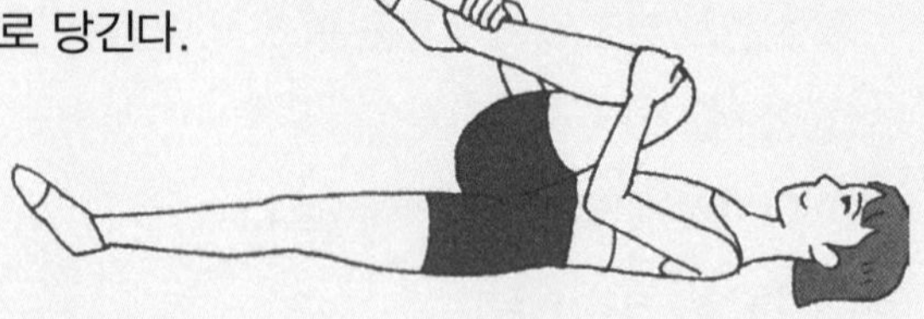

운동 19

① 대(大)자로 누워 오른쪽 다리를 왼쪽 다리의 좌측에 놓는다.

② 우측 무릎을 지면에 닿도록 비튼다.

③ 반대측도 같은 방법으로 실시한다.

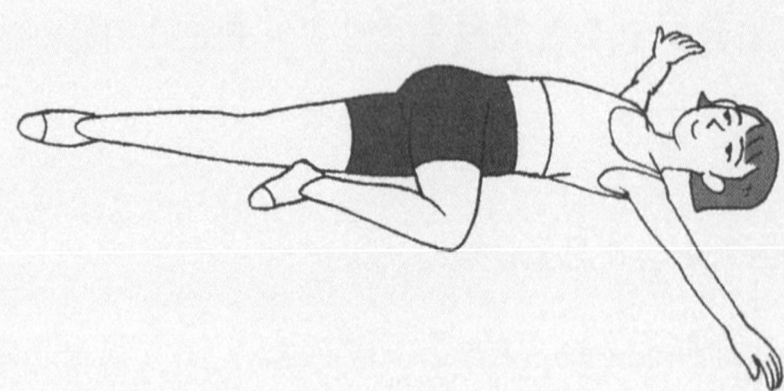

운동 20

① 양다리를 벌리고 앉아 상체를 세웠다 굽히는 동작을 2~3회 실시한다.

② 허리에 힘을 넣고 천천히 앞으로 굽혀 한쪽 발꿈치나 양팔꿈치를 지면에 붙이도록 한다.

③ 발목을 세우고 무릎을 펴고 실시한다.

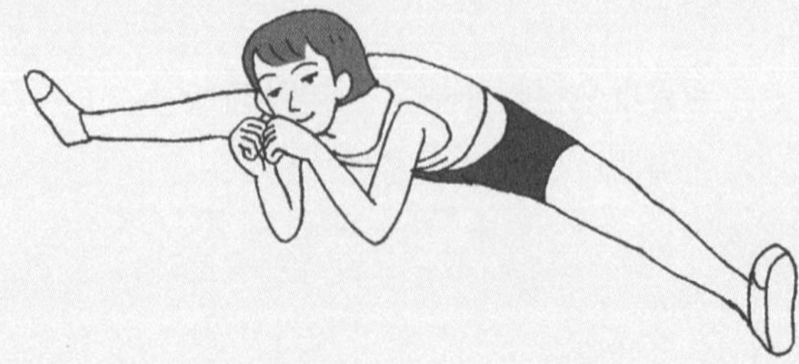

운동 21

① 발바닥을 합치고 앉아 상체를 세운다.

② 양다리의 안쪽을 양팔꿈치로 바깥으로 눌러
넓힌다.

③ 발바닥을 합친 채 양팔꿈치가 바닥에 닿도록
앞으로 굽힌다.

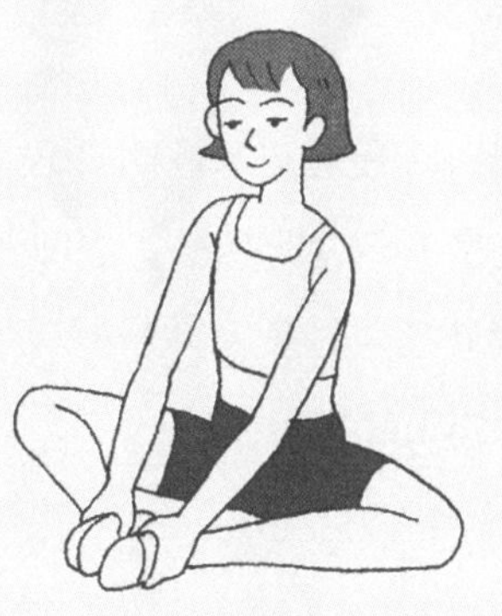

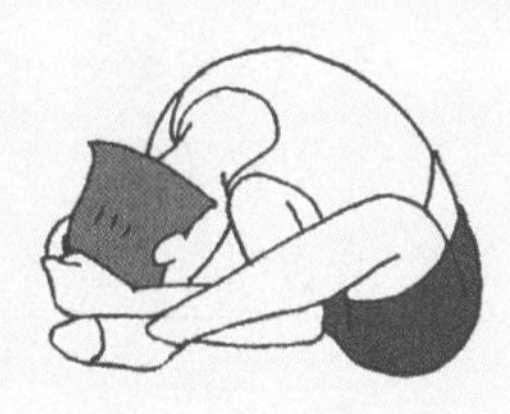

운동 22

① 양발을 어깨넓이 정도로 벌리고 웅크리고 앉아 양다리 사이에 허리
를 내려서 상체를 숙이고, 오른쪽 팔꿈치를 지면에 붙이도록 한다.

② 왼쪽 팔꿈치를 지면에 붙인다.

③ 마지막에 양팔꿈치를 지면에 붙인다.

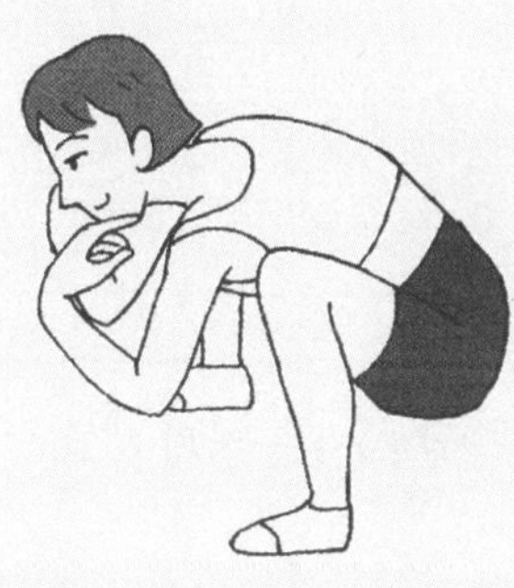

운동 23

① 다리를 앞뒤로 벌리고, 앞쪽 다리의 무릎은 발앞꿈
치의 바로 위에 오도록 세운다.

② 발뒤꿈치가 지면에서 떨어지지 않을 정도까지 앞
으로 몸을 숙이고 아킬레스건을 편다.

③ 반대측도 같은 방법으로 실시한다.

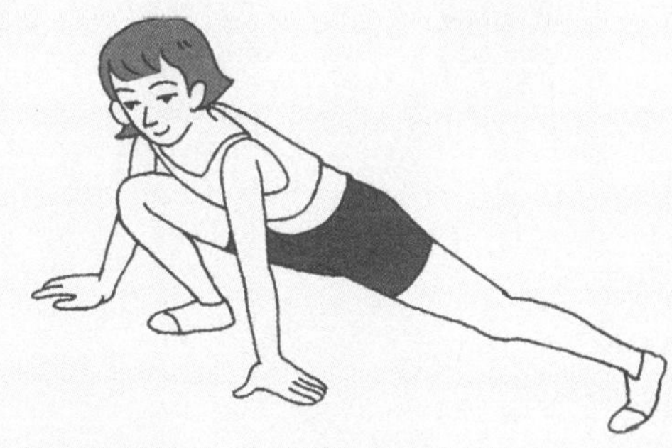

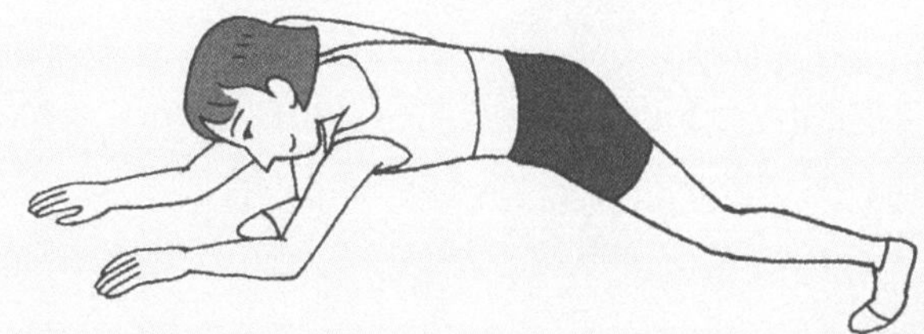

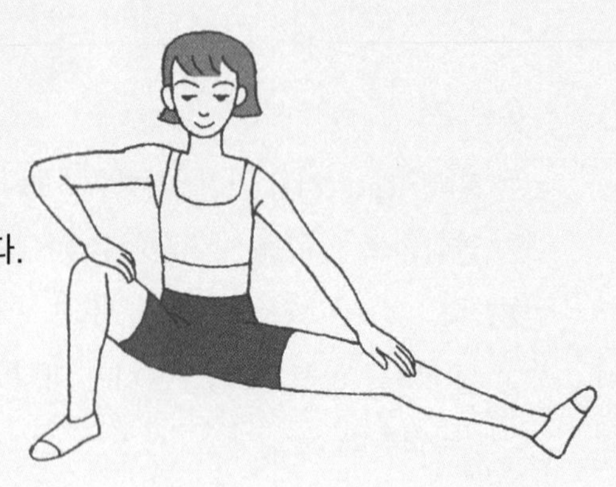

운동 24

① 오른쪽 다리를 굽히고 왼쪽 다리를 펴고 앉는다.

② 서서히 왼쪽 다리를 펴고 엉덩이를 지면에 붙이도록 한다.

③ 양팔을 앞으로 펴고 엉덩이를 끌어 올린다.

④ 반대측도 같은 방법으로 실시한다.

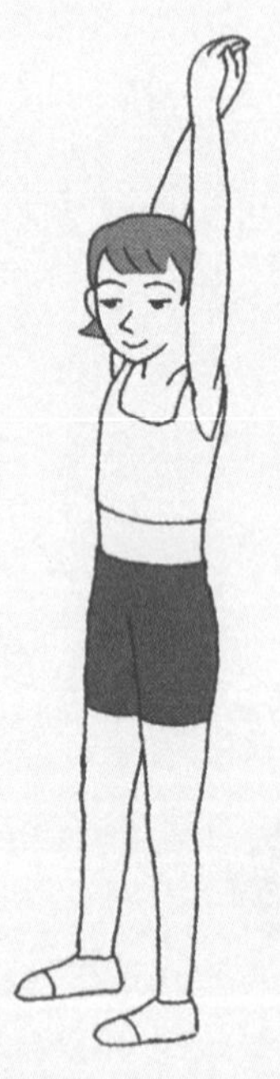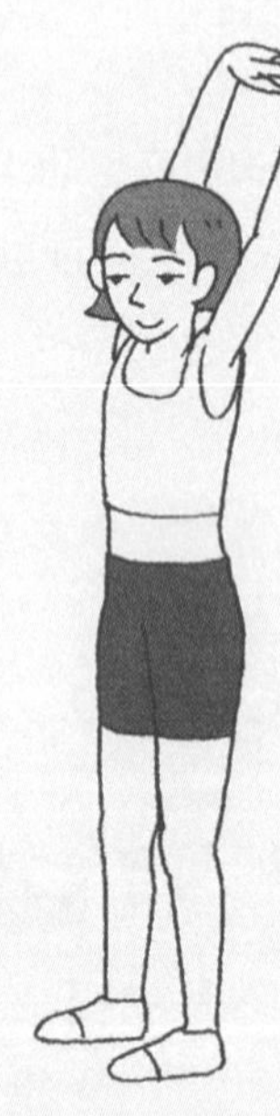

운동 25

① 양팔을 어깨 위로 들고, 손목을 비틀어 손바닥을 합쳐 끼고 위로 편다.

② 다음으로 손가락을 끼고 손바닥을 위로 해서 쭉 편다.

다이어트 상식

살이 안 빠지는 이유는 여러 가지가 있겠지만 크게 두 가지로 구분해 보면 다음과 같다.

첫째, 빠질 게 없는, 즉 표준체중인 경우이다.

사람마다 적정 체중이라는 것이 있다. 예를 들어, 키가 160cm이면 54kg정도가 표준체중이고, 50~59kg정도가 적정체중이다. 뼈가 굵고 근육이 충실한 사람은 보기보다 체중이 좀 더 나갈 수도 있음을 알아야 한다.

시대에 따라 아름다움의 기준이 바뀔 수는 있지만 건강의 기준이 바뀌지는 않는다. 만약 적정체중보다 더 많이 빼려고 한다면 잘 안 빠진다. 왜? 그게 자신에게 가장 적당한 몸의 상태이기 때문이다. 더구나 몸이 건강한 상태에 있다면 왠만큼 노력을 해도 잘 빠지지 않을 것이다. 설령 적정체중 이하로 몸무게가 내려간다고 해도 결코 좋아할 일이 아니다. 그러는 동안 몸은 쉽게 피로하게 되고, 피부는 거칠어지고, 변비가 생기고, 잘 붓고, 짜증이 늘게 될 것이기 때문이다.

적정체중 아래로 내려간 경우라도 몸상태가 건강하다면 적정체중으로 다시 복귀하게 된다. 이건 요요현상이 아니라 정상적인 몸으로 돌아가는 과정인 것이다.

둘째, 원인과 그 해결방법을 제대로 찾지 못했기 때문이다.

살이 찌는 원인을 제대로 파악하지 못하고 무조건 굶거나, 다이어트 식품을 먹는다거나, 원푸드다이어트를 하는 경우에 그 고통과 노력에도 불구하고 별 효과를 보지 못할 것이다.

살을 빼기 위해서는 먼저 자신이 살이 찌게 된 원인을 찾아내야 한다. 그리고 나서 그 원인을 바르게 제거해야 제대로 된 감량 다이어트를 할 수 있다. 만약, 평소 생활에서 활동량이 적어서 비만이 되었다면 그 생활태도를 바꾸어 지속적으로 운동을 하는 것이 정확한 방법일 것이다. 원인이 거기 있는데 굶기를 선택한다면 그것은 헛수고 아니겠는가?

일시적으로 살이 빠지더라도 반드시 다시 원상태로 돌아갈 것이기 때문이다.

이 간단한 진리를 외면해서 헛고생하는 사람들이 의외로 많은 것 같다.

신체의 질병이 원인이라면 치료를 해야 제대로 된 원인제거라 할 수 있을 것이다.

물렁살이란 무엇이고 어떻게 해야 뺄 수 있나?

우리가 보통 살이라 하는 것은 맨 겉에 있는 살인 피부와 그 밑의 노란색 지방층, 그리고 그 아래에 근육을 말한다. 여자들은 남자들보다 지방층이 두터운데 피부에 탄력이 없거나, 지방층이 두텁다거나, 근육에 힘이 없고 탄력이 없을 때 물렁살이 된다.

물렁살이 되는 이유는 체질적인 요인이 가장 크다고 한다. 얼굴 생김새나 체형이 선천적인 것처럼 살성도 부모로부터 물려받기 때문이다. 이것을 극복하기 위해서는 운동을 하는 것이 가장 중요하다.

그럼 어떤 운동이 좋을까?

반복적이고, 율동적이면서도 과도한 힘을 쓰지 않는 운동, 즉, 줄넘기나 걷기, 에어로빅같은 것이다. 이런 운동을 많이 하게 되면 물컹물컹한 살이 탄탄해진다.

지방층도 얇아지고, 근육의 질도 좋아지며 탱탱해지는 것이다.

섬유질에도 칼로리가 있나?

섬유질에는 칼로리가 있긴 하지만 살이 찌지 않는다. 섬유질은 칼로리가 있는데 왜 살이 안 찔까? 우리가 음식물을 먹으면 소화기관이 그 음식물을 분해해서 소화 흡수 시키는데 우리 몸은 '섬유질'을 소화시킬 수 있는 효소가 없다. 따라서 이 섬유질은 소화 흡수가 되지 못하고 대장으로 가서 변과 함께 몸 밖으로 배출이 된다. 섬유질은 위에 머물면서 포만감을 주고 대장으로 가서 변의 부피를 늘려서 배변에 도움을 주게 된다. 이때 이 섬유질은 기름기, 그리고 해로운 물질들을 싸서 몸밖으로 같이 나오게 된다. 이것을 '칼로리커트 작용'이라고 한다. 섬유질은 토끼와 같은 초식동물만 소화시킬 수 있다. 다이어트 할 때 채소나 해조류를 많이 먹으라는 것은 바로 이런 이유 때문이다.

물을 많이 마셔도 살이 빠지나?

물은 체중조절에도 중요한 역할을 한다. 물은 자연스럽게 식욕을 억제시켜 준다. 우리의 몸은 수분이 부족할 때 허기진 것으로 인식하므로 수분 부족은 과식을 초래하기 쉽다. 수분섭취량이 부족하면 우리의 신체는 나중을 위해 더 많은 양의 수분을 신체에 저장하려는 경향이 있으며, 이로 인해 체중이 증가할 수 있다. 따라서 충분한 양의 수분을 섭취하면 신체내의 수분보유 요구량이 줄어 불필요한 체중을 줄이는 효과를 갖게 된다.

다이어트와 물의 역할

물은 우리가 살아가는 데 없어서는 안 될 8 대 요소 중 하나이다. 공기 다음으로 살이 찌면 만성병 위험이 높아지고 심리적으로도 위축되기 때문에 정상체중을 유지하는 것이 매우 중요하다. 문제는 뚱뚱한 사람이 살빼기에 성공하는 경우가 드물다는 것인데 가장 큰 이유는 성급함 때문이다. 뚱뚱한 몸매는 하루 아침에 만들어진 게 아닌데도 '살을 빼야겠다'는 조급한 마음으로 한두 달 만에 목표를 이루려고, 단식이나 사우나 혹은 다이어트 식품에 의존하게 된다. 이런 방법들은 단기간에 체중을 감량하는 효과는 있다.

그러나 살빼기 성공의 궁극적 목표는 '빠진 체중을 유지'하는데 있다. 굶다시피 체중을 빼다보면 우리 몸의 신진대사를 위해 꼭 필요한 에너지 소모량인 '기초대사량'이 감소한다. 또한 굶어서 살을 뺄 땐 기초대사량 소모에 중요한 역할을 하는 근육도 함께 줄어 기초대사량은 더욱 감소하게 된다.

우리의 신체가 가장 필요로 하는 물질이 바로 물이다. 좋은 물은 단지 생명을 유지하기 위해서만이 아니라 질병을 치료하고 수명을 연장시키는 수단이 된다.

물은 체중 감량과 유지에 가장 중요한 촉매제이다. 우리는 매일 같이 마시는 물의 중요성을 인정하지만 실감하지는 못하고 있다. 하지만 물은 지속적인 체중 감량을 가능케 하는 데 결정적인 역할을 한다.

물은 식욕을 억제하고 신체 내에 저장된 지방의 대사를 도와준다. 연구조사에 따르면 수분의 흡수가 줄면 지방의 저장이 증가하고, 반면에 수분 흡수가 증가하면 지방이 저장되는 현상이 줄어든다고 한다.

1. 신장의 기능을 개선시켜 준다.

신장은 충분한 수분이 없이는 제대로 기능 할 수 없다. 그리고 신장이 최대한의 능력을 발휘하지 못하는 경우 신장의 역할을 간이 떠맡게 된다. 간의 중요한 기능 중 하나가 저장된 지방을 신체에 유익한 에너지로 전환시켜주는 것이다. 그러나 간이 신장의 기능을 대신 떠맡는 경우 원래의 기능을 충분히 수행할 수 없게 되고, 그 결과 간의 지방 대사가 줄어들게 된다. 이렇게 되면 신체에서 지방이 연소되지 않음으로 체중 감량속도가 그만큼 늦어지게 되는 것이다.

2. 물로 물을 제압하라.

우리 신체의 수분 보유현상을 없앨 수 있는 가장 좋은 방법은 충분한 양의 물을 마시는 것이다. 충분한 수분을 공급받지 못할 경우 우리 신체는 이것을 생존의 위협으로 느끼고, 체내에 수분을 저장하려는 경향을 갖게 된다. 이 수분은 보통 세포의 바깥쪽에 저장되므로 외견상 발이나 손 또는 다리가 붓는 현상으로 나타난다.

과체중인 사람은 날씬한 사람에 비해 상대적으로 많은 물을 섭취해야 한다.

또한 몸집이 큰 사람일수록 신진대사의 양 또한 많다. 수분이 지방 대사에 필요한 핵심 물질이라는 점을 감안할 때 과체중인 사람은 보다 많은 수분을 필요로 한다. 물은 또한 근육의 수축능력을 개선시키고 탈수현상을 방지함으로써 근육의 기능을 적절한 상태로 유지시켜 준다. 그리고 감량으로 인해 피부가 처지는 현상을 막아준다. 또한 수축된 세포는 수분을 공급받으면 팽팽하게 되어 맑고 건강한 피부를 갖도록 해준다.

3. 물은 변비를 없애준다.

물은 변비를 없애는데 도움이 된다. 우리의 신체는 충분한 수분을 공급 받지 못할 경우 내부로부터 필요한 수분을 흡수한다. 이러한 수분의 공급처가 바로 우리의 내장이며 이러한 과정에서 변비가 생기는 것이다. 그러나 물을 충분히 마셔주면 장기능이 정상적으로 회복되어 변비가 없어진다.

4. 물은 우리 신체내의 노폐물을 걸러주는 역할을 한다.

물은 우리 신체의 자기 치유 작용에 없어서는 안 될 주요 성분으로 특히 혈액을 깨끗하게 정화시켜주는 역할을 한다.

자기 치유 작용은 주로 신장에서 이루어지며 잔여 노폐물은 발한 작용을 통해 체외로 배출되게 된다. 이러한 기능을 원활히 수행하기 위해서는 우리의 신장이 최소한 하루 200리터의 수분을 순환시켜야 한다.

정화작용은 수분의 양이 노폐물을 걸러줄 수 있을 만큼 충분할 때 비로소 최적으로 기능을 수행할 수 있다.

5. 어느 정도의 물을 섭취해야 하는가?

건강을 위해 하루 최소 2리터, 또는 큰 유리컵으로 8컵 이상의 물을 섭취한다.

뿐만 아니라 더운 지역에 살거나, 운동량이 많거나, 직업상 신체적인 활동이 많은 경우 수분을 좀 더 많이 섭취하는 것이 바람직하다.

6. 물은 우리의 건강을 조절해 주는 역할을 한다.

수분섭취량이 부족하면 우리의 신장은 스트레스를 받게 되고, 그 결과로 생긴 화학적 반응으로 신체는 둔하고 활력을 잃게 되며, 혈액내에 노폐물이 쌓이게 된다.

연구조사에 따르면 현대인에게 발생하는 일상적인 병은 물의 부족과 관계가 있는 것으로 나타나 있다. 예를 들어 흔한 두통의 경우 두통약 대신에 2잔의 물을 마시면 훨씬 나아진 느낌을 받을 수 있게 된다.

세포에 수분이 부족하여 정상적으로 활동을 하지 못하게 되면 우리신체는 감각기관에 위험신호를 보내게 되고 수분섭취의 욕구를 일으키게 되는 것이다.

스트레스 극복 다이어트 식사법

매일 매일이 스트레스!! 스트레스를 해소할 수 있는 방법은 없을까?

식사로 한번 극복해 보자.

하버드 대학 블랙번박사가 마련한 스트레스 식사지침을 보면 다음과 같다.

- 물을 많이 마시자! 스트레스를 받을 때 물을 많이 마시면 교감신경계가 균형을 찾게 되고 입 이 마르거나 가슴이 두근거리는 증상이 완화된다. 땀으로 잃은 수분을 보충해 탈수가 예방된다. 단, 식사시는 소화액을 희석시키므로 물을 마시지 않는 것이 좋다.

- 섬유소를 충분히 섭취하자! 스트레스는 장으로 직행해서 곧잘 복통과 변비

의 원인이 되므로 장의 건강 유지가 중요하다.

- 세끼 식사, 특히 아침식사를 거르지 않아야 한다. 항상 혈당, 호르몬과 신경 전달 물질의 활약을 뒷받침해야 집중력과 능률이 보장된다.

- 다양하게 골고루 먹어야 스트레스와 대항하는 모든 영양소를 얻을 수 있다.

- 병에 걸렸을 때는 비타민 B, C, A, E를 평소보다 더 많이 섭취해서 질병스트레스를 이겨낸다.

- 스트레스를 받는다고 홧김에 과식해서는 안된다. 자연식품을 조금씩 자주 먹는 것이 좋다.

- 스트레스로 입맛이 떨어지면 2~3일 감식해도 좋다. 단, 이때 수분을 충분히 섭취해야 한다. 과채발효음료나 채소, 과일, 요구르트, 맥주효모 등을 섞어 갈아 만든 음료를 마시면 좋다.

- 커피, 홍차, 콜라 등 카페인 음료는 피하자.

- 설탕이 주재료인 간식은 잠시 기분이 좋았다가 더 피곤하고 우울하게 하므로 피하는 것이 좋다.

- 적당한 운동을 규칙적으로 해서 식욕과 신진대사를 돕도록 한다.

미량영양소

미량영양소란 생명을 유지시켜주는데 필수적인 물질을 함유하고 있는 작은 영양소를 말한다.

우리의 신체는 미량영양소에 의존하여 하루 24시간 동안 복잡한 활동을 하면서 생명을 유지한다.

즉, 미량영양소가 없으면 우리는 생존할 수 없게 되는 것이다.

1. 미량영양소는 무슨 일을 할까?

미량영양소는 단백질, 탄수화물, 지방, 수분, 산소등의 대량영양소로부터 얻은 에너지를 방출하게 하는 역할을 한다.

2. 미량영양소의 섭취방법

비타민은 유기물질을 통해 섭취되며 섭취된 비타민은 체내에서 효소에 의해 분해되어 온갖 신체 작용에서 매우 중요한 용도로 사용된다.

그러나 비타민은 미네랄이 없이는 제대로 기능하지 못하며, 우리 신체는 자체적으로 미네랄을 만들어 낼 수 없는 반면 몇 가지의 비타민을 합성할 수 있다.

식물은 토양으로부터 미네랄을 흡수하고, 우리는 식물이나 식물을 먹고 사는 동물을 먹음으로써 미네랄을 섭취한다. 미네랄 역시 거의 모든 신체작용에서 매우 중요한 역할을 담당하고 있다.

3. 미량영양소의 섭취량 감소

어쩔 수 없는 이유로 미량영양소의 섭취량이 감소하고 있다. 현대인들은 미량영양소를 충분히 섭취하지 못하고 있는데 우리가 일상적인 식단에 미량영양소를 보충해서 섭취해야 하는 이유들은 다음과 같다.

- 속성 재배 방법을 이용해 농작물을 키우고 지나치게 가공함으로써 신체에 필수적인 미네랄 성분이 사라져 버린다.

- 우리자신도 모르는 사이에 매일같이 납, 알루미늄, 카드뮴, 식품 첨가제 따위의 수많은 화학약품을 섭취하고 있으며, 미러한 화학성분이 영양분을 빼앗아 간다.

- 산성비와 과도한 경작으로 인한 척박한 토양은 필연적으로 영양분이 낮은

작물의 수확으로 이어진다.

　- 항생제의 과다 사용으로 해로운 박테리아뿐 아니라 이로운 박테리아마저 무차별하게 죽임으로써 신체의 자연적인 균형이 깨지고 있다.

　- 이 밖에도 바람직하지 못한 식생활과 스트레스, 술, 담배, 조리방법, 음식 저장 방법 등이 필수 영양소의 체내 저장 수준을 감소시켜 우리의 신체 능력을 저하시키게 된다.

4. 왜 미량영양소를 보충해야 하는가.

바쁜 현대인들은 매일같이 식단을 확인해서 자신이 어느 정도의 영양분을 섭취하고 있는지 따져 볼 여유가 없다.

　우리가 음식을 통해 충분한 미량영양소를 섭취하려고 한다면 아마도 엄청난 양의 식사를 해야할 것이다. 그러므로 다양한 비타민과 미네랄이 함유된 영양 제품으로 결핍되기 쉬운 영양분을 보충하는 것이 우리의 건강을 수많은 퇴행성 질환으로부터 보호하는 보다 손쉬운 방법이 된다.

5. 건강은 스스로 지켜야 한다.

다양한 식생활은 우리의 신체가 필요로 하는 여러가지 미량영양소를 섭취하는 데 도움이 된다. 우리 몸은 우리가 흡수하는 물질의 반영이라는 사실을 잊지 말아야 할 것이다. 그리고 바람직한 식생활을 통해 영양분을 충분히 섭취하고 건강을 유지하기 위해 다음과 같은 사항을 실천에 옮겨야 할 것이다.

　- 매일 다섯 가지의 야채와 세 가지 이상의 과일을 섭취하라. 신선하고 조리하지 않을수록 좋다. (조리를 하면 필수 영양소와 효소가 파괴된다.)

　- 닭, 콩, 생선, 치즈, 달걀, 살코기, 견과류 등 단백질 공급원을 다양화한다.

6. 필수 미량영양소

비타민 : 비타민A, 베타카로틴, 비타민B 복합체, 비타민C, D, E, 엽산, 판토텐산, 비오틴

극미량영양소 : 구리, 철, 아연, 셀레늄, 크로뮴, 망간, 불소, 요오드, 코발트, 보론, 몰리브덴, 실리카, 바나디움

주요 미네랄 : 칼슘, 마그네슘, 소디움, 포타슘, 인, 염소, 유황

건강 나이 낮추기

마이클 로이젠 박사는 <리얼 에이지(Real Age)>란 책에서 건강 나이를 낮추기 위해 다음과 같은 음식을 권장하고 있다.

생선 : 단백질과 필수오메가-3 지방산을 다량 함유하고 있는 생선을 1주일에 세 마리 이상 섭취하면 실제 나이보다 1.5세 젊어진다.

채소 : 하루에 담황색 채소를 다섯 접시 이상 섭취하면 실제 나이에서 2년 더 젊어진다.

전곡 섬유질 : 옥수수와 같은 전곡 섬유질을 1주일에 다섯 차례 섭취하면 1년 더 젊어진다.

견과류 : 좋은 지방을 다량 함유하고 있는 밤, 호두와 같은 견과류를 1주일에 100g씩 섭취하면 1.5세 젊어진다.

비만체크 4단계 계산법

자신이 비만인지 아닌지, 비만의 정도는 어느 정도인지는 체지방측정기로 자신의 몸에서 지방이 차지하는 비율을 알아보는 것이 가장 좋은 방법이다. 그러

나 혼자서는 체지방율을 측정할 수 없으므로 신장과 체중을 이용하여 평가하는 4단계 계산방법을 소개한다.

1. 표준체중 구하는 법

아래 식을 브로카 공식이라고 한다.

　표준 체중(kg)={신장(cm)-100} X 0.9

　ex) 키 160cm인 사람이 표준체중은 (160-100)X 0.9 = 54kg

　이 방법을 사용하면 키가 작은 사람은 수치가 낮게, 반대는 높게 나오므로 절대적인 표준체중이라 할 수는 없지만 참고할 수 있는 공식이다.

2. 비만도 구하는 법

표준 체중에 비해 자신의 실제 체중이 얼마나 초과하고 있는가의 비율을 구하면 자신의 비만도를 알 수 있다. 일반적으로 표준체중에서 10% 이하를 정상범위, 10% 초과시 과체중, 20%를 초과하면 비만이라고 한다.

　{실제체중(kg)-표준체중(kg)/실제체중(kg)}X 100

　ex) 키 160cm, 몸무게 65kg의 경우 : {(65-54)/65}X 100 = 16.9%→과체중

3. 체질량지수(BMI) 구하는 법

체지방률 및 건강위험도를 반영하는 지표라고 할 수 있으며, 19-70세의 성인들에게 적합하다. BMI는 체중(kg)을 신장(m)의 제곱으로 나눈 값이다.

　BMI가 25 이하일 때를 정상, 27을 넘으면 건강이 좀 위협을 받고 있는 상태이고, 30 이상이면 건강이 위험, 35 이상이면 매우 위험한 상태라고 볼 수 있다.

　세계보건기구(WHO)에서는 25~29.9이면 과체중, 30이상이면 비만이라고

정의 하고 있다.

체질량지수 = 체중(kg)/신장(㎡)

ex) 키 160cm, 몸무게 65kg의 경우 : 65/1.60X 1.60) = 25.4→과체중

4. 기초대사량 구하는 법

기초대사량 = 655+{9.6X 체중(kg)}+{1.8X 신장(cm)}-{4.7X 나이}→기초
대사량은 가만히 있어도 생명 활동을 위해 소비되는 최소한의 에너지로서 유전
이나 체질 특성, 근육량 등에 따라 조금씩 다르다.

반신욕

1. 반신욕이란?

두한족열(頭寒足熱) "머리를 차게 하고 발을 덥게 하라"는 원리를 응용해 몸의
절반만 따뜻한 물에 담근다는 『반신욕』이 몸에 좋다고 한다. 목욕이 혈액순환을
통한 피로 회복과 신진대사 촉진에 효과적이라는 것은 이미 알려진 사실이다.

체열측정기로 우리 몸의 체온을 재면 상반신보다 하반신이 낮다. 한의학에서
는 이런 상태를 하체가 상체에 비해 기혈 순환이 잘 되지 않아 생기는 냉이라 하
며, 여러 질병의 원인으로 본다. 반신욕은 물로 하체를 따뜻하게 함으로써 몸
전체의 균형을 잡아 혈액 순환장애와 냉을 해소하는 건강법이다. 조선 말 반신
욕을 한방에 활용했다는 기록이 있으며, 현대 한의학에서도 보조 요법으로 쓰고
있다. 반신욕은 몸의 절반, 즉 명치 끝 아래부분을 따뜻한 물에 담그는 목욕법
을 말하는 것이다.

2. 반신욕을 하는 방법

우선 체온보다 높은 37~39 정도의 미지근한 물을 욕조에 준비한다. 물에 들어 갈때는 먼저 발에, 하체에 더운물을 끼얹는다. 상반신과 하반신의 체온차이를 어느정도 바로 잡기 위해서다. 추운날에는 욕실안을 더운 김으로 충분히 따뜻하게 해 놓는다.

욕조에 들어가서는 가슴(명치부근) 아래까지만 물에 담근다. 명치 아래쪽이면 어디까지든 상관없다. 중요한 것은 명치 위쪽을 오랫동안 뜨거운물에 담그지 않는다는 것. 어깨나 팔부분도 물속에 넣지 말 것. 너무 춥다고 느낄때는 어깨에 타올을 두르거나 20~30초 가량 어깨까지 물에 담가도 된다.

약 10~20분간 꾹 참으면 몸속부터 따뜻해져 기분이 좋아진다. 머리나 팔, 얼굴, 가슴에서 땀이 나기 시작하며, 전신욕을 할때보다 몸이 더워져 욕실밖에 나와도 한기를 느끼지 아니한다. 입욕을 하기 전에 생수를 한컵 정도 마시고 하면 더욱 좋다. 욕조에서 나와 몸을 자연적으로 식힌 뒤 다시 욕조에 들어가는 반복욕은 체력과 온도에 따라 각자의 몸에 맞게 하는 것이 중요하다.

효과를 높이려면 반신욕을 마친 후 양말을 신고 하반신에 속옷 또는 타올을 덮어 보온을 해준다. 반신욕도 체력소모가 많아 몸이 약한 사람은 하체를 발끝까지 보온하고 편안히 누워 쉬어야 하며, 또한 상반신은 되도록 얇게 옷을 입는 것이 좋다. 입욕 후 에어콘이나 선풍기 바람을 쐬는 것은 반신욕의 효과를 감소시키므로 주의해야 한다.

3. 반신욕의 효과

" 반신욕"이라는 책자에 따르면, 모든 병의 근원은 상반신 체온이 높아지고 하반신 체온이 낮아지는 상하차, 즉 "냉" 상태에 있다고 한다. 반신욕은 상반신을 차게 하고 하반신은 덥게 하여 혈액순환 장애를 초래하는 이 냉을 없앤다는 것.

다시 말해 두한족열 상태일 때 수축된 혈관이 열리면서 피가 부드럽게 막힘없이 흐르게 되어 혈압도 내려가게 된다는 것이다. 그리고 땀을 통해 몸속에 있는 노폐물과 쌓여 있는 독소가 빠져나가 몸 전체 상태가 향상 된다고 한다.

"반신욕"의 저자인 이비인후과 의사 신도 요시하루는 전신을 뜨겁게 달구는 사우나나, 뜨거운 물에 온 몸을 푹 담그는 전신욕은 건강에 그다지 좋지 않다고 한다. 인절미, 고구마를 센불에 구우면 겉만 까맣게 타고 속은 딱딱한 채로 있는 것처럼 물이 너무 뜨거우면, 피부 표면의 혈액이 방호벽을 만들어 오히려 몸 속으로 열이 들어오지 못하도록 한다는 것. 특히 사우나는 뜨거운 공기를 위로 올라가게 하기 때문에 상반신이 뜨겁고 하체가 차가운 냉상태를 더욱 심하게 한다고 한다.

경희대 의대 재활의학과 이종수 교수도 "전신욕을 하지 않고 신체의 일부만 탕에 담가도 충분히 혈액순환이 활발해질 수 있다"면서 상체의 열을 하체로 내려가게 해 인체순환을 돕는 것은 "경락 메카니즘의 기본"이라고 한다. 이교수는 또 "구체적으로 반신욕에 대해 나와 있지는 않지만, 옛 문헌에도 냉욕과 온욕을 반복하거나 일정부위만 담가 체내 신진대사를 촉진한다는 기록이 있다"고 말한다.

"반신욕"은 간장병과 당뇨병치료, 과지방 배출 및 피하지방을 줄여 다이어트에 효과적이다.

또한 혈압을 내린다는 체험사례와 아토피성 피부염. 현기증, 비만, 견비통, 관절통, 냉족, 발의 피로, 요통, 스트레스 등의 완화, 해소, 치유효과가 있다.

줄넘기 Q & A

처음 줄넘기를 시작했는데 어떤 방법으로 해야 하나?

줄넘기는 몸의 힘을 빼고 시선은 정면을 바라보면서 발 앞부분으로 살짝살짝 뛰어야 한다. 또 팔을 크게 휘두르지 않고 손목으로만 줄을 돌리는 것이 중요하다. 처음에는 익숙하지 않아서 몸에 힘이 많이 들어가므로 이때는 줄 없이 맨 손으로 발뒤꿈치를 들고 무릎을 약간 굽혔다가 발끝으로 바닥을 치는 연습을 한다. 무릎의 탄력을 이용하여 발끝으로 도약하는 연습을 여러 번 반복하면 처음 줄넘기를 시작할 때 많은 도움이 된다.

한번 할 때 얼마나 오랫동안 해야 운동효과가 있는지?

줄넘기는 한번 뛰기 시작하면 중간에 숨고르기를 포함해서 20분 정도는 해야 운동효과가 있다. 이런 정도면 땀으로 옷이 젖게 된다. 줄넘기 전후에 준비운동과 정리운동, 스트레칭까지 해주면 30분 이상 시간이 소요된다. 그러므로 30분 이상 시간을 갖고 줄넘기 운동에 임하도록 한다.

줄넘기할 때 점프를 높게 해야 좋은가?

발은 몸전체의 지렛대 역할과 완충작용을 해주는 매우 중요한 부분이다. 또한 줄넘기를 할 때 가장 많은 압력을 받는 곳이 바로 발이기도 하다. 몸무게를 지탱하면서 점프를 하면 발은 몸무게의 5배 이상 되는 무게가 누르는 압력을 받게 된다. 몸에 무리가 가지 않도록 줄만 넘을 수 있는 높이(2~3cm정도)로 뛰어야 무릎과 관절에 생기는 부상을 예방할 수 있다. 줄을 넘을 때는 점프의 높이를 낮게 해서 상체가 흔들리지 않도록 안정감 있게 해야 한다.

줄넘기를 많이 하면 종아리에 알이 배어 굵어진다던데?

종아리에 알이 배어 근육통을 호소하거나 다리가 더 굵어질 것을 걱정하는 사람이 많다. 종아리의 알은 갑자기 심한 운동을 무리하게 했을 때 근육이 뭉쳐서 경직된 것으로, 피로 물질인 젖산이 쌓이고 혈액순환이 잘 안 되는 상태이다.

따라서 줄넘기 시작 전에 준비운동을 철저히 하고 자신의 수준에 맞는 운동방법을 찾아내야 한다. 남들이 1,000개, 2,000개 한다고 무조건 따라하면 무리가 오게 된다. 또한 줄넘기 운동이 끝난 다음 스트레칭으로 근육의 피로를 풀어주고 종아리를 주무르고 두드려 주면서 뭉친 근육을 풀어준다면 종아리 알이 배이거나 근육통을 호소하는 일은 없을 것이다.

줄넘기를 하면 안되는 경우도 있는지?

어떤 경우라도 줄넘기를 할 때는 즐겁고 기분 좋게 해야 한다. 그러나 식사 직후나 지병이 있는 경우 또는 컨디션이 나쁠 때 운동을 하면 오히려 건강을 해칠 우려가 높기 때문에 이런 경우에는 무리해서 운동을 하지 않는 것이 좋다.

1. 컨디션이 나쁘거나 병이 있는 경우

요통, 관절염, 심장병 등 지병을 앓고 있는 경우에는 전문의와 상담 후 시작하는 것이 좋다. 요통이나 무릎 통증 때문에 평소에도 걷기가 힘든데 무리하게 운동을 강행하면 오히려 병을 더 악화시키게 된다. 또한 감기에 걸렸거나 몸에 열이 나는 경우 등 컨디션이 나쁠 때도 무리하게 운동하지 않는 것이 바람직하다.

2. 배가 고픈 경우

공복일 때는 운동하지 않는 것이 좋다. 특히 다이어트를 목적으로 굶은 상태에서 무리하게 운동을 하면 외관상으로는 효과적일지 모르지만, 실제로는 효과가 없다.

사람들은 흔히 공복감을 느낄 때 스트레스를 받는다. 그래서 운동할 때 배가 고프면 스트레스를 받아 평소보다 더 많은 피로를 느끼게 된다. 결국 몸에 두 번 해를 가하는 것이다. 이처럼 배고픔을 계속 참다 보면 결국 스트레스 때문에 운동을 중도에 그만두는 일이 발생한다. 목표를 달성하는 것도 중요하지만 즐겁게 운동하는 것이 무엇보다 중요하다. 그러나 공복 상태에서 운동을 하게 되면 운동하고 싶은 마음까지 사라지므로, 일정한 식사를 통해 에너지를 몸에 축적한 다음 운동을 하도록 한다.

3. 식사 후 운동을 하는 경우

식사 후 소화를 시킨다는 목적으로 바로 운동을 하는 사람이 있다. 그러나 식후의 격렬한 운동은 건강에 해롭다. 사람의 몸은 음식물을 소화시키는데 최소 60분 이상이 걸리기 때문이다. 그러므로 1시간 정도 지난 후에 운동을 하는 것이 좋다.

줄넘기를 하다가 갈증이 나면 물을 먹어도 괜찮은가?

운동 중이나 운동 후에 물을 마시면 다이어트 효과가 없다는 그릇된 상식을 가진 경우를 많이 본다. 그러나 운동을 하는 동안 수분이 필요하다. 충분한 수분섭취가 있어야 현기증이나 피로감을 줄일 수 있다. 따라서 줄넘기 운동시 이

온음료나 물통을 함께 준비하도록 한다.

음악줄넘기 할 때 음악은 어떻게 들어야 하는지?

카세트를 틀어놓고 운동할 수 있는 장소면 좋겠지만 그런 장소를 찾을 수 없는 경우 CD플레이어나 MP3 플레이어를 이용해서 음악을 들으면서 줄넘기를 하도록 한다.

줄넘기가 키 크는데 도움이 되나?

줄넘기 운동은 수직상하로 반복적으로 도약하는 리드미컬한 운동이다. 성장판을 자극하고, 뼈가 튼튼하게 자라게 해주며, 근육조직을 강하게 하여 키가 크는데 도움을 준다. 운동 후에 몸을 늘여주는 스트레칭을 병행하면 더욱 효과가 좋다. 주의할 것은 점프할 때는 발앞꿈치를 사용하는 것이다. 뒷꿈치가 지면에 닿게 되면 체중의 5배나 되는 압력이 몸전체 관절에 미치게 된다.

이럴 경우 오히려 성장판에 심한 자극이 가해질 수 있으므로 주의해야 한다.

줄넘기를 그만두면 근육이 다시 지방으로 변한다는데?

근육과 지방은 구성성분 자체가 다르므로 한번 생긴 근육이 다시 지방으로 바뀌지는 않는다. 다만 운동을 하다가 중단하는 경우 체지방 축적으로 인해 몸이 불어서 살이 찐 듯 보일 수는 있다.

줄넘기를 했더니 무릎이 아파요.

줄넘기를 하다보면 발이나 종아리의 근육통과 무릎 통증이 발생하는 경우가 있다. 무릎 통증은 근육통과는 달리 조심해야 한다. 무릎이 아픈 원인은 과체중인 경우나 나쁜자세로 줄넘기를 해서 발생할 수 있다. 줄을 돌리면서 시선을 땅이나 자기의 발을 보게 되면 몸의 무게중심이 앞으로 쏠린다. 그 부하를 무릎이 견디지 못해서 생기는 현상이 무릎 통증이다. 먼저 냉찜질을 해주고, 충분한 휴식을 취한다. 그리고 적절한 치료를 한 후, 올바른 자세로 다시 시작하도록 한다. 통증이 계속 심하게 오는 경우 전문의와 상담하도록 한다.

줄넘기를 하면 정말 살이 빠지나?

줄넘기 운동은 대표적인 유산소 운동으로 열량소비량이 다른 운동에 비해 훨씬 많다. 또한 몸전체의 체지방을 골고루 연소시켜 날씬하고 탄력 있는 몸매를 만드는데 매우 좋은 운동이다. 뱃살과 허벅지, 허리 및 엉덩이에 있는 군살제거에 좋고, 팔뚝과 종아리도 탱탱한 모습으로 만들 수 있다.

줄넘기를 하면 가슴이 처지지 않을까?

많은 여성들의 궁금사항 중 하나가 가슴에 대한 것이다. 흔히 위아래로 뛰게 되면 가슴이 많이 흔들려서 처지거나 작아지지 않을까 걱정을 한다. 그러나 염려할 필요가 없다. 줄넘기 운동을 하게 되면 근육이 발달해서 오히려 가슴에 탄력이 생기고 몸에 불필요한 체지방의 연소로 인해 옆구리와 뱃살이 들어가므로 가슴이 더욱 돋보이게 된다. 운동 중에 가슴의 흔들림이 부담스러 운 경우 탱크탑이나 스포츠 브래지어를 사용하는 것도 좋은 방법이다.

언제 줄넘기를 해야 다이어트에 효과적인가?

식사 직후에 운동을 하면 복통으로 힘들 뿐 아니라 섭취한 음식물이 바로 운동 에너지로 사용되기 때문에 다이어트에 도움이 되지 않는다. 아침에 할 경우에 는 일어나서 물이나 우유 한잔을 가볍게 마시고 충분한 준비운동을 한 후에 줄넘기를 하도록 한다. 이렇게 하면 체내에 축적되었던 지방이 에너지로 사용되면서 열량소모가 일어난다. 저녁 식사 후에 줄넘기를 하려면 최소한 식후 1시간 정도 지난 뒤에 운동을 하는 것이 좋다.

쌩쌩이(이중뛰기)를 잘 하려면 어떻게 해야 하나?
이중뛰기는 자세가 가장 중요하다. 몸의 힘을 빼고 허리를 펴고 바로 서서 시선은 정면을 바라보면서 손목의 스냅을 이용하여 돌린다.

흔히 이중뛰기를 할 때 엉덩이를 뒤로 빼고 발 앞꿈치를 들고 다리는 편 상태의 모습을 종종 보는데 이것은 매우 좋지 않은 자세이다. 발끝은 땅을 보게 하고, 무릎은 자연스럽게 굽힌 상태로 점프를 하며, 허리와 엉덩이를 바르게 세워야 한다. 줄 없이 점프하는 연습부터 한다.